精神心理科普百读

心理健康促进篇

北京大学第六医院
国家精神卫生项目办公室 编
中国疾病预防控制中心精神卫生中心

北京大学医学出版社

JINGSHEN XINLI KEPU BAIDU　XINLI JIANKANG CUJIN PIAN

图书在版编目（CIP）数据

精神心理科普百读. 心理健康促进篇 / 北京大学第六医院, 国家精神卫生项目办公室, 中国疾病预防控制中心精神卫生中心编. -- 北京 : 北京大学医学出版社, 2024. 11. -- ISBN 978-7-5659-3226-7

Ⅰ. R749-49

中国国家版本馆CIP数据核字第20248J08D0号

精神心理科普百读　心理健康促进篇

| 编　　　者：北京大学第六医院　国家精神卫生项目办公室　中国疾病预防控制中心精神卫生中心
| 出版发行：北京大学医学出版社
| 地　　　址：（100191）北京市海淀区学院路38号　北京大学医学部院内
| 电　　　话：发行部 010-82802230；图书邮购 010-82802495
| 网　　　址：http://www.pumpress.com.cn
| E-mail：booksale@bjmu.edu.cn
| 印　　　刷：北京信彩瑞禾印刷厂
| 经　　　销：新华书店
| 策划编辑：董采萱
| 责任编辑：李　娜　　责任校对：靳新强　　责任印制：李　啸
| 开　　　本：880 mm×1230 mm　1/32　　印张：10.25　　字数：283千字
| 版　　　次：2024年11月第1版　2024年11月第1次印刷
| 书　　　号：ISBN 978-7-5659-3226-7
| 定　　　价：60.00元

版权所有，违者必究

（凡属质量问题请与本社发行部联系退换）

编者名单

主　编　马　宁　孙洪强
主　审　陆　林
副主编　何萤萤　钱　英
编　者（按姓名汉语拼音排序）

毕文秀	常　蕾	陈　超	陈胡丹	陈沛昱	陈音含
董　敏	董　平	范滕滕	高兵玲	高慧敏	耿　彤
何萤萤	黄国平	黄悦勤	姜思思	敬存婷	巨睿琳
李　荔	李倩倩	李琼蔚	栗雪琪	廖金敏	刘丽君
马　宁	马湘雲	潘美蓉	钱　英	邱宇甲	申子姣
石　扩	孙洪强	唐　莉	童永胜	王　慧	韦汉林
熊娜娜	徐　佳	徐凌子	易嘉龙	殷炜珍	张诗雨
张　旭	赵梦婕	周　亮	周书喆	周天航	

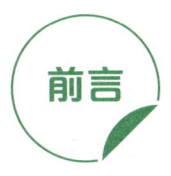

前言

老舍曾说:"生活是种律动,须有光有影,有左有右,有晴有雨,滋味就含在这变而不猛的曲折里。"每个人都追求着快乐与幸福的人生,但生命却在悲喜交加、高低起伏的律动中饱满而深刻。每个人都是自己生活的专家,每个人都能把日子过得有滋有味。那么,是什么让我们无论在顺境或逆境、得意或绝望时,都能不忘初心、不失信念、有所取舍、顺势而行?

答案是:健康的心理。它能赋予我们坚韧的力量,帮助我们实现对美好生活的向往。2020年初开始,"精神卫生686"(现为"畅聊686")公众号在推送精神疾病系列科普文章的同时,也陆续推送大量心理健康科普文章。这些心理健康科普文章由临床一线精神科医生、护士、心理治疗师、心理咨询师、康复治疗师、社会工作者等撰写,内容涵盖日常生活的方方面面,包括情绪管理、压力调节、亲子关系、两性关系、关爱自己、死亡教育、人际沟通、职场应对、行为控制等诸多话题;对社会热点问题如自杀预防、校园霸凌、游戏成瘾、家庭暴力等,也从精神心理专业角度给予宣教及指导。它们并非深夜鸡汤、治愈文案,而是读者随时可用、实际有效的技能普及。

我们将这些心理健康科普文章整理成书,并按照内容分为7个章节。我们将本书推荐给所有对心理健康、心理学、精神医学感兴趣的读者阅读。当您遭遇生活中的挫折,面对心灵深处的困惑,困于痛苦迷茫的丛林之时，希望这本书能成为黑夜中的点点萤火。若您的生活平安喜乐、顺遂无忧，也不妨读读这本书，它能助您享受生活的律动，遍尝生活的美味，为您增添更多的力量。正如老舍所言，即使生活偶有曲折，也可变而不猛。

编者

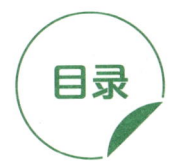

目录

第一章　情绪管理

情绪管理系列——从辩证行为疗法谈认识情绪　002
情绪管理系列——了解情绪的功能　005
情绪管理系列——改变情绪的行为反应　008
情绪管理系列——提前处理困难情境　012
情绪管理系列——积累积极情绪，过有价值的人生　016
情绪管理系列——照顾好你的身体　020
今天，你的情绪被看见了吗　023
心愿达成魔法——清晰表达你的需求　026
成绩下滑是否源于"心事"重重　030
正念面对，不让痛苦毁掉我们的生活　034

第二章　家庭亲子

如何经营家庭关系——快乐与幸福的港湾　040
家庭暴力的发生与识别　044
家庭软暴力　048
保护儿童，消除虐待　051
没有打我，可比打我还痛
　　——协助目睹家暴的孩子走出心灵暗夜　057
关于母亲、创伤和抑郁的几个知识　063

致我亲爱的妈妈　066

你已经是非常棒的妈妈了　073

你是妈妈，更是你自己　076

感恩深沉的父爱　082

我希望父爱是平凡普通的　086

如何关爱不善表达需求的老父亲　089

爱的礼物　093

给女儿的一封信　098

爱你所是　101

"培养"孩子的"坏习惯"，你中招了吗　105

辅导作业不犯难，心塞也能变心宽　110

大战神兽与电子产品之心经　114

关于养孩子的那些事儿——患病母亲也能成为育儿专家　118

"蜗牛少年"的挑战——畏学　123

如何有效化解与父母的冲突　126

"夺命连环催"，您遇到哪几催　130

您有一份春节"年货"请查收　134

"玫瑰不必长成松柏"，每一种性格都有优势　137

第三章　高考前后

你好，高考——考前心理调适　144

注意！"考后综合征"正在悄悄靠近
　　——高考后不容忽视的心理调节　148

高考之后，考生和家长都需要知道的心理调节方法　152

鲤跃龙门，几家欢喜几家忧　155

第四章　校园霸凌应对

校园霸凌——您必须知道的三件事（一）　160

校园霸凌——您必须知道的三件事（二）　166

校园霸凌——您必须知道的三件事（三）　169

认识校园霸凌——对校园霸凌说"不"　174

第五章　人际、职场与两性心理

如何维护人际关系　182

增进与保持积极的人际关系：GIVE技能　185

关于爱情的秘密——认识亲密关系　189

亲密关系相处之道——识别您身边的爱语　193

两性之间——一名家庭治疗师的视角　198

了解男性的性误区　201

沉默不是24K纯金　203

面对中年危机，男性如何破局　206

"半边天"的心理健康不容忽视　210

从生命历程角度认识性心理发展　216

精神离职：职场心理健康的隐藏挑战　219

"叮"，您有一份快速入职攻略请查收　223

医生的职业倦怠怎么破　227

谈大学生的亲密关系与情绪健康　231

大一新生心理调适大法　237

大学生常见心理问题及应对策略　241

巧妙应对同龄人之间的攀比　245

中小学教师的心理健康与调适　249

第六章　失控与掌控

控制不住"买买买",这是怎么了　256

双十一"保肢"指南——怎样才能少买没用的东西　260

如何走出"拖延怪圈"　263

自媒体时代的"双刃剑"
　　——浅谈小视频对大众的影响及调节方法　268

"内卷"还是"躺平"　271

过度控制——他们的苦,你不知道　276

"选择越多越痛苦?"你是选择最大化者吗　281

第七章　丧失与抚慰

抚慰亲人离去之痛的四个锦囊　286

寄思清明,怀旧亦安心——如何应对亲人离世　291

如何跟孩子谈及死亡　294

清明:连接过往,面向未来　298

"世界预防自杀日"之际谈自杀　306

多一人看见,少一人深陷——你值得好好活下去　309

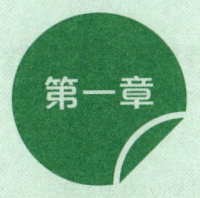

第一章

情绪管理

情绪管理系列
——从辩证行为疗法谈认识情绪

廖金敏　刘丽君　北京大学第六医院

"问世间情为何物？"原诗叹的是爱情，今天我们要聊的是"情绪"。尽管此"情"非彼"情"，却一样叫人捉摸不透，在我们的生活中时时相伴、如影随形、无处不在。愉快的情绪让我们品尝生活的曼妙和美好，痛苦的情绪让我们承受纠结与无奈。然而，现实中仿佛快乐时光总是短暂，痛苦却是那么漫长，甚至很多人一生都在和痛苦情绪做斗争。有时，情绪来临时如汹涌的浪潮，让人深陷其中，以至于我们丧失理性，变得脆弱，在情绪的盘旋中消耗时间和精力，甚至做出冲动、具有伤害性的行为。

在情绪世界里，烦恼的人们都在寻寻觅觅，自救或者寻求帮助。沈从文在极度苦痛的情况下，写信给林徽因，希望"捉住理性的自己，找个聪明人帮忙整理一下苦恼和情感。"而当时的林徽因也是在自恨自伤的消极悲伤情绪之中，"左不是右不是，既为旁人焦灼，又为自己操心，又同情于自己，又很不愿意宽恕、放任自己。"这种情况下，林徽因建议沈从文"一定得同老金（金岳霖）谈谈，他真是能了解，同时又极客观、极同情、极懂得人性。"

当我们与情绪抗争时，总希望身边能有"老金"这样一个兼顾理性和感性、充满智慧的朋友。然而，这种朋友可遇不可求。让人欣慰的是，情绪管理的能力可以通过自我学习、不断练习来提升，每个人都可以做自己情绪的主人。辩证行为疗法（dialectical behavior therapy, DBT）为我们实现这一目标提供了可能性。

DBT是从传统的认知行为治疗发展起来的一种新型的心理治疗方法，与其他方法相比，有其自身的独特性。**它始终以哲学辩证法为原**

则，强调理性与感性、接纳和改变之间的辩证协调，坚信每个人都能找到两个极性之间的平衡点。这一心理治疗方法通过一系列的技能训练培养智慧心念、接纳自己和生活本来的样子，同时学会做出调整或改变，通过管理情绪和行为，来改变生活，过值得过的人生。

在本章中，我们将从DBT的角度来介绍情绪调节技能，帮助您以一种全新的、更健康的方式应对情绪。我们先从**认识情绪**开始。

认识情绪是情绪管理的第一步

如果没有刻意留意或自我觉察，我们常常和自己当下的情绪融为一体，认为"我的情绪就是我"，来不及认清情绪的模样，就做出了各种回应，等我们意识到这一点的时候已经为时太晚。所以，我们要花时间了解情绪。

我们对所发生事情的第一反应为**基本情绪**，这些情绪迅速发生，没有经过大脑对所发生事情的思考，比如恐惧、愤怒、悲伤、快乐等。在经历基本情绪之后，有可能会衍生出一些**次级情绪**，是对基本情绪觉察之后所产生的感受，即对之前的"情绪"产生的"情绪"。

这里有点绕，让我们举例来理解下，比如家长发现孩子玩游戏、不做作业，就冲着孩子大喊大叫，但没过一会儿，家长可能对自己向孩子发这么大火而感到内疚。愤怒就是家长在面对这一状况产生的基本情绪，而内疚则是家长的次级情绪。即便是竺可桢这样的大知识分子，也难免在情绪袭来时难以自控："晨六点四十分起。为做复利题目教宁儿数日，不得要领，做题常错。今日对答稍迟，余拳击其面。事后甚悔之，盖殴打决不能养成良好之习惯也。"（摘自《竺可桢日记》）

基本情绪是原始反应，我们很难控制，但对我们造成痛苦的往往是次级情绪。因此，**我们学会分辨出基本情绪，在产生次级情绪之前学会应对基本情绪，这是情绪调节技巧发挥作用的地方。**

当情绪来临时，我们通过有意识地放慢处理情绪的速度，停下来，观察它，描述它，为它命名。**可以从情绪的主观体验、情绪带来的生理变化、情绪的诱发事件、对引起情绪事件的解释、情绪可能引起的行为冲动、情绪带来的后果等几方面来认识情绪。**下面我们以家长辅导孩子写作业这个情景来完成这张"认清你的情绪"表格（表1-1）。

表1-1　认清你的情绪

问题	回答
情绪的主观体验	基本情绪为愤怒，次级情绪为内疚、失望
情绪带来的生理变化	肌肉紧绷、咬紧牙关、脸变红或发热、感觉自己要爆炸了
情绪的诱发事件	今天晚上8点，我下班回到家，发现孩子依然在玩游戏，作业一点都没有写
对引起情绪事件的解释	孩子太不听话了，他现在不写作业，考不上大学，以后找不到工作，只能扫大街
情绪可能引起的行为冲动	我想冲过去，对孩子大喊大叫，吼他，骂他，打他，逼迫他去写作业
情绪可能带来的短期后果和长期后果	孩子可能依旧不会去写作业，长期如此，亲子关系出现裂痕，孩子不愿交流，越走越远，我越来越感到内疚和失望

对上述感受保持觉知，不去追究，让这些刺激按照自己的规律呈现、变化，不对它们做出习惯化的反应，只是静静地观察，当我们觉察到情绪之下的想法，诸如"他现在不写作业，考不上大学，以后找不到工作，只能扫大街"这样的担忧，经过我们理性的审视，会发现这样的担忧在逻辑上是过分夸大甚至荒谬的。这样，我们在情绪面前就有了一点点自主性。

我们需要不断练习，通过使用这个表格，回顾最近自己的情绪状况，尽可能对自己诚实。只有这样，我们在真正面临这些情绪时，才有可能学会认清情绪，并拥抱自己的情绪，在感性和理性的平衡之中，选择对我们生活更有价值的方式回应。

情绪管理系列
——了解情绪的功能

廖金敏　刘丽君　北京大学第六医院

情绪是身体的内部信号,给我们自己及他人传递信息。在认识了情绪之后,我们一起来了解一下情绪的功能。

情绪丰富了体验

人类社会要有情绪、情感的融入,如果丧失这些,那么生活的情趣和色彩也将不复存在。试想,如果人们没有了喜怒哀乐,不再因为获得成功而愉悦,不再因生灵涂炭而愤怒,不再因危险伤害而恐惧,不再因亲人离去而悲伤,那么世界将变成一潭死水,毫无生机,人和机器又有什么区别呢?

林徽因曾说过,假如在"横溢情感"和"僵死麻痹的无情感"中让她来拣一个,她毫无疑问要拣前一个。在她看来,人活着的基本意义是能体验情感,生活必须体验丰富的情感,把自己变得丰富、宽大,能优容、能了解,能同情种种"人性"。

当我们因为种种原因而陷于某种让自己困扰的情绪之中,我们可以尝试从体验的视角来感受这一情绪。当我们的情绪体验愈加丰富,我们也会对他人的体验有更深刻的了解。

情绪诉说着需求

一般来说,满足我们需求的事情会让我们产生愉快的情绪,符合我们意愿的事情会让我们产生喜悦的情绪;相反,愤怒和焦虑等负性情绪的产生往往是因为我们的某种需求没有得到满足。

比如,洽谈很久的项目终于谈成了,我们会非常高兴,这就是一种愉悦的情绪，劳动成果被认可的需要得到了满足。排队等公交车，有人插队，我们会非常愤怒，这就是一种负面的情绪，希望公平公正的需要没有得到满足。当我们在亲密关系中被冷落而悲伤、愤怒甚至发脾气等，情绪在表达着我们被关注、被爱、被重视的需求没有得到满足。

了解到情绪可能在诉说我们内心的需求，当我们处于糟糕的情绪当中，我们可以问问自己当下渴望的是什么，觉察自己内心的需要，通过语言表达的方式说出来，以寻求满足，或是转向其他能够满足这一需要的方式，从而摆脱当下持续的情绪困扰。同样，当我们感到愉悦、自在的情绪时，我们也可以觉察自己哪些需要得到了满足，给我们的"积极情绪银行"里增加"储蓄"。

情绪激发出行为

情绪的初衷是为了帮助人适应所生存的自然环境和社会环境，情绪会给我们传递关于处境的信息，激发我们的行为。在没有时间完整彻底地考虑事情时，情绪就尤为重要，有利于我们快速做出反应，保护自己。

比如危险逼近的时候，恐惧情绪跃然而起，心跳加速，促使我们尽快躲避危险；比如要做的事情没有做时，焦虑情绪随之而来，身体会感到一定的压力，促使我们做出有效的行动。

有些情绪激发的行为反应是积极的，但有些是有破坏性的，比如因孩子没有写作业打骂孩子。情绪是我们自身的体验，而行为则会涉及他人。如何对情绪做出健康的行为反应，在自身情绪和产生的行为之间，正是情绪管理发挥作用的地方。

情绪联结了他人

当情绪出现时，除了内心的主观体验外，身体也是情绪表达的载体、面部表情、肢体动作、语音语调等都在传递着情绪,并把我们的情绪传递给他人。身体的情绪表达往往非常诚实,他人接受到这些信息后,会做出相应的反应,跟我们产生联结。

比如遇到喜欢的人时,可能会脸红心慌、说话不知所措,对方可能会接受到这份情愫。同样,我们也能时刻接受到他人的情绪传递出来的信息,并因此体验到个中滋味。人与人之间的情绪联结是情感交流的一个重要基础,这也是网络社交无法完全替代面对面交流的原因之一。

情绪具有丰富的功能,它也是我们体验生命的重要通道。在了解到情绪的功能后,我们可以学习如何更好地对待自己的情绪,更充分地接纳自己的情绪。在任何情境之下,我们的情绪反应都是有原因和功能的。事实上,与我们认为的情绪完全能够被控制自如的看法不同,情绪是心理和生理当下的本能的、真实的反应,是客观存在的,如同自己的心率、体温一样,难以完全靠主观意志力去控制。仔细想一想,我们都经历过情绪失控的情况。

不管是好的情绪,还是坏的情绪,它们都是自己的生命体验,不对抗,不批判,没有对错,接纳此时此刻的感受,接纳正在经历的一切,允许自己和它共处。在体验、了解和接纳自身丰富情绪的基础上,我们能够更好地在情绪产生当下和激发出行为之前进行调整,从而避开在情绪淹没之下、理性退场之际,做出可能会让我们感到后悔的行为。

如果把人的整体比作大海,情绪就是海浪,海浪和大海是不可分割的,我们的情绪如同海浪一样,起起伏伏,时隐时现,但大海一直稳定地存在,宽广地容纳这些海浪,这才是真正的自我。

 附:表1-2中列出了一部分情绪体验的描述词汇,对照看看你的"大海"里翻过了哪些情绪的"海浪"?

表1-2　一些情绪

害怕的	在乎的	精疲力竭的	匆忙的	焦虑的	发抖的
焦急的	自信的	可怕的	受伤的	麻木的	震惊的
惊讶的	困惑的	忍无可忍的	歇斯底里的	乐观的	害羞的
矛盾的	满意的	不安的	不耐烦的	偏执的	难过的
生气的	疯狂的	恭维的	印象深刻的	平静的	激烈的
不悦的	挫败的	愚蠢的	羞怯的	悲观的	顺从的
担心的	防卫的	孤独的	无安全感的	开玩笑的	多疑的
没感情的	乐意的	自由的	感兴趣的	喜欢的	体贴的
羞愧的	忧郁的	友善的	受胁迫的	占有欲的	紧张的
羞辱的	超然的	泄气的	易怒的	有压力的	恐怖的
手足无措的	心力交瘁的	勃然大怒的	忌妒的	保护的	疲倦的
暴躁的	失望的	高兴的	喜悦的	困惑的	受限制的
恶意的	反感的	闷闷不乐的	怠惰的	神清气爽的	很丑的
无聊的	心烦意乱的	愉快的	寂寞的	遗憾的	不安的
勇敢的	着迷的	快乐的	深情的	宽心的	脆弱的
镇定的	急躁的	烦扰的	冷淡的	怨恨的	温暖的
唱反调的	得意的	无助的	狂热的	烦躁的	软弱的
无忧无虑的	尴尬的	快活的	不好意思的	可笑的	超好的
兴高采烈的	木然的	有希望的	难受的	浪漫的	担心的
骄傲的	热情的	毛骨悚然的	混淆不清的	悲伤的	
冷静的	眼红的	敌意的	窘迫的	感性的	
自在的	兴奋的	蒙羞的	忽视的	性感的	

摘自：罗纳德·B·阿德勒，拉塞尔·F·普罗科特. 沟通的艺术. 黄素菲，李恩，译. 北京：北京联合出版公司，2018.

                           廖金敏　刘丽君　　北京大学第六医院

情绪管理系列
——改变情绪的行为反应

生活中，你有没有这样的经历：辅导孩子写作业时就鸡飞狗跳，面临夫妻冲突时总是批评指责，面对领导催活时忍不住怨天怼地，事后我们往往又会懊悔不已，然而下一次面临类似情景时，我们依然重蹈覆辙。世事纷纷扰扰，在情绪来临时，我们该如何调整行为，保持优雅和理性呢？

情绪本身没有对错，但情绪引起的行为却有好坏之分，情绪激发的行为可能是积极的，也可能具有破坏性。我们接纳所有的情绪出现，但并非接纳情绪反应之下的任何行为。认识情绪，接纳情绪，选择适应性的行为，这正是情绪调节技能发挥作用的过程。我们以家长辅导孩子写作业这个场景作为例子，讲解如何改变情绪的行为反应。

天才总是少数，绝大多数孩子在学习中少不了不断的失败和尝试。在一天工作辛劳之后，父母要面对孩子写作业时展现出来的磕磕绊绊，很难始终保持稳定的情绪。面对来自他人的责难，人的本能就是否认和拒绝，孩子也不例外。于是很容易形成父母和孩子对抗的局面，陷入恶性循环。

对父母而言，每次打骂孩子后，往往又会后悔和内疚，想控制自己的行为，但又控制不住。孩子内心也非常委屈。如果不做有意识的调整，这样的情况会持续发生。父母始终是亲子关系中强势的一方，我们怎么做才能打破这种局面？辩证行为疗法对改变情绪的行为反应方面提供了具体的操作方法，让我们一起练习起来吧。

STOP

Stop：停下

不要立即反应，停下，僵住！保持对自己的控制，不要移动身体，停下要说的话，停下要做的动作，放下手中的物品，放下要做的事情，让身体安顿下来。这是最重要的！

Take a step back：后退一步

休息一下，放手，深呼吸，不要让你的感受控制你的行为。停下来后，身体不动了，但各种情绪在发展，想法在翻腾，痛苦在蔓延，不着急，允许它们存在，带着觉知去呼吸。

Observe：关注

关注自己的内在感受、情绪、想法以及它们的进展，对这一切保持温和、开放、慈悲，让这样的自己待一会。如果我们能感受自己所承受的痛苦，看到自己教养孩子时所承受的压力，试着温柔地对待自己。

Proceed mindfully：保持正念

留意自己的目标，有意识地行动。你可以问问自己，此时此刻，我能做些什么？如果我继续对孩子喊叫，将给我带来什么，将给孩子带来什么，这与我的初心是否一致，这样的应对是否有助于我以后的生活；如果不这样，我还可以做什么？

检验事实

大部分家长平时都很理性，知道要温柔地、耐心地教导孩子，但当强烈情绪来临时，理性往往被情绪左右，甚至被完全抑制，在强烈的情绪冲击之下逃之夭夭。我们可以通过提前练习"检验事实"的方法来找回理性。

很多时候，情绪都是由想法引起的，而不是事件本身。在强烈情绪的驱动下，我们往往把想法当成事实，沉浸其中。 比如遇到孩子不写作业，我们的想法可能是"孩子太不听话了""不写作业以后考不上好大学"等等。那么，我们要检验一下这个想法是不是符合事实，**想想有没有其他可能的解释，是否只是假想了一个威胁。如果所假想的灾难真的发生了，我们是否可以应对？比较理性的想法是什么样的？** 我们可以试着检验一下：

 当我们选择更符合实际情况的想法之后，我们强烈的情绪也将随之减轻。

采取相反行为

在检验事实之后，所采取的行为是我们智慧的体现。当我们识别到打骂孩子的冲动时，询问自己以往这样的行为反应产生了什么样的作用，是否能达到预期目的？如果不能，如何调整？**采取相反的行为可能是一种替代选择。**

比如与发脾气、吼叫、打孩子等相反的行为是：停下来，离开当下的环境（到另一个房间、阳台或外出喘口气），给自己一点时间，进行缓慢的深呼吸，改变身体的姿势（例如松开手，手心向上，手指放松，放松面部肌肉等）。再次沟通时，试着降低语调，让内心的爱能够传递给孩子，而不是被情绪淹没和阻挡。我们有时无法做到采取完全相反的行为，只要有一点改变就值得高兴，孩子的内心是敏感的，他们很容易就能感受到爱的表达。

打破原来伤害性的行为反应，建立新的反应模式并不是一个容易的过程。如果在一次又一次尝试调整的过程中感到挫败，这也是正常的学习过程。可能第一次、第二次练习仍然没有任何改变，第三次、第四次可能只调整了一点点。不必评价每次练习的效果，坚持有意识地反复、规律地练习，可以三个技能一起练习，或者选择其中之一练习，改变会在练习的过程中自然发生。

学习情绪管理需要付出时间和努力，在认识情绪、接纳情绪、调整情绪的行为反应的练习中，我们会看到自己的痛苦及承受的压力，学习对自己释放慈悲和关爱。我们在练习如何对待家人、同事、朋友的过程中，也在练习如何对待自己。练习表达爱，无论是对自己还是对他人，都是最值得的一门功课。

情绪管理系列
——提前处理困难情境

廖金敏　刘丽君　北京大学第六医院

"听了很多道理，依然过不好这一生。"也许并不是道理不对，而是需要改变和练习。打破习惯性的伤害性行为反应，建立新的反应模式并不是一个容易的过程。如果没有经过反复练习，在面临困难情境时，我们可能仍会本能地采用之前的应对方式。

我们在前文中提到：家长在辅导孩子写作业忍不住发脾气时，可以通过STOP、检验事实、采取相反行为等技能帮助自己找回理性、培育智慧。但熟练掌握这些技能需要时间，需要3次、5次、10次甚至更多的练习。然而，孩子不是试验品，每一次冲突的爆发都是对亲子关系的伤害，如何在尽量减少伤害的情况下更快地运用这些技能？我们可以通过提前处理困难情境的方式来练习。

 困难情境是指可能会激发不理性、伤害性行为的情境。我们感到难以控制自己的行为，事后后悔、内疚，但同样的情况反复发生，仿佛形成了固定的模式。

比如孩子淘气时，父母忍不住责骂："你一点也比不上隔壁的那谁……""真后悔生了你！"夫妻争吵时，情绪冲动之下吼叫："滚开""离婚""蠢货"等。

某演员曾在节目中提到，有一次和丈夫吵架，她气急败坏，口不择言："你哪一点配得上我！你知不知道你离过婚，你是二手货！"丈夫默默地转身收拾行李，流着泪说："有些话是不能说出口的，你知道吗？"随后便离开了家。她后悔不迭，生怕丈夫就此离她而去。3天后她的丈夫回到家，她抱着丈夫崩溃痛哭。在反省这段经历时，她说道："人生中并非每一件事情都来得及，你说最狠的话伤你爱的人，有时来不及挽回。"

提前处理困难情境，是通过提前想象可能引发情绪及问题行为的情境，预备好在这种情境中你能使用的情绪调节技能，在脑中尽可能细致地反复排练，这样在真正面临困难情境时可以熟练运用。提前处理困难情境包括以下几个步骤：

> 1. 描述情境；
> 2. 准备处理技术；
> 3. 想象具体场景；
> 4. 在脑中排练处理过程；
> 5. 放松训练。

下面以夫妻吵架为例子具体讲解。

描述可能激发伤害行为的情境

小A和丈夫与朋友们约好一起带孩子去游乐场玩。尽管丈夫跟着导航开车，但反应总是比导航慢一拍，好几次走错路，不得不反复掉头、重新规划路线。小A坐在一旁盯着时间，快迟到了，连晚出发的朋友都提前到了。孩子开始哭闹，小A着急地催促丈夫。这时丈夫又说开错了，没来得及变道。小A非常生气，心想：他怎么这么笨！车都开不好！我要他有什么用！朋友们会怎么看我啊！约好了时间还迟到……小A感到十分愤怒，心跳变快，脸上发烫，身体也有些发热，似乎有一股力量冲上头来，要喷涌而出，要发火，要吼叫。

决定在场景中可以使用的问题处理技能

小A已经认识到，每次在类似的情境中大喊大叫、恶语伤人的行为已经伤害到夫妻关系。她很在乎丈夫，更不想伤害他。现在她下定决心要改变这种破坏性行为反应，开始建立新的、健康的行为反应。

接下来写下她可以使用的处理情绪和行为的技能。在这个情境中，小A可以使用STOP、检验事实及采取相反行为技能，详细写下每一种技能的操作步骤：

STOP：我停下要发出的吼叫，止住要说出的攻击伤人的话，什么都不要做，深呼吸，感受身体，倾听我的想法和需求，问问自己如果还同以前那么做，将给我带来什么，将给他带来什么，有没有别的选择。

检验事实：针对激发情绪的想法"他太笨了""他什么都做不好，我要他有什么用"进行检验，发现"他并不笨，这是他第一次走这个路线，而且路况确实很复杂""他刚开始开车，需要时间积累经验""他最近很忙，为了陪我们出来玩，昨天工作到很晚，这已经很不容易了""他在很多方面为家庭付出很多，我和孩子需要他"等等，这些经过检验的想法更符合事实。

采取相反行为：我先停下来，继续深呼吸，放松自己的身体，并开始将注意力先放在照顾孩子身上，给自己一点时间。慢慢的，我感觉状态缓和了，开始试着降低语调，跟丈夫说："这段路确实比较复杂，你不要着急，安全最重要。迟到一会儿也没关系，大家都是好朋友，他们肯定会理解我们的。"

在脑中尽可能生动地想象具体场景

小A闭上眼睛，想象自己现在就在那个场景里，仔细想一想发生的一些细节：我在哪里，在干什么，发生了什么，我想到了什么，我想要做什么，我身边的人在做什么。想象的过程越详尽越好，细节越精确越好，和现实越接近越好，尽可能让自己融入这样的情境中。练习时尽量选择不被打扰的环境，避免被打断而影响我们想象的感受和情绪。

在脑中排练有效地处理场景

如同拍电影一样，小A在脑海中排练如何有效地处理：排练我的行为、我的想法、我会说什么、怎么说，排练有新的问题出现时如何处理，排练面对自己最害怕的场景时如何处理。

排练后练习放松

排练结束后进行放松，可以做任何让你感到放松的事情，比如洗热水澡、喝热牛奶、练瑜伽或者做其他拉伸、深呼吸等。也可以尝试如下呼吸放松训练。

找一个安静的不被打扰的环境，可以用闹钟设置练习时间，开始练习的时候可以设置2~3分钟，后面可以逐渐延长时间。

一只手放在腹部，用鼻子慢慢吸气，用嘴慢慢呼气，留意气流经过身体的感受，感受到你的腹部随着呼吸起伏，吸气时体会你的身体像气球一样被空气充盈，呼气时感受你的身体像气球一样瘪下去。随着每一次呼吸，感觉你的身体不断地放松。把你的注意力放在呼吸上，当你发现自己不自觉地在想其他事情时，把注意力拉回到呼吸上。坚持呼吸直至闹钟铃响。

也许你已经意识到，自己和亲近的人似乎总是反复发生类似的冲突，情感上彼此伤害，不知道如何应对。其实说起来也很简单，提前准备、提前练习，就像消防演习一样，在火灾发生之前反复练习如何灭火和逃生。**我们可以通过刻意地提前在大脑中预演和练习处理困难情境，从而在真正面临困难情景时，打破原来具有伤害性的反应模式，建立新的、充满爱的反应模式。**

当然，一次不成功并不意味着失败。当我们开始重视、愿意改变时，只要坚持学习和反复练习情绪管理技能，改变就会自然而然地发生。

情绪管理系列
——积累积极情绪，过有价值的人生

廖金敏　刘丽君　北京大学第六医院

生活中充满了酸甜苦辣、进退成败，情绪也有喜怒哀乐、五味杂陈，没有经历过痛苦，也就体会不到快乐。快乐往往短暂，而痛苦格外漫长，以至于常有人感慨"人间不值得"。林徽因在被肺病侵袭的阴雨天，也在追问："假如有天，天又有意旨，我真想他明白点告诉我一点事，比如说我这种人需要不需要活着，不需要的话，这种悬着日子也不都是侈奢？"

每个人都曾有过这样"不值得"的感慨，那么我们该如何苦中作乐，去过值得过的人生呢？除了前面提到的接纳和调节痛苦情绪外，我们也可以留意自己的愉快情绪，主动创造和积累积极情绪，增加情绪韧性。

短期内主动增加积极情绪

我们可以通过做一些特定的事情在短期内增加积极情绪，每个人产生愉快情绪的事情可能不一样。以下是一个愉快事件清单，列出了一些会使大多数人感到放松和愉悦的事件：

遛狗

阅读

运动

听音乐

晒太阳

外出散步

与喜欢的人聊天

……

我们可以制作一个自己的愉快事件清单，如果觉得似乎没有什么事情能让自己感觉到愉悦，无法列出这样一个清单，那么可以尝试以下练习：

每天醒来时想一想今天做什么能让自己愉快。如果想不出来，可以了解别人做什么会感到愉悦，例如散步、阅读或者运动等，然后有意识地主动去做。在这个过程中觉察和体验自己的情绪，**如果体验到了愉快情绪，可以记录下来**。例如：

周一晚上看了一场电影，感到兴奋和开心，记录下来；
周二早起散步，非常平静和放松，记录下来；
周三中午吃了一顿可口的饭菜，感到非常满足，记录下来。

通过不断地尝试、觉察、体验和总结，制作一个愉快事件清单，放在自己目所能及的地方。当我们感到非常疲惫，当"人间不值得"的时刻降临的时候，使用愉快事件清单来指导我们重新体验过往感受到的积极情绪。我们需要做自己喜欢做的事情，因为它能充分滋养人的心灵，激起内心深处的渴望和热情，真正感受到生命对于我们的价值。

放松"五官"，自我安抚

林徽因不仅能敏感地体验极致的痛苦，也非常善于创造积极情绪。她在书信中记录到："天晴，并且有大蓝天，大白云，顶美丽的太阳光！ 我坐在一张破藤椅上，破藤椅放在小破廊子上，旁边晒着棉被和雨鞋，人也就轻松一半，该想的事暂时不再想它，想想别的有趣的事：比如二十年前，我独自坐在一间顶大的书房里看雨，那是英国的不断的雨。我爸爸到瑞士国联开会去，我能在楼上嗅到顶下层楼下厨房里炸牛腰子同洋咸肉……当时我希望着生活有点浪漫的发生，或是有个人叩下门走进来坐在我对面同我谈话，或是同我同坐在楼上炉边给我讲故事，最要紧的还是有个人要来爱我……"

林徽因的这一段记录中，**充分使用放松五种感官来增加自我安抚，增加积极情绪**。比如看到"天晴，并且有大蓝天，大白云，顶美丽的太阳光！"的**视觉体验**；感受到"坐在一张破藤椅上"的**触觉体验**；闻到"厨房里炸牛腰子同洋咸肉"的**嗅觉体验**；听着"英国的不断的雨"的**听觉体验**。

五种感官即嗅觉、视觉、听觉、味觉和触觉，这是我们身体最直接的感受。当我们身体放松了，感受好了，那我们的大脑更好用。我们可以做一些活动充分调动五种感官，来帮助我们舒缓以及平静，获得放松和愉悦。同样，您也可以通过尝试不同的方式来体验效果，并做记录，例如：

> 调动嗅觉感官体验：点上熏香、香水，烹饪食物、闻闻草香等；
> 调动视觉感官体验：看喜欢的风景、画一幅令你自得其乐的画、带上一张你爱的人的照片等；
> 调动听觉感官体验：播放舒缓的音乐、朗读喜欢的诗词、听窗外自然的声音等；
> 调动味觉感官体验：细细品尝喜欢的菜品、缓缓饮用喜欢的饮品、仔细品味新鲜的水果等；
> 调动触觉感官体验：爱抚柔软的小狗或猫咪、洗热的泡泡浴、穿舒适的衣服、盖喜欢的被子等。

每个人之间可能存在差异性，别人能感到舒缓的方式，对你来说不一定有效，尝试寻找能安抚自己身体的方式并做好记录吧。

长期积累积极情绪，过有价值的生活

我们常常发现自己困于当下不得不做的任务中，或为了生存或为了更"成功"。真正使我们感到有价值、有意义的事情，能使我们体验到愉悦的事情是什么？也许这些事情无法使我们挣更多的钱或拥有更"成功"的人生，但是，它对我们的一生来说是重要的、有意义的，能使我们感到自身的价值！对你来说，它们是什么？可以尝试以下练习并记录下来这些重要的事情。

问问自己：

在我的生命中，重要的东西是什么？

现在对我来说，重要的东西是什么？

为了使这个重要的东西成为我生命的一部分，现在我能完成哪些具体的目标，当下能做的事情是什么？

搞清楚了这些之后，马上就去做。例如：

> 在我的生命中，我和母亲的关系非常重要。
> 现在对我来说，我和母亲的关系很紧张，但我希望能有所改善。我希望在未来的某一时刻和母亲能够正常地交流，而不是一对话就火药味十足。我可以通过阅读书籍或接受心理咨询来帮助自己梳理和母亲之间的感情。
> 当下能做的事情可以是：查询相关的书籍，向朋友咨询合适的资源。

有的人生命中重要的事情是维持身体健康、专注于自己的事业、经营家庭关系等。现在对他来说，重要的事情是维持身体健康；他能完成的具体目标是定期体检、合理饮食、适量增加有氧运动等；目前能做的事情是适量增加有氧运动。那么，下一步就是制定运动计划、寻找合适的运动场所、安排运动时间、开始运动。

如果你感到开始做这些事情很困难，这是正常的。事实上，也许维持当下的现状就已经使人感到筋疲力尽了，更不用说还要改变了。然而，从长远来看，通过一步一步尝试和练习，完成一件又一件小事，逐渐建立我们对自己生活的掌控感，才能真正从生活对我们的桎梏中逃脱出来。在这个过程中，我们会体验到自我的价值感、人生的意义感。长此以往，我们积累的积极情绪体验使得我们得以承受生活中的无助和无望感，从而过上我们内心真正认同的有价值的生活。

人生不易，岁月情长，愿每个人都能过上自我认可的有价值的生活。

情绪管理系列
——照顾好你的身体

廖金敏　刘丽君　北京大学第六医院

身体和心灵紧密相连，身体是我们情绪表达的载体。照顾好我们的身体可以更好地照顾心灵，降低情绪的脆弱性。

《黄帝内经》提到要通过"饮食有节、起居有常、不妄作劳"来照顾我们的身体，世界卫生组织也建议通过均衡的营养、充足的睡眠、适度的运动、愉快的情绪来促进身体健康。由此看来，古今中外，对照顾身体都十分重视，采用的方法也有共同之处。

身体如同一部运转的机器，需要妥善使用和保养。在辩证行为疗法（DBT）中，可以选用"PLEASE技能"来帮助大家照顾好自己的身体。

PL：治疗躯体性（physical）疾病

如果身体正在经历某种疾病或者疼痛不适，这会影响到我们的情绪感受。因此，要养成定期体检的习惯，若发现躯体疾病，尽早治疗，不要耽误，坚持规律服药。

当然，健康不仅仅是没有疾病，还要有良好的生理状态，保持四肢有劲、口齿清晰、头脑清楚、眼睛清明，这需要我们爱护自己的身体，比如管理体重，不要太胖或者太瘦，维持一个健康的自然体重；做好皮肤的日常护理，尽管青春容颜不常在，但干净细腻的皮肤会让我们显得更精神；做好身体的肌肉放松，当肌肉紧张时，及时做一些放松练习，让身体松弛、柔和下来。

E：平衡饮食（eating）

身体需要从食物中获取营养，为我们日常活动提供能量。在饮食种类上，可以参考近来推荐的"地中海饮食"，即坚持多蔬菜、多全谷杂粮、控制红肉和加工肉制品、适量蛋奶鱼类、少吃高度加工食品的原则。在饮食量上，不要吃太多或太少，每天规律进食，不要通过节食获得控制感，或者通过暴食来缓解压力和情绪，长期暴食或者节食会给身体带来毁灭性伤害。

A：避免改变情绪（mood-altering）的物质

远离非法物质，比如毒品，这些物质可以暂时让人产生愉悦、放松的感受，但效果消退后，人开始感到抑郁、焦虑、失眠，成瘾后会渴求更多的量以达到原来的"快感"，大量使用会对大脑及身体产生不可逆的损害，这种缓解情绪的方法是"饮鸩止渴"。

也不要借助烟酒来缓解情绪。有些人误以为吸烟能让人放松，饮酒可以消愁，其实烟酒同毒品一样，尽管能有暂时改变情绪的效果，但也容易上瘾，长期使用弊大于利，会成为情绪压力的来源。

S：平衡睡眠（sleep）

健康的生活从美好的睡眠开始，睡眠对缓解一天的体力和脑力疲劳，恢复活力和精力很重要。养成良好的睡眠习惯，成人尽量保持每晚睡6~8小时，或者至少睡到让您觉得比较满意，白天活动不受影响。

如果存在睡眠方面的困难，比如上床后超过半个小时仍难以入睡、易醒、醒后难以再次入睡、早醒、多梦等情况，可以先采用下面的"睡眠卫生指南"，培养健康的睡眠习惯。

1. 周末的睡眠起居时间最好与工作日保持一致，每天在相同的时间上床和起床，即使睡得不好，早上也不要赖床。

2. 白天不要在床上做类似看电视、打电话、看书等事情。

3. 尽量不要午睡，白天不要补觉。

4. 睡前避免摄入咖啡因、尼古丁，避免吃得太饱，睡前2小时内不宜运动。

5. 保持房间安静、温度适宜，选择自己喜欢的床单、被子等。

6. 如果躺在床上半小时仍没有睡意，评估自己的内心是平静的还是焦虑的。如果是平静的，则起床，去另一个房间看书或者做一些不会再让您更加清醒的事情，直到您开始觉得累、困倦，再次回到床上；如果您感到焦虑，尝试做一些呼吸练习、肌肉放松练习或者冥想练习等。

E：锻炼（exercise）

研究表明，适度运动可以使一个人的身体变得灵活、强壮和健康，还可以改善人的精神面貌，调节情绪，预防相关疾病的发生。

每天要尝试一定量的体育锻炼以保持身体的活力。建议每周做3~5次、每次0.5~1小时的有氧运动，包括快走、慢跑、做操、游泳、骑车、各种球类运动或者其他活动。坚持锻炼对于部分人来说格外困难，尤其是以往没有锻炼习惯的人。没有关系，不要有压力，请保持这样的意识，当您想锻炼时就去尝试，感到困难时暂时放一放，先从上面提到的其他方面来照顾身体。

身体是我们这辈子最忠实的伙伴，一直陪伴，一直工作，从不离场，从不懈怠，请（PLEASE）爱护我们的身体——爱护我们的眼，爱护我们的心，爱护我们的手，爱护身体的每一个部位。温柔地对待我们的身体，也是温柔地对待我们的心灵。

结语

以上六篇从DBT的角度介绍了情绪调节技能，到这里就暂告一段落了。情绪伴随我们一生，时时刻刻。人之所以成为人，是因为人是有情绪的。了解自己的情绪是了解自己的重要部分。希望这一系列谈情绪管理的文章能够帮助您更深入地了解情绪，理解自己。愿您在阅读中开始了解，在实践中开始感悟和前行，过一个有价值的人生。

今天，你的情绪被看见了吗

王 慧　　北京大学第六医院

当前很流行一句话，"情绪稳定是成年人最高级的情商。"

一提到情商，大家可能最先想到的是照顾他人感受的能力，但其实这句话真正有道理的地方是，情商是指照顾自己情绪感受的能力。我们大脑中调控情绪的额叶脑区到25岁左右才完全发育成熟，所以，调节情绪的能力需要从小培养，成长过程中的主动学习也非常重要。下面就跟大家分享一些情绪管理的具体方法。

倾听共情和命名

情绪糟糕的时候，有些人会说："我整个人都不好了。"说出这句话的时候提示我们看到自己情绪很不好，这时候建议大家倾听共情自己的感受，去觉察以及更准确地表达自己的情绪。也许是愤怒，也许是委屈，也许是失望，也许是内疚……还可以说出自己身体的感觉，比如身体无力、像被抽空；或者五官的感觉，比如感觉眼前的景色变得灰暗等等……我们把自己的情绪说得更完整的过程本身就是对情绪的疏解。

负责识别和表达压力情绪的杏仁核到15岁左右才发育成熟，这意味着，15岁以下的儿童青少年很多时候无法识别和表达自己的压力情绪。所以当我们看到孩子情绪不好时，耐心倾听的同时，需要共情和帮助孩子命名这些情绪，比如说："噢，你很生气！""你很委屈……"也可以问问孩子身体的感觉，或者让孩子用比喻的方式去表达这些感受，比如情绪像瓢泼大雨等。共情和命名这些情绪的过程就是帮助孩子理解自己，学会合理表达情绪的过程。

看到情绪和行为的关系，建立"能量加油站"

情绪和行为有什么关系呢？它们会相互影响，相互作用。比如，有些人心情不好时会暴饮暴食，时间长了，心情会经常不好。要知道，暴饮暴食这个行为短时间内可以缓解情绪，但长此以往会带来内疚、自责，滋生更多的负面情绪。

我们要帮助自己和孩子看到自身行为和情绪的关系，建立积极的行为模式。比如，孩子运动完很开心，父母可以说："我发现每次你运动完，整个人状态都很棒！"帮助孩子建立自己的"能量加油站"，引导孩子思考："当我做什么（如聊天、运动、听音乐等）的时候，我的感受是好的（如轻松、快乐、开心、积极等）。"每天至少安排1～2项可以提升正能量的活动，有助于保持良好的状态。

看到情绪和想法的关系，培养积极思维

很多时候，负面的情绪背后是负面的思维方式。比如，有的孩子考试不理想，会觉得"没有人喜欢我""我一无是处"。这种想法的养成多半是来源于周围人对成绩的态度。所以，想要帮助孩子培养积极的思维，家长的示范作用非常重要。我们想让孩子自信，想让孩子学会自我鼓励，遇到困难不气馁，那在我们的养育过程中，就要多去看到孩子做到的事情，给出具体的表扬和鼓励，以积极的思维模式去和孩子互动，

而不是照着完美和更好的标准去批评和鞭策孩子。

对于成年人来讲，看到负面情绪背后自己的想法、期待和需要也一样重要。也许，有时候我们会发现沮丧背后是对自己的过度苛责，或者是对周围的消极判断。接纳情绪的合理性，看到消极思维的片面性。在认识自己的过程中，我们可以想到事情的多种可能，避免掉入负面情绪的漩涡，情绪对我们的伤害就会减轻。积极思维的培养对成年人同样非常重要。

建立良好的人际沟通

不管对成年人还是孩子来说，良好的人际关系都是很重要的心理支持，会大大促进我们的心理健康；相反，较多的人际冲突会增加患焦虑抑郁的风险。作为成年人，有意识地学会用**"非暴力沟通"**的方法（在对自己进行充分理解的基础上，用双方可接受的方式表达自己的情绪、期待，不指责、不攻击）进行人际沟通非常重要。作为父母，我们要重视孩子和同学交往中的困扰，有意识地去培养孩子的社交能力。

总而言之，情绪管理不是压抑和治理情绪，更不是忽视情绪。很多情绪爆发不是来源于情绪本身，而是对情绪的焦虑和对抗。所以，**情绪管理是有意识地关心和觉察自己的情绪，尝试去倾听和理解，并帮助自己表达情绪的过程。**愿大家可以倾听和理解自己，也愿所有孩子的情绪都可以被看见和理解。

心愿达成魔法
——清晰表达你的需求

& 熊娜娜　　🏥 北京大学第六医院

在人际交往中，你是否有过以下不愉快的体验？

- 你到一家餐馆用餐，吃了几口发现食物里有一根钢丝。你不好意思找服务员来解决而只能默默在心里生气。
- 你和爱人约好周末一起郊游，爱人由于工作或别的原因，推迟了几次也没有去成。你将委屈埋在心里而终于在某次口角时爆发，哭着说对方根本不重视你。
- 你听到亲戚经常批评你对孩子的教育方式有问题，才养成其各种坏毛病。你百口莫辩甚至转而向孩子发脾气。

如果你也有类似心愿无法达成的无助与困扰，甚至一想到按照自己的心意去做，就可能面临情绪激动、慌乱，充满抱怨和冲突的场景。那么，在人际交往中，你极大可能存在害怕提需求或坚持自我主张的困难。

事实上，这正是因为前期已经积累了很多负面情绪（如生气、愤怒、委屈等），等到沟通时我们变得积怨已久、心烦意乱，从而不能清晰地表达自己的需求或心愿，甚至不敢坚持自己的主张。

这种情况并不罕见，因为我们大多数人天生对争执抱有恐惧，总是试图逃避正面冲突。可能我们从小所接受的教育也有鼓励压抑自己需求和情绪的成分。

 在不敢表达需求和坚持自我主张的背后，有哪些可能的观念在起作用呢？

1. 我没有资格获得我想要或需要的东西。
2. 如果我提出要求,这将代表我是一个非常小气、自私的人。
3. 如果我拒绝别人,他们会很受伤。
4. 我应该乐意牺牲自己的需求去满足他人。
5. 如果我无法自己解决问题,我就是无能的。
6. 如果他真的爱我,就会知道我想要的是什么,并且实现我的愿望。

我们拥有的合法权利

事实上,我们是有感觉、有渴望、会受伤,时刻要面对痛苦的凡人。作为一个普通人,你的感受和需求与其他人一样重要。下列是我们每个人都拥有的合法权利:

1. 你有权将自己放在第一位,向他人表达需求。
2. 你有权表达你的情绪包括痛苦。
3. 你有权抗议不友善的对待和批评。
4. 你有权协商以谋求改变。
5. 你有权请求获得帮助、精神支持或其他你需要的东西(虽然你不一定能得到)。
6. 你有权说"不",那并不意味你很坏或自私。

研究表明,维护自己以及自己的权益可以更好地让需求得到满足,提升幸福感。通过一种建设性的方式去提需求——**将以表达消极感受为主转变为以倡导积极行动为主**,从而令生活有所改善,这才是心愿达成的魔法。那么问题的关键就变成了如何清晰地提出需求,即如何念出这魔法的咒语。

请跟随我大声念出：DEAR MAN

下面我们以本文开头第二个场景周末郊游举例，来介绍什么是"DEAR MAN"。

描述（describe）

描述当前的情景，尽量只陈述客观现实，最好辅以数据、时间以及名称，告诉对方在谈论什么事情。比如："你告诉过我周末可以一起郊游，但是已经推迟两次了。"

表达（express）

就以上所描述的情景表达你的感受和观点，不要认为别人知道你的感受。多使用"让我感觉……""我很失落"等短语，避免使用"你应该""你不应该""你总是"等指责性语言。比如："得知这周末计划又泡汤之后，我感觉很失落，认为自己不受重视。"

坚持（assert）

通过表达你的需求或拒绝来坚持你自己，不要认为别人能够知道你想要什么。尽量用一两句话清楚而准确地说出你的需求，越解释和修饰，越容易遭到拒绝。用一种平和、讲道理的方式，避免责备或暗示对方有错。比如："我知道你有工作要处理，但还是希望我们能有一起亲密独处的时间。"

强化（reinforce）

提前奖励对方，例如向他/她说明达到你的目的之后有什么好处。比如："如果可以一起去放松一下，我会很开心，也会感激你为我们的关系做出的努力。"

如有必要，也可以澄清一下达不到目的之后的坏处。比如："如果还是不能一起去郊游，我会很失落，这会使得我们之间的信任和亲近大打折扣。"

记得在对方按你的想法做后奖励他/她。比如："如约而至的郊游令我身心放松，心情愉悦。为表达感谢，我准备为你预定你一直想去的那家餐厅……"

正念（mindful）

聚焦在你的目标上，专注于你所希望达到的目的。保持你的观点，注意力不要分散。必要时使用"重复法"，即持续表达请求或拒绝，一次再一次地重复同一件事。忽略攻击，即如果其他人对你表达攻击、威胁或者试图改变话题，请忽略这些声音。不要对攻击做出回应，只是坚持你的观点。比如："我还是希望能有一天这样的时间。"

表现自信（appear confident）

表现出你的能力和坚持，让你的声调和身体姿势保持自信，保持良好的眼神接触，不要结巴、低语、盯着地板看或后退。不要说"我不太确定"这类话。

协商（negotiate）

要有"有舍才有得"的理念，提供或者询问是否有其他解决问题的方法。如果是你要拒绝对方的情况，可以在你能提供帮助的范围内，答应做一些其他的事或提供解决问题的其他方式。比如："如果这周实在不行，是不是可以提前把下周末空出来？""你觉得我们应该怎么办？"

日常生活中从在餐馆里要求别人停止抽烟，到拒绝上级给自己安排的不合理工作，这些需求都与自我保护和生活品质息息相关。如果你不能恰当地提出这些需求，就会很容易产生无助感和怨恨情绪。学会妥善清晰地提出需求，记住"DEAR MAN"，有助于我们提高人际效能、维护自尊、提升生活幸福感。赶快在日常生活里练习并使用这一魔法吧！

参考文献

[1] 马修·麦克凯,杰弗里·伍德,杰弗里·布兰特里. 辩证行为疗法：掌握正念、改善人际效能、调节情绪和承受痛苦的技巧. 王鹏飞,李桃,钟菲菲,译. 重庆：重庆大学出版社,2018.

成绩下滑是否源于"心事"重重

潘美蓉　北京大学第六医院

在精神科诊室里，家长常常带着孩子来询问以下问题：

"我家孩子成绩一直挺好的，可是最近成绩一路下滑，您看这是出了什么问题？"

"我们家孩子只要不提上学，一切都好，但一提上学就不高兴，您帮我劝劝他，看看怎么才能让孩子上学？"

"医生您看下，我们家孩子就是不爱写作业，催他、吼他都不管用，这可怎么办？"

此时，孩子可能呈现出各种不同的表情。而背后，可能隐藏着不同的内心体验：麻木、愁苦、厌烦、焦急……

这些被成绩裹挟前来就诊的孩子，其内心又隐藏着哪些"不能说的秘密"呢？

成绩下滑背后，"心事"在作怪

在儿童青少年期，学业与成绩是整个家庭甚至社会都在关注的重点。当成绩下滑时，往往会引起整个家庭的"轩然大波"。

从精神心理的视角来看，成绩下滑可能只是一个表象，其背后存在着被忽视的多重可能，尤其是伴随"心事"的可能性。理解成绩下滑背后的心理因素，有望从更广阔的视角理解与认识孩子，更有可能改善家庭关系。

在成绩下滑的背后，常常伴随着情绪问题，包括焦虑、抑郁与强迫等精神障碍的出现。2022版"心理健康蓝皮书"《中国国民心理健康发展报告（2021—2022）》显示，青少年群体有14.8%存在不同程度的抑郁风险，高于成年群体，需要进行有效干预和及时调整。

郑毅等对全国17 524名6~16岁的学龄儿童和青少年进行流行病学调查，结果显示情绪障碍的患病率约为8%，最高的为焦虑障碍（4.7%），其次为抑郁障碍（3.0%），提示我们对情绪障碍及时进行识别及干预的重要性。

情绪与成绩，因果与循环

成绩的下滑与情绪的困扰之间有着千丝万缕的联系，并不是单纯的"因果"关系，而是相互影响的，并且还有其他因素发挥作用，导致不良"循环"的形成。

当儿童青少年遭遇情绪问题的困扰时，学习的效率和节奏会受到影响

一般来说，当个体处于积极的情绪状态时，做事情的动力会增强，做事情效率会提升，同时也会更高效地获取和吸收外界积极、有益的资源；相反，当个体被消极的情绪所笼罩时，做事情的动力会下降，同时也倾向于将关注点聚焦于负面的信息里面，进而更容易产生挫败感和自卑感，难以集中注意力在学习上，学习效率进一步降低，导致成绩下降，影响到孩子的自我认同感，陷入负性循环。

缺乏成熟的应对方式，也是成绩下滑的幕后黑手

儿童及青春期早期的孩子应对情绪的方式尚不成熟。随着年龄的增长，情绪调节的能力和应对方式会不断增加适应性，能更"柔韧有余"地应对现实生活中的困难。

然而，当个体被负面情绪笼罩时，这些适应性情绪调节策略的使用和发展往往会受到限制，他们会习惯性地通过各种方式回避当下的不愉快。

比如，在社交场合感到焦虑，就会逃掉；

感到空虚无聊的时候，就会刷刷短视频；

感到没有动力的时候，躲在家里不出门就是最好的选择；

感到注意力不能集中时，就干脆拖拉着不去写作业……

这种逃避退缩的方式短期内可以摆脱不愉快的体验，但实际上却没有摆脱真正的苦恼，进而形成了负面情绪的累积，产生"恶性循环"。

因此，当家长观察到孩子学业成绩下降的"表象"时，需要关注背后可能存在哪些精神心理因素。

家长的参与，"功"与"过"

在整个学龄期间，"学习"和"成绩"是家长和孩子沟通的主要内容。家长往往对于孩子的成绩变化极度关注。

考得好，举杯相庆，同时也会对下一次成绩的维持而紧张忐忑；考得不理想，垂头丧气，同时会对孩子后续的发展忧心忡忡。"考得怎么样？""学习能不能跟上？"成为家长们挂在嘴边的口头禅，而孩子的内心世界却少有人问津。

这些关注多数情况下仍能增进家庭的互动，促进家长与孩子一起努力，实现目标。家长的参与，一定是有"功"的。但**持续存在的过度担忧会对家庭氛围和孩子的情绪状态产生不良影响**，进而形成孩子和家长在互动过程中的冲突，最终，功过相抵或功不抵过。

比如，孩子不去上学，在家玩游戏，家长又着急、又生气，"不去上学了，这可怎么办，孩子可就毁了！""一定是玩游戏造成的，不好好学习。"

在这种情况下，家长往往过度关注到他们认为的可能影响到孩子学习成绩的因素，将其称之为"问题行为"，并采取各种手段来减少"问题行为"的出现。比如放弃工作回家守着孩子学习、限制使用手机的时间、给孩子疯狂补课等等。家长竭尽全力，不断地向孩子输出他们认为的可以帮到孩子的方式。

当用尽各种"招式"，发现孩子仍不能如其所愿发生改变时，家长往往会感到气馁、愤怒，进而对孩子加以指责、批评。这种情况下，孩子更倾向于萌生"厌恶"情绪，并采用"对抗"的方式来拒绝接受家长的"帮助"。比如拒绝、回避跟家长沟通，或者与家长产生冲突，拒绝表达内心的真实感受等。

家长会认为是自己做得不够，需要"变本加厉"地给予"他们认为的孩子需要的帮助"，使得双方"两败俱伤"。这种冲突的升级往往是由于家长在帮助孩子的过程中，只进行了"对症处理"，却忽略了对孩子内心的理解，导致无法深入到孩子的内心，因此"事倍功半"。

亲子有效的沟通和交流，共情孩子的感受和他面对的困难，认识到成绩下降与背后"心事"的循环因果，提供孩子需要的帮助，才有望寻找到有效的问题解决方案。

有效沟通，不再无功而返

想要更有效地与孩子沟通，给予孩子帮助，家长需要做到"一双眼，两只耳，一颗心"。

一双眼观察

客观地去观察孩子的发展和变化，减少主观评判。可以从孩子的日常起居、食欲、睡眠等各方面，客观记录孩子的点滴变化，并结合心理卫生相关知识，敏锐觉察到其情绪变化的"蛛丝马迹"，及时地发现可能存在的情绪问题。

两只耳倾听

在与孩子沟通的过程中，需要竖起耳朵去"倾听"，并保持尊重和平等的态度。

除了关注言语表层的内容之外，也需要尝试关注深层的情绪、感受和需求，听到孩子的心声。

一颗心同理

家长尝试站在孩子的视角，感同身受、换位思考，同理到孩子的感受，才能进一步贴近孩子的内心。与孩子一起面对当前的困难，给予孩子力量，携手迎难而上、无惧挑战。

家长朋友们在日常生活中需要不断地练习，观察、倾听、同理，方能走进孩子的内心。看到成绩下滑背后的"心事"重重，理解孩子应对困难的方式需要成长与完善。相比于言传，身教更加有效，督促自己觉察情绪、调整情绪、善于表达，为亲子沟通营造良好的氛围，定能拨云见日，与孩子一起拥抱有挑战、有收获、有惊喜的学习生活。

参考文献

[1] 傅小兰，张侃. 中国国民心理健康发展报告（2021~2022）. 北京，社会科学文献出版社，2023.
[2] Li F, Cui Y, Li Y, et al. Prevalence of mental disorders in school children and adolescents in China: diagnostic data from detailed clinical assessments of 17, 524 individuals. J Child Psychol Psychiatry, 2022, 63(1): 34–46.

巨睿琳　　北京大学第六医院

正念面对，不让痛苦毁掉我们的生活

小A常常在生活中体验着各种痛苦，比如对自己的不满意、人际冲突、对未来的担忧等等，她还会花很多时间和精力试图摆脱这些痛苦的感受、想法，十分内耗，以至于无法正常投入到生活和工作中。

小A眉头紧锁地来到医院，希望医生能帮助自己消除这些痛苦，找回快乐的自己。

痛苦可被避免与消除吗

我告诉小A，每个人的生活中都充满了各种各样的痛苦。我们的大脑就是这样设计的，你我都是如此，医生也是如此。小A十分惊讶，表示不太相信。

这要从我们的祖先说起。试想我们的某个祖先"小猿"在非洲的草原上生活，周围危机四伏，随时可能受到尖牙利爪、体型庞大的猛兽的攻击。他为了生存下去，只能时刻竖起耳朵、保持警惕。他会更多地关注可能的危险，而不是周围美丽的花花草草；他还会经常和别人做比较，担心"我是否合群？会不会被驱逐出去？"他必须争取留在部落里面，因为落单就容易被野兽吃掉。

你有没有觉得这一幕幕非常熟悉？

过度关注危险、总是和他人做比较、不断担忧未来与分析过去、总在发现问题、寻找解决办法……这些状态也常常给现代人带来痛苦！但这正是我们的大脑在进化过程中保留下来的保护我们的功能，因为只有这样，我们才能活下去。

我们需要接受这个事实：大脑并不是为了让我们感到快乐而设计，他的首要任务是保护我们的生存。

所以不管是亿万富豪还是沿街讨饭的乞丐，他们都有一颗差不多的大脑，一颗擅长关注危险、制造痛苦的大脑。

为什么痛苦会影响生活

说到这里，小A有些生气和困惑："确实每个人或多或少都有痛苦。问题是，我的痛苦已经超出正常范围，严重影响到了我的生活呀！"

没错，我特别理解小A体验到的无助和困扰，也绝对不会否认痛苦的严重性。这正是问题所在，既然都有痛苦，为什么有的人面对痛苦能正常生活，而有的人却过于烦恼而影响生活呢？

这其中有生物、心理、社会多方面因素的影响，但今天，我们主要说说心理层面的重要原因——我们对痛苦的不接纳。意思是，人生的痛苦是必然存在的，但我们可以选择如何对待痛苦。是与之共处还是与之对抗，决定了我们是否会感到困扰。

就拿小A和同事吵架举个例子，争吵后小A陷入"反思和分析"——

"是不是因为我哪句话说错了，如果我当时没那么说，我们两个就不会闹僵吧？我应该那么说的……我太后悔了！"小A越想越难受。

接着小A还不甘心，为了避免感到难受，她开始回避和这个同事见面，即"回避行为"。结果，小A不仅不愿意见这个同事，还害怕别的同事不喜欢自己，最后甚至不想走进办公室，不愿意去上班了。事情变得越来越糟。

小A的情况很常见。当我们不接受任何一点不符合期望的身心体验时，可能会想方设法不停地改变它、调整它，一番操作下来，最初细微而单纯的痛苦演变成了复杂而糟糕的烦恼。

痛苦的解药是什么

正如刚才所说，对痛苦的不接纳会无数倍放大痛苦。因此，最有效的解药便是练习不评判地觉察当下身心体验的能力。

这个状态就是我们常说的"正念（mindfulness）"，这是一种通过将注意指向当下目标而产生的意识状态，不加评判地对待此时此刻的各种经历或体验。

正念就像科学家在显微镜下观察物体，只是如实地观察，没有先入为主的观点，也不试图改变所观察到的一切。不去回避，也不执着。

通过练习正念，小A学会在面对痛苦时暂停一下，如实描述当下的体验："我看到，我现在很不开心。""我知道我现在沉浸于对过去的反思里了。""我觉察到现在胸口很堵，四肢无力。"

允许一切不舒服的感受存在，观察它们，就像观察天空中来来去去的云朵。当小A不再回避痛苦，她发现所有体验都会来，也会走，万物有着不断变化的本质。然后小A能够做到不受这些感受的影响，正常地投入到工作中。

痛苦虽然无法避免，但我们有自由行动的能力。通过正念，我们就能在痛苦和回应之间腾出一个空间，清醒而智慧地回应痛苦，然后转身投入到生命中重要的事情中。

如何练习正念

正念练习一般有两种，即正式的正念练习和非正式的正念练习。

正式的正念练习

一般需要单独找一块安静而不受打扰的环境，至少抽出一段时间进行刻意训练，包括正念觉察呼吸、身体扫描、正念伸展、正念行走等形式。就像我们学习书法，需要花时间专门练习一样，学习正念的技能也需要刻意练习。

非正式的正念练习

适合我们在生活中随时实践。以下分享一种非正式练习，只需要几分钟的时间，就能转化我们和痛苦的关系，帮助我们回到当下。

三步呼吸空间练习

第一步，把觉察带到当下的体验：觉察此刻的想法、情绪和身体感觉。

第二步，缩窄注意的范围，觉察呼吸的感觉：可以是在鼻尖或人中，或是在胸腔或腹部，或是在双脚或脚心，或是在双手或手指。选择感受最明显的部位去觉察。

第三步，扩展觉察：开放全部的感官体验，并体会整个身体的感觉。还可以扩展到周围的环境中，听一听周围的声音，觉察周围的环境。

以上每一步一般花1分钟左右的时间，但这个练习非常灵活，可以根据自己的需要缩短或拉长时间。

小A会用沙漏的形状去记住这三个步骤中注意的特点——先体会一切感受，再收窄注意，最后再扩展注意。她会在工作间隙练习或遇到困难的情绪时练习，通过这简单的三个步骤，跳出痛苦的漩涡，和当下重新建立联系。

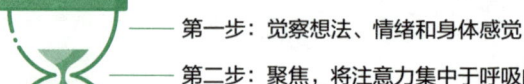

—— 第一步：觉察想法、情绪和身体感觉。
—— 第二步：聚焦，将注意力集中于呼吸的身体感觉上。
—— 第三步：扩展，开放地接收整个身体的感觉。

通过练习正念，我们都可以逐渐发展出充满友善的觉知，这种觉知就像一口无边无际的大锅，涵容着锅里所有的食材。无论酸、甜、苦、辣，都是我们的一部分，无须添油加醋，也无须试图从锅里拿出任何一种。希望我们都能够容纳不同滋味，烹饪出属于自己的、独特丰富的生命大餐。

参考文献

[1] Kabat-Zinn J. Mindfulness-based interventions in context: past, present, and future. Clinical Psychology: Science and Practice, 2003, 10(2), 144–156.

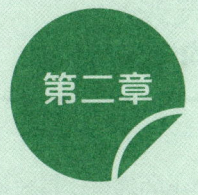

家庭亲子

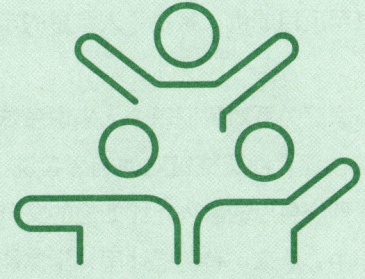

如何经营家庭关系
——快乐与幸福的港湾

徐 佳　北京大学第六医院

家庭是社会大剧院里最小的舞台,是我们每天都要生活的地方。家庭关系是家庭成员之间的动态连结,与我们每一个人的身心健康息息相关,每个人的言谈举止影响着家庭关系,家庭关系也塑造着每一个人。

回想2020年,新冠疫情肆虐全球,对人类社会的影响是全方位的,家庭作为社会的细胞,也承受着疫情带来的巨大影响。

疫情期间,有的家庭被困于斗室之内,朝夕相处,也有些人"乡愁成了一张核酸报告,我在这头,故乡在那头"。疫情像一面放大镜,将许多家庭的喜与悲加倍放大。有些人终于可以摆脱忙碌的工作,全身心陪伴亲人,父慈子孝,妻贤幼顺,其乐融融。对他们来说,家是一个辛劳之后可以放松和恢复活力的爱巢,是一个充满理解和支持、足够应对外界风风雨雨的温馨港湾;而对有些人来说,家庭生活是一地鸡毛,抱怨牢骚、吵吵闹闹甚至反目成仇,家是令人窒息的牢笼,是他们极力想逃脱的地方。

为什么会这样?家庭关系对我们每个人来说意味着什么?

家庭系统排列的创建者海灵格曾对他的患者说:"我从您的身上不是仅仅看到您,也看到您身后的家人,比如您的父母,您的祖辈……"我在心理治疗的工作中,从来访者的描述里,常常能看到家庭对他们的影响。"幸福的家庭千篇一律,不幸福的家庭各不相同",不健康的家庭关系常见有以下几种情况。

夫妻之间:沟通不畅

常见的情况是,一边是经过一天的工作辛劳,下班回到家想好好休息、恢复精力的丈夫；另一边是在家辛苦照顾孩子、处理应对各种家庭事务，满心期待丈夫下班之后能接手放松一会儿的妻子。两个身心俱疲的人很容易觉得对方不理解自己，如果没有良好的沟通习惯，清晰表达各自的需要并相互扶持，长此以往，夫妻之间的矛盾会越来越深，家里也会一直处于气氛紧张的状态。

此外，当夫妻对养育孩子的观点、态度等不一致时，没有良好的沟通来进行协商，也容易引发孩子的行为问题。比如妻子可能认为孩子需要细致的照顾和明确的引导，对孩子管教很多、规则较多；而丈夫觉得孩子需要放养，孩子能解决好自己的问题，打破妻子给孩子制定的规则。这种情况下，孩子会感到十分矛盾，可能会形成一些不适应的行为，比如撒谎、反抗父母、家里谁的话都不听等。

亲子关系：包容和认可不足

每个人的情绪和感受都是独一无二的，是需要被看见、被认可的。孩子的这一需要则更为强烈。如果父母没有学会恰当地认可孩子的情绪和感受，而是否认甚至直接忽视孩子的痛苦，则容易引发孩子采取更激烈的行为来引起父母的关注。

临床中常见的情况是，青少年抑郁症患者开始时会持续一段时间心情不好，吃不好，睡不好，考试也考砸了。当他们跟父母讲述自己糟糕的状态时，有些父母会说，"都是你的错，如果你把之前玩手机的时间用来学习，早就考过了。"或者说"这又不是什么大不了的事情，这只是一次考试而已，下次认真学习，就会考好。"由于父母没有看到和认可孩子的痛苦或是直接否认，那么孩子产生"我父母根本不理解我，跟他们说了也没有用，他们觉得我在闹别扭，只有我发脾气、不去上学或者伤害自己，他们才会关注我的感受……"这样的想法也就不足为奇了。

隔代家庭成员：互相关爱引发过度干涉

现在很多家庭都是由夫妻双方的父母来帮忙照顾他们的孩子，一个家庭往往由三代人甚至四代人组成，一方面这给予了小家庭很大的支持；另一方面，也会由于代际之间存在着观念、生活习惯的不一致等而引发重重矛盾。一边是心疼儿女工作忙碌而辛辛苦苦帮忙照顾小孩的老人，一边是既愧疚于父母老来还不能享受清福，但是又对老人教导孩子的方式心存不满的儿女。在这样的情况下，足够的相互体谅、互相理解的初心非常重要，家庭中的每一个人都需要付出努力去适应共同生活的方式。

家庭关系不和谐带来的困扰会影响我们在家庭中的感受。这里并不是要指责家庭中的某个成员，可能他们已经竭尽全力了，因为发展和建立和谐的家庭关系本身是一件复杂和困难的事情。

尽管如此，我们依然可以做出改变，找到一种更好的家庭生活方式。那么，我们该如何维护家庭关系，促进家庭和睦呢？下面介绍一些方法。

多花点时间

每天留出一些时间作为家庭时间，比如可以利用晚饭时间。这期间家人可以坐在一起谈心聊天，可以分享各自的经历或询问日常琐事，比如"你今天在学校做了什么？""你的新数学老师怎么样？"

另外，也需要定期留出一对一的聊天时间来增进感情。即使是临睡前的5分钟，也能促进彼此之间的亲近关系。伴侣之间也需要一些属于两个人的独立时间和空间。比如，春节期间不能回家时，建议每天拿出一点时间来给家人打电话、视频、彼此问候。

与每个家庭成员保持良好的沟通

当您的孩子或伴侣想说话时，尊重他们的需要，并注意倾听他们的意见。给足够的时间让他们表达自己，尤其谈论他们遇到的困难或者烦恼时，我们更要耐心、平和，感谢对方愿意跟自己分享，不要做任何的指责、争辩、评判。

对于那些敏感话题，比如性、酒精、毒品或经济问题，即使不舒服，也要鼓励他们讨论，不要回避。尤其是对于涉世未深的青少年，只有充分而坦诚的交流，建立信任的关系，才有利于帮助他们，让他们感到在家庭里可以讨论任何话题，这些内容往往在沟通后才能解决。

欣赏每个家庭成员的独特、才能和差异，接纳不完美

一个健康的家庭总是珍惜每个成员的独特性，每个人都是与众不同的，认可他们的能力和长处，同时接纳彼此的不完美，帮助彼此改进，共同进步。

特别是对于孩子，是孩子就难免会犯错，当孩子犯错的时候，父母要知道孩子并不是有意地犯错，可能是有什么误解或者孩子的自尊心受到伤害。父母要采取坦诚的办法，询问原因，倾听孩子的心声，体会孩子当时的情绪，理解孩子当时行为的动机，给予关爱和理解，可以告诉孩子，他这么做在当时的环境中是可以理解的，然后再利用恰当时机和孩子讨论有没有改变的办法。

专注于当前的问题

和谐的家庭并不是不出现问题，而是每次出现问题时，能集中精力只解决这一个问题，而不联系到以前的问题。

每次只专注手头的问题，可以避免陷入不愉快中。不愉快的情绪会让家庭成员沉浸其中、止步不前。

比如丈夫今天晚上出去应酬而晚归，妻子希望他能早一些回家，那么就不要提过去经常晚归、酗酒、争吵的事情，就针对今晚发生的事情提出请求，可以说："今天你是在十二点之后回家的，当你晚归时，我

很担心，我希望你可以早一点回来。如果你早点回来，能多陪陪我和孩子，我能放心一些，也会更高兴，我很珍惜家人共处的时光。"如果在交流的过程中被丈夫打岔，妻子也要专注目前的问题，避免注意力分散。

尝试建立有趣的家庭仪式

尝试建立家庭特有的活动，从而增加彼此的归属感。比如每周末坚持带老人和孩子户外活动，在这个过程中，可以让每个家庭成员都参与其中，一起为这个活动做准备，如同团队合作一样一起工作，这样每个成员都能有所贡献、彼此认可。定期家庭会议、周五晚上电影之夜、开车兜风、一起做烘焙、彼此写信、一起健身、定期互送礼物、定期开展"家庭夸夸乐"等等，都是非常有趣的家庭仪式。在你的家庭中，一定也能找到这样的活动。

如果我们尽力调整家庭关系，但改善仍不满意，可以求助相关专业人员，比如擅长婚姻、家庭问题的心理咨询师。

我们可以通过学习和练习来维护家庭关系，让我们在家庭中互相支持、彼此抚慰，让家庭护佑我们渡过艰难时期。每一个人都是家庭关系的建筑师，都可以把家庭构筑成我们期待的地方：出门，家是我们快乐的起点；归来，家是我们幸福的终点。

易嘉龙　北京大学第六医院

家庭暴力的发生与识别

近几年由于相关新闻报道和影视作品的不断增多，让家庭暴力这个隐秘的话题越来越受到大家的关注。提到家庭暴力，电视剧《不要和陌生人说话》中的男主人公就是一个典型的例子,这个外表温文尔雅、在他人眼中医术高超的医生在家里却是一个施暴者。每年11月25日是"国际消除对妇女暴力日"。在此,我们需要认识到家庭暴力,尽早地识别出有暴力倾向的伴侣,并学会及时应对、勇敢反抗、保护自己。

什么是家庭暴力

家庭暴力简称家暴,是发生在家庭成员之间的伤害行为。家庭暴力使受害人身体和心理均受到伤害,其人格尊严也受到损害。

家庭暴力大概可以分为三种主要类型,包括情感暴力、躯体暴力和性暴力。

情感暴力一般是指蓄意通过语言、姿势或武器进行躯体或性暴力威胁,向受害者传达造成躯体伤害、损伤、失能或死亡的意图。情感暴力可能包括羞辱、控制他人能做或不能做的事,隐瞒消息,隔离受害者与其朋友及家人,或者拒绝使受害者得到资金或其他基本资源。这些行为会导致受害者感到高度恐惧。

躯体暴力是指通过直接的暴力行为导致受害者受伤。躯体暴力包括抓挠、推、挤、投掷、抢夺、咬、勒、摇晃、拍打、拳击或火烧等,也可能包括使用武器、约束或者体型或体力来侵害受害者。躯体暴力的频率和严重程度不一,可能是一次,也可能是长期的实施。

性暴力是指违背受害者意愿,通过暴力强迫其发生性行为,无论是否成功。

值得注意的是,家庭暴力往往是从情感暴力开始,逐渐发展加重,但也有一开始就采取躯体暴力的情况。受害人的恐惧、妥协或软弱可能会加强对方的暴力倾向。受害人并不局限于女性,男性也可能成为家庭暴力的受害者。

哪些人可能会有家庭暴力倾向

我们需要尽早识别出有家暴倾向的人。

从性格特点来看，首先，情绪控制力比较差的人可能会有家暴倾向。这些人遇到一点小事就会大发脾气，如果再有一定的冲动性，就很可能实施暴力。另外，从小在暴力环境中长大的人有比较大的可能性会延续这样的行为模式。

其次，控制欲比较强的人也可能会有家暴倾向。这些人在工作中追求完美，对下属、同事的控制欲强，在家里也可能会对一些细节有着极强的控制欲，如果没有按照他的要求做，可能会产生冲动行为。

再次，对猜忌心比较强、内心比较敏感的人也应该多一份警惕。一些异性间的正常接触，在猜忌心比较强的人眼里可能就是"出轨"。比如和别人聊了一会天儿，对方就要问聊了多长时间、聊了哪些内容，还要翻看手机，甚至是跟踪。这类敏感多疑的人对伴侣关系充满了不安全感，伴侣的很多行为都可能会引起他们的不满，由此可能就会产生暴力行为。

从精神疾病的角度来看，冲动型人格障碍、反社会型人格障碍、躁狂障碍、偏执性精神障碍的个体，其冲动性可能会相对高一些。值得注意的是，长期饮酒也会导致人格改变，出现控制力减弱，变得非常冲动，容易发生暴力行为。

如何应对家庭暴力

首先，**要正确认识家庭暴力**。有些传统观念认为家丑不可外扬，妻子应该温柔顺从，丈夫打妻子是理所当然的事情，等等。这些错误的观念会导致我们对早期的家暴放松警惕。而一旦容忍了第一次家暴，之后就会越来越频繁，越来越严重。因此，一定要在第一次家暴时进行反抗和干预，比如搜集证据寻求法律帮助，或者先离开施暴者，寻求家人朋友的帮助。对家暴行为的默许，会变相地强化对方实施家暴的冲动。如果愿意接受家庭心理咨询或治疗，可以尽早干预。

其次，在家暴的实施过程中，**要学会保护自己**，保持冷静，不要进一步顶撞和刺激施暴者，避免受到进一步的伤害，注意保护自己的头、胸、腹部等重要位置，制造声响或大声呼救，逃离到安全的地方并尽快报警。

最后，虽然我国有相应的法律制裁家暴行为，但取证往往较困难。因此一旦发生家暴，**应主动保留法律证据**，如24小时内去医院验伤，保留病历和检查结果等，求助于居委会、街道办事处、妇联、派出所等，或拨打110家庭暴力举报中心电话。

此外，遭受情感暴力时，受害者在精神上同时会承受着更为严重的折磨。此时，需要保持理性，在对方愤怒的时候，不要讲话，离开房间或者专心做自己的事情直到对方冷静下来。在对方平静时，及时向对方表达其行为对自己造成的伤害，促使对方下定决心去改变，去学习表达真实情感的正确方法，结束辱骂、责备及惩罚等暴力的情感表达方式。

同时，受害者自身也要做出改变，尽可能去创造平等自由、互相尊重的关系。比如学会设定关系的边界，明确地向对方表达这种边界，合理诉求可以满足，伤害到身心健康的不合理诉求予以坚决拒绝；给对方改变的时间设置一个期限，不能无限地容忍和拖延。

然而，有些关系难以拯救，如果自身已经做出努力，对方仍没有改善，情感暴力仍在持续发生，那么受害者需要思考这段关系是否值得继续，及时结束有害关系，必要时寻求专业人员帮助或者借助法律手段。

人人生而平等自由，每个人都有享受幸福、免于威胁和伤害的权利。作为受害者个人，要做到不惧怕、不懦弱、不惶恐，及时拿起法律的武器保护自己，勇敢地去面对。对于女性未成年人和老年受害者，更需要社会的广泛关注。社会群体的关怀、立法、执法的森严，才能确保让施暴者受到应有的法律惩罚，让我们共同努力营造和谐的家庭、和谐的社会。

家庭软暴力

徐 佳　　北京大学第六医院

"爸爸妈妈,请理解我,否则,我真的活不下去了……"

相对于躯体或性虐待的外显,情感虐待或忽视在家庭暴力里往往是隐形的,容易被人忽略,但其实并不少见,而且严重影响人的心理健康,尤其对于儿童青少年。

案例　　一个14岁的男孩在妈妈、爸爸、外公、外婆陪同下走进诊室。妈妈主动说:"医生,我儿子学习很优秀,现在初三了,曾经钢琴X级、代表学校参加……(此处省略数千字)。今年春节后,他突然不去上学了,要求到医院看病。当时我们去了医院,医生说有焦虑抑郁,给开了药物,吃药后挺好的,恢复上学了。考试成绩也挺好的,最近又参加辩论比赛……(此处省略数千字)。但最近1周,他遇到了一点事情,又不去上学了,所以我们来了……" 20分钟过去了,整个过程中,男孩戴着夸张的耳机,低头看手机。

在要求家人离开诊室后,男孩一下子打开话匣子,并流泪控诉:"医生,我真的受不了了!我父母就是偏执。我一旦不听话,他们就觉得是我的问题、我的错,反复说我,直到我听从他们的。我这几年其实一直都不好,我都忍着,但我现在真的忍不下去了,我真的受够了。我想过自杀,但我不想说,他们知道我怎么想的。"通过评估,男孩的抑郁障碍达到了重度。

在男孩同意下,医生同家人说:"孩子情绪问题很突出,甚至有自杀想法,但他不想说这件事,你们知道吗?"妈妈说:

"知道、知道，他3天前打算服药、跳楼的，被我们拦住了。他此前都挺好的，非常听话和努力……"

不难想象，这个男孩在日常生活中很可能曾经用温和的方式表达过自己的情绪不好，但父母可能都忽视了（"我们看不见、看不见，我家孩子很上进、很优秀……"），并且不停地催眠自己和周围的人。只有在男孩用了这样的极端方式来预警和求助，才被关注到。他用极端的呼救方式——自杀行为，在表达"爸爸妈妈，请看看我，求求你们，要不然，我真的活不下去了……"即使这样，就诊过程中，家人依然大篇幅叙述自认为的重点。医生当时体验到了一种似乎和男孩同样的感觉——无助、无奈，甚至一些愤怒……

情感虐待或忽视

有一句经典的、家长常说的话："这是因为我们爱你，都是为了你好，你要理解。"这让情感虐待或忽视披上了爱的外衣。

其实，相对于躯体虐待的外显，情感虐待或忽视往往很难被注意到，但却是"杀人不见血的刀""伤人于无形"。这样的情感忽视其实也是一种家庭暴力。

在现实生活中，情感虐待或忽视的表现方式多种多样，常见的是比较隐讳地不断打击孩子，告诉孩子他们看起来很愚蠢，暗示他们的理想不切实际和疯狂，以及让孩子做他们能力之外不可能做到的事情。De Zuluera将情感虐待定义为："粗暴对待孩子的一贯负性关注形式，包括反复的批评、轻视，或者食言、拒绝等缺乏关心的表现。"

抑郁成因

本案例中，男孩的妈妈觉得很委屈："医生，其实我们没有特别要求他的考试成绩，但他自己做不到，就特别生气、受不了，就抑郁了。"然而,有一些"家风"是潜移默化的,不用说出来。比如父母都是自我要求很高的人,那么孩子也会学到这样的方式。

同时,如果父母出于"爱的名义",过度照顾孩子,无微不至地关心孩子,背后可能传递的信息是不相信孩子的能力。那么,孩子也会认同,自己也许真的不够细心,不能使周围人放心,自己不够好,要拼命证明自己可以的……

那么,自我要求高与自我不够好之间的矛盾不断上演,如此反复,如同软刀子慢慢地磨着。一刻不允许自己放松,拼命学习,努力证明自己,终有一天孩子累倒了、受不了了,上述案例提到的现象也就发生了。

建议

也许有些人读到这里会不赞同上面的观点,认为孩子不都是这么教育出来的吗?当然,这样的回应也不完全错,只是每个孩子不一样,要"因材施教"。面对孩子不同的特点,家长也要有不同的教养策略,世上没有"万能钥匙"。

举个例子,不是每个经历过汶川大地震的人都会出现心理问题。但如果孩子存在敏感情绪特质,又经历了汶川大地震,可能就会出问题。

所以,家长要关注孩子的内心,根据他们的特点,在理解他们想法和特质的基础上,制定有针对性的养育策略。不要轻易和"别人家的孩子"做比较,不要"在伤口上撒盐",避免家庭软暴力。

家庭软暴力所带来的伤害虽无法立即显现,但深远而绵长,可能会影响到一个人的性格养成,给他的人生留下黯淡的底色;长年累月的情感虐待、每分每秒的情感忽视虽不激烈,但会阻断爱的流动,甚至让孩子感觉不到自己的存在。让我们从现在就开始正视问题,做出改变,主动建立积极的情感关注,改善家庭互动模式,为孩子提供无条件的理解、接纳与包容,并让孩子看见你的改变。

参考文献

[1] Walker M. 虐待. 胡连新，译. 北京：人民卫生出版社，2008.

保护儿童，消除虐待

高兵玲　　北京大学第六医院

1949年11月，国际民主妇女联合会举行理事会议，将每年的6月1日定为国际儿童节，这是为保障世界各国儿童的生存权、保健权和受教育权、抚养权，为改善儿童的生活，为反对虐杀儿童和毒害儿童而设立的节日。

近年来，媒体频频报道虐童案件："2017年×××幼儿园虐童事件""2018年宝安虐待儿童罪""2020年'4·23'建三江虐童事件""2020年'5·28'抚顺虐童案""2020年'11·30'石家庄女婴坠楼案"……本应为儿童提供保护的家长和照料者却成为残忍的施暴者，儿童虐待问题日益受到全社会的关注。但这些极端案件只是冰山一角，针对儿童的暴力远比我们想象得更普遍。

什么是儿童虐待

儿童虐待（child abuse）是指在相关责任、义务和能力的条件下，各种形式的躯体和（或）心理虐待、性虐待和忽视，以及商业的或其他形式的剥削，导致儿童的健康、生存、发展以及尊严受到实际或潜在的伤害。

目前，国际上一般将儿童虐待分为四种主要类型：躯体虐待、心理虐待、性虐待及各种形式的忽视。

1. **躯体虐待**：非意外的儿童躯体损伤，从轻微擦伤到严重骨折或死亡，可能是拳打、掌掴、踢、咬、摇晃、扔、刺伤、窒息、击打（用手、棍子、皮带或其他物品）、烧或任何其他方法导致的结果，是由父母、照料者或其他对儿童负有责任的个体造成的。无论照料者是否有意伤害儿童，这种损伤都被认为是虐待。

2. **心理虐待**：儿童的父母或照料者通过有意的言语或象征性的行动，导致或可能潜在地导致儿童显著的心理伤害（躯体和性虐待行为不包括在此类别中）。如训斥、贬低或羞辱儿童、威胁儿童，伤害/遗弃儿童关心的人或事，禁闭儿童，过分地以儿童为替罪羊，强迫儿童自我惩罚。

3. **性虐待**：包括任何涉及儿童的性行为，其目的是为父母、照料者或其他对儿童负有责任的个体提供性满足感。如抚摸儿童的生殖器、插入、乱伦、强奸及有伤风化的暴露等。性虐待还包括父母或照料者对儿童非接触式的利用，例如强迫、引诱、欺骗、恐吓或迫使儿童参与使他人获得性满足的活动，但儿童与施虐者之间没有直接的躯体接触。

4. **忽视**：儿童的父母或其他照料者剥夺了与儿童年龄相符的基本需求，这种确认的或可疑的、过分的行动或疏忽，也会导致儿童躯体或心理的伤害。包括遗弃，缺乏恰当的教导，未能满足必要的情感或心理需要，未能提供必要的教育、医疗服务、食物、住所和（或）衣物等。

儿童虐待的流行病学现况

我国尚无全国代表性的基于人群的儿童虐待问题流行病学数据。现有的国内调查综述提示32.4%~67.3%的儿童受到躯体虐待，10.6%~67.1%受到心理虐待，10.2%~25.5%受到性虐待，22.4%~54.9%受到忽视。

2017年，联合国儿童基金会发布了《熟悉的面孔：儿童与青少年成长中遭遇的暴力》，报告提示全球2~4岁儿童中有3/4（约3亿人）曾遭受家中养护人的心理攻击或体罚；约有1500万15~19岁的青春期女童曾被强迫性交或发生其他形式的性行为，90%的首次侵犯是熟人作案；朋友、同学和同伴是青春期男童遭受性暴力的最常见施暴者；全球每7分钟就有一名青少年因遭受暴力行为而死亡。

虐待儿童的风险因素

儿童个体因素

儿童出生后的生理与智力情况是否让父母满意，会影响到他们以后是否被虐待。一些智力和躯体发育迟缓、困难养育型、多动顽皮、患有慢性疾病的儿童更容易遭受父母的打骂和虐待。

家庭因素

家庭经济情况欠佳、社会地位低下、过频的应激事件、家庭破裂或夫妻不和、家长性格冲动或应付生活事件能力有限，家长更容易将情绪和冲突转嫁到孩子身上并对儿童施暴。约1/3的施虐家长有被虐待史。部分家长存在智力偏低，有酗酒、吸毒、人格和情绪异常等精神和行为障碍。

社会文化因素

在我国受"不打不成材，棍棒出孝子"的传统思想影响，家长体罚儿童的现象很常见。受传统性别歧视观念的影响，一些偏僻地区目前仍有丢弃女婴、虐待女童的现象存在。

虐待对儿童的影响

虐待对儿童造成的伤害可以持续很长一段时间，甚至伴随受害者一生。

防治儿童虐待的社会干预

为消除针对儿童的暴力，世界卫生组织、联合国儿童基金会等消除针对儿童的暴力全球合作伙伴（Global Partnership to End Violence Against Children）于2016年达成和推出了INSPIRE指导方针。INSPIRE是一套共计七项的循证策略，每个字母代表一项策略，有利于国家和社区努力消除暴力侵害儿童行为。内容摘要如下：

I：落实和执行法律（implementation and enforcement of laws）

包括禁止父母、教师或其他照护者暴力惩罚儿童的法律；将对儿童的性虐待和性剥削定为犯罪的法律；预防酒精滥用的法律；限制青年获得火器和其他武器的法律。

N：规范和价值观（norms and values）

改变对限制性和有害的性别与社会规范的遵守；社区动员规划；旁观者干预。

S：安全的环境（safe environment）

通过解决"冲突"减少暴力行为；阻断暴力行为的蔓延；改善人文环境。

P：支持父母和照护者（parent and caregiver support）

通过家访提供；在社区环境中分组提供；通过综合规划提供。

I：改善收入和经济状况（income and economic strengthening）

现金转移；集体储蓄和贷款与性别平等培训相结合；小额信贷与性别规范培训相结合。

R：应对和支持服务（response and support services）

咨询和治疗方法；筛查与干预相结合；刑事司法系统中的少年犯待遇规划；涉及社会福利服务的寄养干预。

E：教育和生活技能（education and life skills）

提高学前、小学和中学的入学率；营造安全、有利的学校环境；丰富儿童关于性虐待以及如何保护自己免遭性虐待的知识；生活和社会技能培训；预防青少年亲密伴侣暴力规划。

防治儿童虐待的个人参与

及早识别儿童虐待的预警信号

儿童虐待是一种典型的秘密犯罪，儿童由于报告能力受限或受威胁不敢报告，对虐待受害者的识别尤其困难。以下迹象提示儿童可能是暴力的受害者：

- 可见的无合理解释的严重伤痕
- 咬痕或颈部勒痕
- 烟头烫伤或开水烫伤
- 无明显原因的疼痛感
- 对成人或照看者的恐惧
- 不适宜着装（夏天穿长袖、长裤、高领外衣），可能为了掩饰身体的伤痕
- 极端行为——高度攻击性、极端顺从、极端的内向
- 对身体接触的恐惧

及早报告

早期发现、及时干预是预防和避免儿童虐待的关键环节。儿童自身缺乏报告的能力，或者在威胁下不敢告知他人，很多儿童遭受虐待的案件容易成为隐形案件，受害儿童得不到及时保护。及早报告是每个公民和单位的法定责任和义务。

《中华人民共和国反家庭暴力法》第十三条：单位、个人发现正在发生的家庭暴力行为，有权及时劝阻。第十四条：学校、幼儿园、医疗机构、居民委员会、村民委员会、社会工作服务机构、救助管理机构、福利机构及其工作人员在工作中发现无民事行为能力人、限制民事行为能力人遭受或者疑似遭受家庭暴力的，应当及时向公安机关报案。公安

机关应当对报案人的信息予以保密。

家长提示

作为家长，如果在管教孩子的过程中，发现自己很难控制情绪，总是对育儿感到挫败，育儿方式多为责骂、侮辱、冷暴力或者施加暴力和暴力升级，建议及时寻求专业心理帮助，学习自我情绪管理，解决自我和家庭的困境，学习科学育儿方式，促进亲子间正性情感交流，提高自己作为家长的胜任力，促进儿童身心健康发展。

> **如果你身边有受虐儿童，如何帮助他们？需要注意什么？以下几点可为你提供一些参考：**
>
> - 不要贸然让儿童去谈论创伤经历，因为可能导致二次创伤。
> - 不要催促受虐儿童变得更积极或者更阳光。避免斥责和侮辱。
> - 理解和接纳儿童可能的问题行为，如淡漠、走神等，可能是儿童的自我保护机制。
> - 保持情绪稳定、友好和冷静，为儿童提供始终一致的照料和关爱，帮助儿童建立安全感。
> - 帮助儿童寻求专业人员的帮助来处理创伤经历。
> - 保持耐心。很多受虐儿童会丧失对他人（特别是成年人）的基本信任感，因此建立关系可能需要更多的时间和耐心。
> - 自我照料。目击和了解虐待经历会对很多成年人造成心理冲击，严重者会产生"替代性创伤"。为了长期帮助受虐儿童，成年人需要进行自我照料。

结语

儿童虐待是一个世界性的公共卫生问题，可能发生在任何的家庭和养育环境中。各种形式的虐待都可能造成儿童身体、心理和神经系统的永久损害。虐待儿童不仅是家庭问题，也是一个社会问题。消除针对儿童的暴力需要全社会的共同努力。

希望作为成年人的我们更多地了解和认识儿童虐待问题，贡献自己的专业能力和个人资源，共同担负起成年人的责任，为儿童提供一个安全的成长环境，为受害儿童提供恰当的创伤复原环境，共同促进儿童的身心健康发展。让每一个儿童都拥有一个可期的未来！

参考文献

[1] 徐韬，焦富勇，潘建平，等. 中国儿童虐待流行病学研究的文献系统评价研究. 中国儿童保健杂志，2014，22（9）：973-975.
[2] 静进. 要重视儿童虐待问题的预防与干预. 华南预防医学，2003，29（04）：1-3.
[3] 罗伯特·费尔德曼. 发展心理学：人的毕生发展. 6版. 苏彦捷，邹丹，译. 北京：世界图书出版公司，2013.

黄国平　唐　莉　四川省精神卫生中心

没有打我，可比打我还痛
——协助目睹家暴的孩子走出心灵暗夜

"我经常做噩梦，梦见父母打架、吵架，经常被吓醒，经常夜间哭泣……"

虽然他们身上没有伤痕，却常常在家人暴力相向时，躲在家的角落里哭泣、惶恐、神伤……

他们是一群期待您协助走出心灵暗夜的目睹家暴的受害者。

"父母没有打我，可比打我还痛！"

案例 她是一个刚毕业的大学生，23岁，目前居住在母亲朋友家中。她不愿意回家，不愿意提起父亲。当面对父亲甚至别人提到父亲的时候，身体都会紧张、发抖，以至于她这段时间想过要断绝父女关系。

在她的记忆中，父亲是个喜怒无常的人，是个魔鬼，动不动就打人、骂人，从小就这样。最初母亲很软弱，以为忍让会换来父亲暴力的终止或减少，但情况并非如此。她多少次亲眼目睹父亲咆哮着挤压、捶打母亲的身体和头部，多少次看见一个懦弱的女人蜷缩在屋子的角落哭泣、呼喊，祈求父亲手下留情。这时，如果自己去拉、去劝，往往被怒声呵斥，或一并遭受打骂。

记不得从什么时候起，母亲开始反抗，不要命地，见什么就砸什么。有一次，母亲拿起酒瓶拼命砸向父亲，父亲顿时鲜血直流，被送往医院救治，还缝了几针。此后，父亲动手的频率有所减少，但骂人、随意发脾气照常依旧。

她慢慢地感到窒息，不想多说话，不想回这个家，甚至开始怀疑自己，经常有想死的念头……

目睹家庭暴力的孩子

"家庭暴力"一词用于描述家庭成员之间的身体、性或情感（包括言语和经济）虐待。生活在暴力家庭中的儿童通常被称为"儿童证人"或"目睹家庭暴力的儿童"。

据妇联统计，在全国2.7亿个家庭中，就有大约30%的妇女在遭受家庭暴力。而来自暴力家庭的儿童中，多达90%的孩子亲眼目睹了父母之间的虐待行为，并且50%的父亲在虐待妻子的同时也会虐待子女。

即使没有遭受到暴力打骂，目睹家庭暴力的孩子遭受的心理影响，与亲身遭遇暴力伤害的心理创伤非常相似。

目睹家庭暴力的身心损害

对于孩子来说，家是港湾，是人生的第一个生长环境，父母是孩子的第一位人生导师。如果家不再温馨，那么对于孩子来说是毁灭性的。

目睹家庭暴力后，孩子会经历三个阶段的身心损害：

1. 当时的反应

- 害怕、哭泣，逃离暴力现场
- 卷入暴力事件（保护或者遭遇暴力伤害）
- 假装暴力没有发生，自我封闭
- 黏着家人而不愿意上学等

2. 事后的反应

情绪认知方面：

- 恐惧、焦虑（担心暴力再次发生，害怕失去父母，不敢表达愤怒情绪）
- 羞耻（觉得只有我家才有家庭暴力，很丢人）
- 罪恶感（认为是自己的错）
- 悲伤（想起父母互相伤害）
- 无力、无助感（没有办法阻止暴力发生，没有人可以帮我）
- 困惑（我该爱他们，还是恨？能站在哪一边？敢站在哪一边？）
- 压抑、隔绝自己的情绪
- 自我贬低，难以信任别人

行为方面：

- 回避退缩（怕与他人谈起家庭的相关问题）
- 退行（尿床、吸吮手指、幼时的口吻，分离焦虑）
- 过度讨好、照顾他人（过度表现，希望赢得父母的开心；害怕矛盾冲突；懦弱，不敢表达自己的观点）
- 攻击破坏行为（自伤、毁物、厌学、逃学、离家出走、游戏成瘾）
- 学业成绩下降

生理方面：

- 头痛、胃痛
- 感到疲倦、思睡
- 抵抗力下降，容易生病感冒
- 食欲下降或暴饮暴食
- 注意力不集中、记忆力下降

3. 长期的影响

- 自卑、抑郁、焦虑或情绪不稳
- 敌意，难以建立亲密的人际关系
- 冲动，模仿或学习暴力解决问题的方式
- 僵化的性别刻板印象和男权思想

如何帮助他们

保证孩子的生存安全

生存安全是危机干预中最需要优先考虑的，包括避免再受暴力伤害、确保居住地安全和维持生活的开支。所有从事儿童工作的专业人员,包括医生、护士、教师和社会工作者,需要敏锐观察孩子的状态,包括身体健康状况、衣食住行被照料情况、情绪心理状态,及时主动为孩子提供保证生命基本安全的有效帮助。

专业人员还要积极为孩子寻求其他亲属更多和熟悉的情感支持,减少恐惧和孤单。努力保证孩子充足的睡眠,恢复孩子日常的生活规律。在建立良好关系的基础上,尝试鼓励孩子讲述自己的内心感受,接纳、稳定他们的情绪,挖掘并认可其积极应对的心理资源,帮助他们面对暂时的困难,树立生活的信心和希望。

妇联、社区、儿童庇护中心也需要为孩子提供相应的支持和帮助,包括申请法律咨询和援助。整个社区都需要参与进来,达成共识,明确表示任何暴力行为都是不可接受的。

给父母提供帮助和支持

积极为父母提供关于家庭暴力服务的资源。不少施暴者都存在精神心理和行为问题,包括酗酒、毒品使用、情绪暴躁和冲动人格等等,都是暴力使用的风险因素。

有些施暴者在儿童青少年时期也曾遭遇过暴力伤害,这种创伤性心理在成年以后变得更为敏感和容易暴怒,需要接受及时的心理咨询或治疗。但需要注意的是,有不少施暴者因为这样或那样的问题,本身求助的愿望并不强烈。所以,建立良好的咨询关系以及减少耻感是启动咨询动机的重要考量因素。

被施暴者也容易出现焦虑抑郁、失眠等情绪困扰和身心损害问题,不仅影响自己的生活、工作和人际关系,也会通过抚养、照料等行为内化方式,逐渐将不良情绪传递给孩子。同样,他们也需要积极的心理干预。

鼓励以尊重和非暴力的建设性方式解决家庭冲突。尤其在与孩子的互动交流中,在亲子教育和精神心理等专业人士的指导下,形成良好的沟通和问题解决模式。

针对孩子的心理干预

发生家庭暴力的父母当事方往往更多专注于冲突处理和自己受到的伤害或感受，经常忽略目睹暴力的孩子的情感需要，或者即使意识到孩子的需求，但自己已无力处理。如果父母之间的暴力伤害已经发生，那么心理专业工作者需要完成的一个重要任务就是避免伤害扩大和延续。

> 针对孩子的心理干预，需要注意如下几方面：
> - 主动关心、关怀孩子，建立咨询信任感；
> - 鼓励孩子表达自己的情绪和感觉，尊重他们的想法，不要单纯地说教；
> - 不要因为好奇而过多、过细地追问暴力的细节，避免二次心理创伤；
> - 告诉他们，其他孩子也有这样那样的烦恼，他们并不孤单；
> - 帮助孩子学习解决冲突的技巧和非暴力的玩耍方式；
> - 告诉孩子父母的暴力行为不是他的错；
> - 鼓励孩子多参加社会实践，在实践中树立生活信心。

如果是年长的青少年，目睹家庭暴力可能更久远。要全面详细评估对他们心理的持续影响，是否存在创伤后应激障碍（posttraumatic stress disorder，PTSD）、复杂创伤后应激障碍（complex posttraumatic stress disorder，CPTSD）、边缘型人格障碍（borderline personality disorder，BPD），是否存在焦虑抑郁、失眠、自伤、自杀行为等等。

治疗方法包括药物治疗给予对症处理，**而心理治疗**是目睹暴力导致创伤的主要治疗方式，包括建立稳定、安全的治疗关系，认知行为疗法（cognitive behavior therapy，CBT）和辩证行为疗法（dialectical behavior therapy，DBT）等。

除了优先关注孩子紧迫的精神行为问题如自伤自杀、伤人毁物以外，针对影响孩子治疗依从性和生活质量的相关问题，应建立类似个案管理的综合策略，父母、老师以及社区工作者都需要参与其中。

阿尔弗雷德·阿德勒（Alfred Adler）说过："幸运的人一生都在被童年治愈，而不幸的人一生都在治愈童年。"目睹家庭暴力的孩子为数众多，他们受困于心灵暗夜，跌跌撞撞，寻路无门。希望全社会关注他们，一起汇聚强大的力量，闪耀多彩的光芒，照亮孩子回家的路！

参考文献

[1] 张亚林，曹玉萍. 家庭暴力现状及干预. 北京：人民卫生出版社，2011.
[2] 陈胡丹，及若菲，黄国平. 辩证行为疗法及其临床应用的最新进展. 四川精神卫生，2016，29（5）：477-481.

姜思思　北京大学第六医院

关于母亲、创伤和抑郁的几个知识

准妈妈和新手妈妈更容易患抑郁症

研究发现，育龄期女性的抑郁症发病率是男性的2~3倍。孕妇分娩前3个月，即妊娠晚期，是孕妇抑郁症的高发阶段。产后第一年，15%~20%的女性可能存在抑郁和焦虑症状。

育龄期女性抑郁症高发可能与体内雌激素水平变化有关。雌激素水平较低但稳定的青春期前和绝经后的女性，其抑郁症发病率与男性并无差异。而雌激素水平快速变化的时期，包括青春期、月经期、围绝经期、产褥期等，是女性一生中抑郁症、焦虑症发病的高危时期。

妊娠晚期，孕妇生理状态迅速变化，面对即将到来的新生儿，准妈妈们心理压力也日益增大。随着胎儿娩出，女性体内雌激素等激素水平急剧下降，加上遗传因素、社会心理因素等，新手妈妈容易出现产后抑郁症状。

相比其他人群的抑郁，产后抑郁症的症状是否有一定的"特点"？对这个问题，学界观点尚有分歧。笔者基于临床观察，倾向于认为产后抑郁症的症状是有一定特点的。比如，产后抑郁症状往往非常"凶猛"，患者情绪低落、委屈、哭泣、易激惹突出，可能有很多否定性思维，如无用感、无望感、自尊感下降，进而可产生自杀的想法。

产后抑郁症最特异、最值得关注的是患者失去有效照顾婴儿的能力，对婴儿健康过分担心，或因无法应对而感到自责。最严重的情况下，还可能出现"母–婴自杀"。

促进孕产妇的身心健康需要整个家庭一起努力。给予她们足够的关心与理解，让她们感到稳稳的幸福与安全感，帮助她们平稳地渡过这一特殊时期。

孩子的童年创伤与抑郁关系密切

童年创伤是指一个人早期生活中重要的、超出个体应对能力而带来应激的负面经历，如性虐待、躯体虐待、躯体忽视、情感虐待、情感忽视、父母去世或父母分居等，又常被称为童年虐待、童年逆境。

据世界卫生组织数据显示，全世界超过1/3的人口曾经历过童年创伤，消除童年创伤或可减少22.9%的心境障碍（如抑郁障碍和双相情感障碍）发病。有童年创伤的个体在成年期患抑郁症的可能性是无童年创伤者的2.66～3.73倍。有童年创伤的抑郁症患者，其自杀风险是没有童年创伤的抑郁症患者的3倍，反复复发和持续抑郁发作的可能性是没有童年创伤的抑郁症患者的2倍。

在各种童年创伤中，殴打等躯体虐待、缺衣少食等躯体忽视以及性虐待，因为看得见、摸得着，通常更容易识别。而**情感忽视、情感虐待**

则表现相对隐蔽，常不被关注和重视。但是，很多心理学家认为，情感上的忽视和虐待与那些身体上受到的物理折磨相比，同样糟糕。

那么，到底什么是情感忽视？什么是情感虐待？

情感忽视指父母忽略孩子正常的情感需要。这样的父母不对孩子表达情绪，表现出对孩子不感兴趣。父母不拥抱孩子，不轻抚孩子，没有亲昵的称呼，没有人给孩子安慰。当一个孩子感觉到他对于父母来说无关紧要的时候，他可能体会到一种无以名状的愤怒和无能为力的绝望，即使他的父母从来没有打过他，也提供给他充足的物质条件。

情感虐待是儿童的父母或照料者通过有意的言语或象征性的虐待行为，导致儿童出现显著的心理伤害。情感虐待包括：经常羞辱或批评孩子；威胁，对孩子吼叫；使用讽刺去伤害孩子；责怪孩子，让孩子做替罪羊；让孩子做有辱人格的行为；不认可孩子自己的人格独立性；逼孩子太紧；将孩子暴露于痛苦的事件或情境，如家庭暴力或是吸毒；不允许孩子交朋友；声明将要伤害、遗弃孩子；禁闭孩子（比如把孩子禁闭在黑暗狭小的空间如衣橱）等。

促进孩子的身心健康，不仅需要消除躯体虐待、性虐待，还需要避免情感忽视和情感虐待。

父母的创伤，尤其是母亲的童年创伤，是会"遗传"的

精神疾病通常是环境与遗传因素共同作用的结果。环境因素就是指某个人从小到大遇到的各种情况，创伤是其中强烈且负面的一种。

最新研究表明，创伤不仅会影响遭遇创伤个体的情绪、行为，还可以通过表观遗传学的方式（比如改变甲基化水平）影响其基因的表达，而这种创伤所引起的表观遗传学变化是可遗传的。尤其是作为母亲的个体遭受到童年创伤，对后代影响更大。

2020年《美国精神病学杂志》（*Am J Psychiatry*）发表的一篇文章发现，如果母亲怀孕前经历过大屠杀创伤，她们的孩子与母亲没有经历

过大屠杀的孩子相比,服用精神科药物的比例更高,而且表现出更多的焦虑障碍和创伤后应激障碍,其一项与创伤相关的基因(FKBP5)甲基化水平更低。研究表明,这种FKBP5低甲基化水平与母亲遭遇大屠杀有关;如果大屠杀发生在母亲的童年时期,上述相关性尤为明显。

一个女孩子从小获得的善意和温柔是能够传承的。孩子长大终会成为父母,改善遗传因素,从家庭、社会关爱下一代开始。而已经不可避免地具有某些负面遗传因素的个体,也不要忘记,环境因素同样起着重要的作用,不要因此而放弃改变和努力。

总而言之,女性的身心状态关乎小家的幸福和大家的未来。在这个春暖花开的时候,愿世界和平,愿每一位女性都能被温柔对待。

参考文献

[1] Thombs BD, Roseman M, Arthurs E. Prenatal and postpartum depression in fathers and mothers. JAMA, 2010, 304(9): 961.
[2] 潘建平. 不能忽视对儿童的忽视. 中国全科医学, 2007, 10(1): 6–8.
[3] Bierer LM, Bader HN, Daskalakis NP, et al. Intergenerational effects of maternal holocaust exposure on FKBP5 methylation. Am J Psychiatry, 2020, 177(8): 744–753.
[4] Xavier MJ, Roman SD, John Aitken R, et al. Transgenerational inheritance: how impacts to the epigenetic and genetic information of parents affect offspring health. Hum Reprod Update, 2019, 25(5): 518–540.

致我亲爱的妈妈

李 荔　北京大学医院

母亲,是一辈子的港湾;母爱,是一个永远说不完的话题。在本文中,我们特别挑选了三封给妈妈的信并摘取了部分片段。三封信,三种情,每封信的段末有一些解读,希望这些文字让您柔软的内心有所触动。

"有多少爱可以重来"

这封信来自一名10岁的女孩,正在读小学五年级。

妈妈:

您离开我已经六年了,在这个特殊的日子里,我很想念您。

我知道,我是您和爸爸爱的结晶。当我还是小孩子的时候,您和爸爸一直陪伴着我,视我为掌上小天使。还记得小时候,我伸手触摸您的面庞,您微笑着、温柔地看着我。从您的眼神里,我觉得我是最可爱的一个小孩子,我感受到我是那么的强大。我一哭,您就会立刻来到我身边,您知道我想要什么,就会把最好的给我。

然而,在我三岁的时候,您却离开了我。后来我才知道,大人之间有自己的一些秘密,您不能再继续照顾我,而只能把我留在爸爸这里。那些秘密是那么可怕,把您从我身边夺走,将我的快乐也永远地抢走。自从领回那个小绿本子,我的家就没了。记得您走的那天晚上,出门的时候,我看到您特别想伸手抱抱我,手臂却无力地垂了下去。我挣扎着,哭喊着,只能看到您苍白的脸色和顺着您的面庞流淌的泪水。妈妈,妈妈,您不想离开我,我更不能离开您啊!

妈妈,在您走后,爸爸一直在用心照顾着我。他说生命中最重要的就是我。他像一座大山一样保护着我。妈妈,爸爸说您是爱我的,无论您去了哪里,爱永远不会变,都会一直陪着我。那么,妈妈,我怎么能找到您啊?妈妈,您知道吗,您走了以后我一直怕黑,我再也不敢晚上出门。您留下的那块纱巾,走到哪里我都带着,那上面有您的味道。

这封信表达了一个小女孩对妈妈的回忆和思念。依恋是生命之初最宝贵的联结，也是一生安全感的来源。安全依恋意味着可以有足够的安全感，信任自己、信任他人，并对日后的独立、健康人格的形成有不可估量的影响。

妈妈离开过早，会成为生命早期严重的心灵创伤。但这种依恋关系还可以重新获得，只要在今后的时间里，其他重要抚养人或者重要关系联结给予足够、及时和敏感的回应，儿童可以重新建立良好的依恋关系，弥补早期爱的缺失。信中小女孩的家庭成员，比如爸爸，也可能包括今后她的生活中出现的一些重要的人，如果能给予足够的陪伴和关爱，成为稳定、温暖的依恋对象，这个孩子也能继续获得爱的滋养，培养安全感，健康成长。

此外，信中的小女孩已经10岁了，即将进入青春期。父母还需要帮助这个时期的孩子建立健康的人际关系，为进入社会做准备。父母与孩子之间的关系是孩子社会交往的参照，因此，帮助孩子要从跟孩子做朋友开始。不管过去关系怎样，父母如何与孩子沟通，是否愿意倾听，能否耐心体会他们的感受，出现分歧时合理表达，出现冲突时及时修复，这些都是孩子学习的心理素材。信中的父亲如果能成为小女孩最好的朋友，这该是多么强大的安全感。有了安全感，孩子就愿意从家庭这个安全基地出发，向外部世界去探索。

另一个帮助青春期孩子建立良好依恋关系的关键点是：成为孩子在社会交往中的压力缓冲器。当孩子遇到人际方面的挫折，和老师、同学的关系紧张，感到焦虑时，父母去理解孩子的感受、倾听他的想法，安抚、陪伴、支持孩子，在挫折中学习调节自己的情绪，学习应对方法，真正成为孩子的安全港湾。带领孩子发展出适合自己的兴趣爱好、多参加集体活动，也是帮助孩子建立良好依恋关系的有效方法。

总而言之，父母离异对孩子生命早期会造成巨大创伤。但只要用心照护，给孩子足够的安全感，孩子也有修复的潜能，会找到适合自己的人际交往方式。

"差不多刚刚好"

这封信来自一名16岁的男孩，正在读高一。

妈妈：

谢谢您陪我来见咨询师。然而，我其实特别想告诉咨询师阿姨的是希望您能更好地照顾自己，不要太焦虑，不要太担心我会不会长大。

记得小的时候，自从我有记忆起，您就辞去了工作一直照顾我，穿衣、吃饭，事无巨细，连水果也要一个个地洗净削皮切块，放在我书桌旁边。您希望我能按照您的想法，学钢琴、绘画、跆拳道，成为您心中那个聪明能干的儿子。您生怕少给我什么，也担心我会遇到各种小的大的困难。从上小学开始就不断有家教来给我补课，当我考了您认为理想的分数，我会收到比达标分数多几分就给多少钱的奖励。我如果没考到您觉得理想的分数，您的脸色就会很可怕，看着我的时候，好像我不是您的儿子，而是一个陌生的怪物。您还会更加努力地查询各种补课资讯、升学信息。

可是，妈妈，您越这么做，我越是担心自己不够优秀，担心自己考不好了，那种深深的自责和无能为力不亚于您打我一顿、骂我一顿。我多么希望您能过点自己的生活，把自己照顾好，当我累的时候能让我安静地待一会儿，什么也不用说，能给我点时间，让我开心地玩玩，不要谈作业，也不要谈学习。还有，和爸爸不要再吵架了……

这封信表达了一个青春期男孩对于妈妈过多照顾的焦虑。爱得太多，有时也会是一种压力，"good enough"（恰到好处）是门艺术。足够好的母亲不用刻意追求要给予孩子完美的爱。当特别想给孩子全部的爱时，往往就容易出问题。信中这位妈妈自身的焦虑没有得到很好的释放或处理，她才是真正需要心理咨询的人，而且咨询也是一种自我关心和照料。

教育，是一朵云推动另一朵云，是一个灵魂触及另一个灵魂。一味地牺牲自己，并不是解决问题的最优解，甚至会适得其反。在孩子小的时候，给予足够的爱和依恋；而当孩子进入青春期，则离父母越远，离世界越近。

在信中，男孩写道："我如果没考到您觉得理想的分数，您的脸色就会很可怕，看着我的时候，好像我不是您的儿子，而是一个陌生的怪物。"在养育孩子的过程中，相信每位父母都经常遇到这样的时刻：我们爱孩子，可还是会伤害他。蒙台梭利说："成人虽然非常热爱儿童，但在他的内心仍然会产生一种强有力的防御本能，总担心自己的安宁生活和财产被弄脏或打碎、被下一代破坏，所以会不自觉地阻拦儿童的活动，责罚孩子的纠缠或者过错，这种防御本能是一种缺乏理性和贪婪感的结合。"

我们常常责备孩子，并非孩子犯了错误，而仅仅是因为孩子没有达到我们的期望。过度养育、过度焦虑，让孩子原本在其成长中的主体地位被模糊，意愿得不到尊重，负面情绪被放大，将导致孩子缺乏自信心，自我价值感低下，早早地失去了成长的活力。

人生是一场马拉松，心理健康、自尊自信、人格发展、思维能力、抗挫折能力、自我管理能力、兴趣、好奇心、求知欲，这些内层能力才是影响孩子一生的重要"软实力"。如果父母只注重结果，将会经常陷入焦虑。如果关注过程，就会发现成长是缓慢而美好的过程。不要过多纠结于孩子的分数、荣誉，更多地帮助孩子端正态度、培养品质，如做事专注、认真、耐心，有韧性，不怕输，肯坚持。不管是生活中还是学习上，父母都要注意不要插手太多，孩子能做的事让他自己做，该承担的责任自己承担，多让孩子自己做选择、做决定，多让他探索、试错，不苛责孩子。在孩子寻求帮助的时候给予及时引导，给他无条件的爱和支持。避免掉入"过度养育""过度焦虑"的陷阱，才能养育出真正优秀的孩子。

"此情可待"

这封信来自一名47岁的男士，是一位咨询师。

妈妈：

我如何荣幸，此生能有您这样慈祥温柔的母亲。我又如何之幸运，在您生命最后的这个特殊时刻，陪您一起走过这样一段历程。

妈妈，您是最温暖的家。您用柔弱的肩膀，支撑起我们这个大家庭。从小到大，无微不至地照顾着我们。累了，您也只是微笑着拂去汗水。当我们在城市的森林里艰辛奋斗的时候，您永远用柔情拥抱我们疲劳的身躯。

妈妈，您是我心底最柔软的地方。无论是我最苦恼，还是最愤怒，或是最伤心、失望的时候，您都会出现在我身边，默默地陪伴我。那个慈爱的身影，无数次陪我走过最艰难困苦的地方，拂去我身心的伤痛。

妈妈，您给予我的爱永远不变。犹如太阳之光辉照耀着我，从小到大，从来没有减少一丝一毫。无论我是淘气的孩子还是沉稳的中年，无论我是无名小辈还是功成身就，您还是一如既往爱我，只因为我是您的孩子。

妈妈，您是我一辈子可以停靠的宁静和安全的港湾。无论我走多远，都会知道，会有一个地方，有一个人，有一份感情在守护着我。

生死之流永无停歇，我们终会被相隔于两岸。妈妈，您曾经说过，离开是为了下一次的相逢。生和死都无法把我们分开。我看到世间万物都有您的呼吸，都有您的光彩，也都有您的微笑，以及注视着我的深情的目光。那些阳光、雨露、河水、风声，那些我遇到的形形色色的人们，他们也是您的一部分。我能感受到您的存在，没有离开，也从来不会。

妈妈，我想我不会哭泣，让我为您长歌一曲作为告别吧，然后继续走向远方。

这是一个咨询师对于逝去的母亲深深的怀念和纪念。孩子对母亲的依恋之情亘古亘今。"温暖，柔软，稳定，安全"，这四个词犹如疗愈人间一切痛苦的良药，深深根植于我们的生命之中，而这正是母爱所给予我们的。但是，面对与母亲的离别，切勿总是沉浸在哀伤之中。最好的爱，不仅仅是回报，更是付出。那些沐浴过母爱的人，也必将把这种温暖和柔软传递下去。对于一个人来说，在生命的早期，母爱是及时的回应和悉心的照料；而到了个体的成长阶段，又会是刚好的辅助和足够的宽容。如苍穹大地的安宁深邃，柔情地注视着那个不停求知和探索的你或是我，走向那无穷精彩的未来。

让我们向辛劳了一辈子的母亲表达爱意和祝愿。我们也可以借此机会，了解母亲、了解母亲和我们、了解我们和孩子的代代传递的亲子关系。希望上面三封感人至深的书信，以及资深精神科医生、心理治疗师鞭辟入里的解读，带给我们每个人一份别样的体悟。

你已经是非常棒的妈妈了

董 敏　　北京大学第六医院

2022年，一部电视剧《亲爱的小孩》引发了广大观众的热烈讨论。有人说它"写实"，有人诉其"贩卖焦虑"。无论怎样，作为妈妈级观众，要追这样的剧总需要一些心理建设。原因之一是它呈现的场景，会唤醒妈妈们尘封已久的经历和体验。很多人被第一集《新生》中的真实场景击中内心：女主角挺着大肚子对着镜子，望着卸妆后的自己，黄褐斑、妊娠纹、笨重的身体、水肿的双腿……

成为妈妈，我们都经历了什么？

一边处在"难道这天已经到来了"的懵懂中；一边迫不及待地进驻各大孕妈群、钻研各种育儿书、收藏各种孕产期及新生儿备货清单、将各种小衣服和小鞋帽塞满购物车……恨不能将毕生智慧一次性使完。

一边忍受着分娩剧痛、身体彻底失控；一边关心宝宝是否顺利降临、是否健康，好奇新生命分秒的变化。

一边被产后激素剧变搞得多愁善感，浑然不知自己敏感得离谱，让家人手足无措；一边陶醉于"母慈子孝"的甜蜜瞬间。

一边受困于新生命来临后的一地鸡毛；一边沉浸于宝宝牙牙学语、独立跑跳……获得新本领的喜悦中。

一边享受妈妈身份带来的被需要、被赞扬的成就感；一边又在为难以成为完全独立的自我顾影自怜……

你瞧，新手妈妈的生活就是如此，大大小小的喜悦、五花八门的挑战，在不经意间出现。仅如此，每个妈妈就应该对自己说："你已经是非常棒的妈妈了！"

可事实上，不少妈妈还是会默默审视自己："我做得够好吗？""要怎样才能成为更好的妈妈？"大家总会一致地认为，有一个乖宝宝是受了幸运之神的眷顾，而与淘气宝宝相伴的妈妈则会担心是自己做错了事情。

 在讨论如何减少自责之前，我们需要了解以下事实……

宝宝的气质生而不同

宝宝的气质具有巨大的先天差异，父母固然能影响孩子性格的形成，但要知道，这种影响是双向的、互动的结果。试想，一个容易照看、情绪稳定的天使宝宝确实会让妈妈感觉更轻松；而天生喂养困难的宝宝则不容易安抚，妈妈也会因为无力减轻宝宝的痛苦而灰心丧气。妈妈们都需要知道，宝宝爱哭、不好带，不是你的错。

了解家庭生命周期

如同每个人会经历不同的人生阶段，家庭也会经历家庭生命周期的各个阶段。家庭在转折点的扰动下，例如增加一位新成员，会失去稳定，经历挑战，重新调整适应后，再进入重组稳定状态。家庭生命周期也不是平稳渐进式的，而是经历一次次不连续的急变。家庭完成了急变下的成长与改变，才能迈入下一个阶段。正如有人说："生一个宝宝就像坠入情网和进行一场革命的结合体，是两场急变的综合。"

家庭矛盾不可避免

父母总是成对出现，但父与母却都是独立个体，抛开性别差异不谈，他们还成长于不同的家庭。父母双方会对不同的触发因素，做出各自独有的反应，矛盾就此不可避免地产生了。试想一下，当小男孩儿膝盖擦破，爸爸的反应是清洁伤口后说"继续玩去吧"；妈妈则给孩子清洗伤口、涂上药膏，让小男孩坐在自己膝盖上休息，也许会再讲一段故事；妈妈觉得爸爸心太硬，爸爸觉得妈妈宠坏了孩子。

承认改变很难

无论出发点是好是坏,大多数人抗拒改变。改变的代价,是那种难以言说的酸楚感,绝对没有舒舒服服的改变。一方面,成为妈妈,担任新的角色,必定会跳出自我的舒适圈,去迎接各种未知的挑战;另一方面,想改变孩子的性格特点,改变配偶的行为模式,却是难于登天。成为妈妈这一事实本身,是不是已经很赞?

当我们全然接纳了以上事实,那接下来也许可以尝试下面的办法,减少自我否定。

觉察感受、感知情绪、接纳它们

当我们处在强烈的情绪里,尝试去看到自己不同的情绪状态。告诉自己"我现在确实很难过、无助、害怕、抗拒、冲突……"同时,尝试不去评价这些感受,只是去觉察它们,感受到就好。我们无法对抗自己的情绪,无论是我们想要的,还是觉得不该有的,放过自己,接纳它们就好。

尊重自己的与众不同,不要放弃自我照料

除了是妈妈,我们还是自己,还是妻子和女儿,是与众不同的。即使很短暂,也可以暂时离开妈妈的状态。比如给自己放放假,做些自己喜欢的事情,不要放弃爱好;对自己大方一些,不要想着把钱都省给孩子花,我们也值得拥有更漂亮的裙子、更华丽的首饰;趁着孩子入睡,在烛光下和爱人一起饮酒闲聊,增添一丝温柔的情愫,也能安抚自我;不时跟父母撒撒娇,照顾父母的同时,也不要剥夺他们爱我们的乐趣。

家庭生命周期转变的过程会产生压力,但不会持续太久

带领家庭成员一起做出适当的调整,很快会进入下一个稳定阶段。

比如，尝试去好奇、观察宝宝面对刺激的反应模式，并调整互动方法。

建立亲友团

当我们知道了没有多少妈妈可以改变一个宝宝的基本气质类型时，我们可以借助亲友团的支持，降低自己的紧张度，比如孕妈群、亲友群、逛娃群……妈妈自己放松了，宝宝也能感知到，并且更容易放松下来。

如今，我们身边不乏对自己高标准、严要求的妈妈，她们有知识、有职业、上得厅堂下得厨房，总是要做"更好的妈妈"。维持这个状态时间久了，难免会累着、会耗竭。为了可持续发展，我们为何不尝试坦诚地对自己说："我是一位普通的妈妈，但即使如此，我也已经是很棒的妈妈了。"

参考文献

[1] Nichols MP．消失的父亲、焦虑的母亲和失控的孩子：家庭功能失调与家庭治疗．2版．王尔笙，译．北京：中国人民大学出版社，2021．

你是妈妈，更是你自己

李倩倩　　北京大学第六医院

每逢假期，自是少不了全家总动员，其中一个忙碌的角色就是家庭中的妈妈们。

一位妈妈这样分享出游经历，称自己为"旅行中的西西弗斯"：

提前好几个月从各种网站扒资料，货比三家，安排行程，买机票，订酒店；

提前1~2周收拾行李，出发前查景点、天气，打印表格、列清单：给孩子安排哪些活动，带哪些书籍，带哪些衣服；

每到一个地方就开始忙前忙后：打开行李，整理房间，吃饭，出门，回住地看行程，洗衣服，洗漱睡觉，再度打包收拾行李；

别人在看风景，而我在盯孩子；

别人高高兴兴，而我却一身疲惫、一肚子无奈；

有了家庭，有了尚需照料的孩子，此时的女人是老婆，也是妈妈。除了事事参与、事事操心，你是否发现很难再为自己找一点乐子？

妈妈的不放心与无奈

一方面，这是一位乐于奉献的妈妈。为了全家出游顺利、愉快，大包大揽，压榨自己的时间和精力去做全方位的准备；为了孩子的安全健康，扮演黑猫警长，时刻保持警惕；却独独忽略了自己疲惫的身心状态，没有照顾到自己。长此以往，你可能会感到力不从心，或者对家庭开始抱怨，"怎么辛苦的都是我一个？"

另一方面，从关系的角度看，成为妈妈，意味着你的角色发生了变化，你对伴侣或其他家人有了新的期待。当对方做不到你心中的样子，满足不了你的期待时，你和他人的关系就迎来了新的挑战，不良情绪随之而来。

对丈夫，以前你的期待可能只是旅行中听从安排，扛着行李就行了；做了妈妈后，你对丈夫的期待，可能是除了付出体力外，还要耐心细致，做育儿路上的好帮手，简言之就是操操心。

对婆婆，以前你的期待可能只是逢年过节客气地走动一下；而做了妈妈后，你对婆婆的期待，可能是尊重你意见的前提下，帮助你育儿。

当内心对"助手们"不放心时，你必事事躬亲，也显得与他们疏离起来。因此，全家出游，别人高高兴兴，而你却一身疲惫、一肚子无奈。

自我是人际互动中的关键因素

心理学家们通过研究指出：人是活在关系中的，87%的烦恼来自于不良的人际互动。

成为妈妈，不仅仅是生物学意义的瞬间，而是一辈子的事。你在家庭中，与自己、与孩子、与爱人及家庭其他成员之间的关系及互动，直接影响着你的情绪和感受。

著名家庭治疗大师萨提亚女士提出，关系沟通中有三个非常重要的要素：自我、他人、情境。自我这一要素又是最重要的，是处理你与自己、与他人及环境关系的前提。

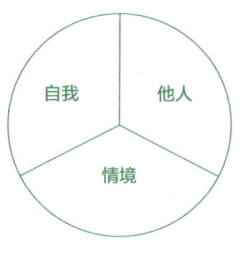

关系沟通中的三要素

自我：指的是"我"是否接触到自己的感受与需求，并愿意为自己表达与行动；

他人：指的是"我"是否关心与接纳对方的感受与需求，并愿意积极倾听与探询；

情境：指的是"我"是否注意到双方所处的环境与客观条件，并愿意以对等协商的态度，处理彼此所面临的问题。

总而言之，并非所有的妈妈都必须全情奉献。照顾好自己，就是对家人最好的祝福！

妈妈之照顾自己四部曲

和身体做朋友

你是否发现当妈妈后,不再像单身时对身体投去那么多关注,更有甚者,仅在身体疲累到极限时才敷衍地按一按、拉一拉。

你是否发现当妈妈前,熬夜是小菜一碟;当妈妈后,连续熬个一两天,一周都恢复不过来。

教给大家一个和身体对话的小练习:寻找一处舒适的、不被打扰的地方,闭上眼睛,试着去想象自己的脸,保持3～5分钟。之后回答下面的问题,看看你的答案:

1. 睁开眼睛,说说身体有什么感受。
2. 做练习的时候,可以看到自己的脸吗?清晰吗?
3. 你上一次认真看自己的脸是什么时候呢?
4. 你爱自己的身体吗?
5. 和自己的身体对话容易吗?
6. 你的身体状态是怎样的呢?紧张、松弛、倦怠、轻松?
7. 假如身体会说话,它会对你说什么?它会认为你爱她吗?
8. 你为身体花时间了吗?感谢它了吗?了解它吗?

有朋友反馈,在练习中突然产生对身体很大的内疚感,很久没有好好照顾过身体了。

去和身体做朋友吧,身体和你在一起的时间超过任何其他人。想一想它的好恶,什么时候兴奋,什么时候疲惫。不妨从观察自己的呼吸开始,看看它是急促的还是舒缓的,是深入的还是浅表的,透过呼吸去了解身体的节奏和状态。

有意识地表达:妈妈需要充电

在了解了自己的身体节奏和状态后,你对于体力下滑、精力减低的状态,会有更敏锐的评估。然而,如果仅仅是意识到,而不满足自己需要休整的需求，只会造成耗竭。一定要有意识地表达，"妈妈需要充电"，并且切实行动。

对孩子，可以用孩子能理解的语言去表达。例如，一位加班晚归的妈妈可以跟孩子这样说："妈妈这会儿很累，就像你的玩具电量耗尽，需要安静等待充电。"同时让孩子看钟表，告诉他长针再走几格就可以充好电陪他玩耍了。

对伴侣或其他家人，邀请对方，而不是要求对方，在自己独处充电的时候照顾和陪伴孩子。

距离产生美

当生活中发现问题，大多数人通常会急于去解决它，会把很多力量和能量放到解决问题上。然而，你和问题的关系是对抗的，有时我们越用力，问题反而变得越大。

例如，有些妈妈觉得孩子吃手既不卫生也不健康，于是不断地花力气阻挠孩子吃手，不断地将焦虑传递给孩子，同时对于吃手这一问题给予大量的关注。反而，这会让孩子吃手这一行为固着下来，更极端者使孩子最终发展为焦虑症或强迫症。

俗话说得好：当局者迷，旁观者清。妈妈们又如何从繁杂的生活问题及海量信息所带来的混乱中，跳出来呢？

在此分享一个小技巧，聪明的妈妈们肯定能举一反三。

如果你觉得家里环境乱，想收拾又不知从哪下手，不妨先不动手处理，给家里拍照并发给自己信任的朋友或家人，说明想要整理的意图，跟对方进行互动和反馈，之后再动手整理，也许你会收获意想不到的效果。

拍照会让我们和习以为常的日常生活环境，拉开一个观察的距离。

- 拍哪里、选什么角度，是第一次的观察和思考；
- 因为要发给他人，我们会多看两眼，这是第二次观察；

- 在和对方互动反馈的过程中,我们还会去看照片,这是第三次;
- 互动越多,我们的观察和思考次数越多,我们会越来越理性,思路越来越开阔。

跟问题拉开一个观察和思考的距离,先观察、再行动;边观察、边调整。

学习一点时间管理术

时间对每个人都是公平的,让每个人每天都拥有24小时。不同的是我们如何去安排和分配,而这会带来不同的生命状态和生活状态。在当前物质过多、选择过多、咨询过多、速度过快的环境里,我们容易被裹挟前进,让时间白白流掉,做了糊涂的空心人。

因此,我们需要学习一些时间管理技术。

首先,需要思考**"我要成为什么样的人"**,这意味着对自己的期待(即价值取向)是"我"自己的事。

其次,思考**"我要留在什么样的关系里"**,这意味着对自己不同角色的投注分配,也是"我"的需求的反应。

以上两个问题,是我们处理与时间关系的重要参考。

时间统计法可以帮助我们感知自己的时间,了解我们的时间分配模式,最终帮助我们跟随自己内心的意愿去生活。填写如下三列的表格:时间+时长+事件,每天记录,然后做月总结、年总结。

时间	时长	事件

记录的过程就是感知时间的过程，总结的过程就是变被动裹挟为主动选择的关键步骤。

你只有知道时间花在哪里，才能有机会在实际生活中把不合理的时间分配填充以新的任务。例如，把时间留给我们自己去独处充电，去更好地和身体做朋友，去思考是否有必要和某个问题较劲。

祝福所有的妈妈在扮演好人生这一角色的同时，都能找到身心愉悦的法门，更爱自己、更美、更丰盈。

陈　超　范滕滕　　北京大学第六医院

感恩深沉的父爱

我看见他戴着黑布小帽，穿着黑布大马褂，深青布棉袍，蹒跚地走到铁道边，慢慢探身下去，尚不大难。可是他穿过铁道，要爬上那边月台，就不容易了。他用两手攀着上面，两脚再向上缩；他肥胖的身子向左微倾，显出努力的样子。

——摘自朱自清《背影》

每年6月的第三个周日是父亲节，是一个感恩父亲的节日。作为精神科医生的"奶爸"们，对于父亲的角色，又有怎样的理解和感悟？我们一起来看看吧。

准爸爸的自我修养

孕育新生命是一件神奇而美妙的事情。妻子怀胎十月，准爸爸应积极融入到孕育的全过程中，准妈妈会更有幸福感。那么在妻子孕期，准爸爸能做些什么呢？

创造舒适的外部环境

怀孕期间，孕妇的生活环境对胎儿有很大的影响，恶劣的环境甚至有可能导致胎儿先天发育障碍。准爸爸可以为准妈妈创造相对舒适的环境。同时，准爸爸要严格要求自己，调整作息，尽量适应孕妇的生活节奏。尤其注意的是务必要戒烟，因为二手烟会严重影响孕妇、胎儿的身心健康。总之，在这段特殊时期里，准爸爸要把孕妇的安全舒适放在最重要的位置。

共同参与母婴课程，陪同孕妈产检

准爸爸应尽量陪同妻子参加产前课程，多学习孕期及生产知识，能够更好地了解准妈妈及胎儿的情况，做好胎教工作。准妈妈在孕期需要定期产检，特别是孕晚期，活动可能更加不便。这时准爸爸如能陪伴左右，不仅在体力上能够分担，在心理上对准妈妈也是一种支持与陪伴。

主动承担家务，细心照顾孕妇

可能很多男同胞平日生活中都习惯依赖妻子的照顾，但孕期女性因为精力和体力大不如前，这个时候准爸爸可以主动承担起家务责任。孕期由于激素水平变化，准妈妈会有不同程度的恶心、便秘、尿频、潮热、黄褐斑等，这可能导致准妈妈心情烦躁。准爸爸的细心照料既能缓解准妈妈的身体不适，又能改善准妈妈的心情。

随时待命，为迎接宝宝出生做好准备

当准妈妈进入孕九月以后，准爸爸要随时待命，工作上安排好时间，以备准妈妈需要时可以随时陪伴。准爸爸还需要协助准妈妈准备好待产包，带齐双方的各种证件，提前联系好住院手续及熟悉住院环境，组织安排家人值班送餐等所有相关事宜，让准妈妈无后顾之忧。

相信很多男同胞们跟我一样，尤其是初为人父，一开始都是懵懵懂懂的。作为新手爸爸，需要从不断犯错中认识新的问题，不断地学习成

长；同时，也要感恩能够参与新生命的成长，陪伴他/她在这个世界度过一段美丽的时光。

父亲在儿童心理成长中发挥的作用

初为父母，对于宝宝的心理发育，以及面对他们的情绪和行为问题，我们每个人可能都会经历挫败并由此产生经验。在此想重点与大家探讨1～3岁儿童的心理成长历程，尤其是笔者作为父亲在其中的体会。

养育宝宝的点滴及作为父亲的感受

养育的过程并不总是顺利的。作为父亲，我的态度也并不总是积极的。宝宝满1周岁前总是在找妈妈，让我觉得宝宝跟我不亲近。当我和宝宝单独在一起时，她会大哭大闹，我采取了很多办法，似乎都不奏效，这让我更加不愿意参与。

这时妈妈的引导就非常重要。如果只有得意或无端指责，会加重父亲的抵触感。我的爱人总在说："你看爸爸多喜欢你啊！""你看宝宝多在意你啊！""我希望在你到家以后，我多承担家务，你能花更多的时间陪宝宝。"妻子的引导让我感受到了肯定和鼓舞。宝宝10个月后，我逐渐能感受到宝宝跟我的互动，这成为一种正反馈，让我愿意花更多的精力陪伴她。

1975年，一位儿童心理学家将父亲描述为"被遗忘的对儿童发展有贡献的人"。直到20世纪70年代中期，父亲还被看做"只是一种生物学意义上的必需品，在儿童的社会性和情绪发展中作用甚微"。忽视父亲早期影响的原因之一可能是父亲与婴儿互动的时间比母亲要少。其实父亲对新生儿的关注并不亚于母亲，而且在孩子1岁前，父亲同婴儿的交往也在不断增加。大多数婚姻幸福的家庭中，父亲都会更频繁地与子女相伴，也会以更积极的态度对待自己的子女。

夫妻关于养育的理念也会有所差异。母亲总是不自觉给予宝宝更多的爱。在我看来，2～3岁这个阶段是孩子习惯和性格形成非常重要的阶段，不合理的行为要及时纠正，细节方面要及时锻炼培养。

我家宝宝1岁多时还穿尿不湿，我对此并不认同。有一次在宝妈值班时，我引导宝宝脱掉尿不湿，蹲着排便，而且整晚都不穿，通过观察她的反应猜测她的排尿意愿。令我兴奋的是，我成功了！此后宝宝会在相对固定的时间主动要求排便，而且享受这个过程，家里囤的几箱尿不湿也没有了用武之地。经过这种互动，我们都感觉到宝宝更加勇敢了。

发展心理学观点认为，如果父亲拥有积极的抚养态度，对幼儿需求敏感，并且性格外向、对人友善，又愿意花很多时间陪伴幼儿时，婴幼儿便会对父亲形成安全型依恋。那么父亲和母亲的区别在哪里呢？研究发现，父亲和母亲在孩子生活中扮演的角色是不同的：妈妈更喜欢满足孩子的生理需要，和孩子说话，安慰他们，与他们一起玩像捉迷藏一类的游戏；而爸爸则更愿意给宝宝有趣的身体刺激，玩一些不同寻常的游戏。尽管大部分婴儿在不舒服或害怕时喜欢和妈妈在一起，但是爸爸往往是他们更喜欢的玩伴。

父亲在儿童语言、社会性和情绪发展中的作用

语言的发育是很多家长特别关心的问题。语言学家认为，语言发展来源于生理成熟、认知发展和不断变化的语言环境之间复杂的相互作用。父母要注意为孩子创造良好的语言环境，重视交谈的重要性，以更平等的姿态与孩子交流，通过逐渐丰富的语言训练孩子的语言表达能力。

父亲对儿童的社会性和情绪发展具有重要的作用。研究表明，对父母双方都有安全型依恋的儿童会更少表现出焦虑和社会性退缩，面临入学挑战时适应性也更好。对父亲有安全型依恋的儿童，在童年期和青春期会表现出更好的情绪与自我调节能力以及更强的与同伴交往的社会能力，更少出现问题行为和犯罪行为。

可见，对于儿童发展的许多方面，父亲都具有重要的影响作用。每个儿童都有独特的遗传基因和特定的成长环境，气质会有差异。作为养育者，尤其是父亲，一定会有自己特殊的体会。希望您能投入更多的精力，探索您自己的为父之道。

父爱如山，内敛而厚重。老爸们很酷，不喜欢把爱挂在嘴边，但父爱一直在看不见的地方守护。感恩每一位父亲对家庭、对子女的付出。

我希望父爱是平凡普通的

周书喆　　北京大学第六医院

当想到或提起自己的父亲时，你会怎么形容他，怎么形容你所感受到的父爱呢？

新冠疫情期间，很多流调地图的公布令人瞬间破防。有一份北京的流调地图显示：患者，岳先生，轨迹遍布北京，一天赶好几个地方，工作到凌晨四五点，住在700元租金的小单间，赚着微薄的辛苦钱。

他接受《中国新闻周刊》采访时说："我不觉得自己可怜。我只是好好干活，我不偷不抢，靠自己的力气，靠自己的双手，挣点钱。就是为了生活，为了照顾这个家。"

我们了解到，岳先生辗转各地辛苦打工，一边挣钱，一边寻找未能归家的儿子。正如岳先生这样的流调地图中的很多打工人，还有另一个角色和身份：父亲。

大多数男人在成为父亲时还是青年，在成为父亲之后，会经历非常多的考验。承担家庭的责任，承受工作的艰辛，好不容易渡过中年危机，却又要开始忍受身体机能的逐渐衰退。一路披荆斩棘，归来时遍体鳞伤。

父爱深沉而伟大，平凡而真实。父亲可以背井离乡、忍受最苦的日子，只为了孩子过得稍好一些；父亲宁愿付出生命的代价，只希望孩子健康平安。但父爱越是伟大，就越是缺憾。伟大意味着牺牲，牺牲意味着失去陪伴。虽然我只会用"普通"来形容我的父亲，用"平凡"来形容我感受到的父爱，但这反而凸显出我的幸运，代表着我时常能拥有父亲的陪伴。

人生大致会经历三个阶段：认识到父母是普通人，认识到自己是普通人，认识到孩子是普通人。父爱无法满足我们对亲情的所有期待，因为给予我们父爱的，仅仅是一个普普通通的男人，能力有限。我们要接纳父爱的普通，感恩被给予的。

> **案例**
>
> 第一次接触到小A父子是在我的门诊，小A陪着父亲过来看病。小A的父亲是个体经营户，性格内向，工作勤劳，买卖原本还算顺利，支持着小A的求学之路。
>
> 在小A远游读书期间，父亲的买卖遭遇极大挫折，父亲因此思虑过度、寝食不安；起初尚能维持经营，但随着症状加重，出现了整日长吁短叹、坐立不安；总说事情繁乱，但又瞻前顾后、犹豫不决，打理不了买卖，只能暂时关店；深感自责，觉得愧对家人，甚至出现了轻生念头。
>
> 小A母亲带着小A父亲四处就诊检查，吃药治疗，有时能好一阵，但经常反复，已坚持了半年多。而在这半年期间，父母担心影响小A学业，一直对小A隐瞒病情，直至小A回家后，发现父亲异常憔悴。
>
> 小A父亲罹患的正是抑郁症，经过门诊系统治疗调整，逐渐康复起来。这时，小A却意外地找我寻求心理帮助。他发现以前无比强大、顶天立地的父亲竟然如此"脆弱"。
>
> "父亲是普通人"这一事实来得太突然，让他手足无措，不知道该如何面对刚刚康复的父亲。要小心翼翼吗？要关掉店面、避免刺激吗？要事事顺着他吗？我没有回答小A的这些问

题，建议他带着这些问题，直接和已经康复的父亲谈谈。

在一次小A父亲的康复复诊后，小A单独留在诊室，告诉了我答案："我父亲从来都是个普通人，做着最普通的事情，尽责地承担着父亲的角色。他也会受伤，也许能康复，也许康复不了。但不管他是什么状态，他仍会尽力去履行一位父亲的责任，照顾孩子。我第一次意识到父亲是普通人，但也是第一次感到和父亲的亲近，第一次和父亲肩并肩谈话。我以后不会小心翼翼，但也不会像以前一样任性，因为父亲是普通人，他也会感到悲伤。"

每个人感受到的父爱都是不一样的。有些父亲没能照顾好孩子，有些父亲过早地离开了我们，有些父亲陷在"泥潭"，有些父亲并不"强壮"。但我们要相信，父亲已经做了他能做到的，他有在努力照顾我们。

认识到父亲是普通人，我们才能正视父爱是怎样的一份感情。接纳父爱的普通与平凡，接纳父亲的不完美，我们才能更真实地感受到父爱。

曾经一想到"父亲"这个角色时，我总会联想到"伟大""深沉"，以至于自己诚惶诚恐，生怕承担不起这个责任。但转头想到自己的父亲，我意识到他就是普通人，父爱也并不轰轰烈烈，他总是努力给予我他能给予的。虽然他给予的父爱并不完美，但却是温暖的，照亮我前行的路。

我正在经历人生的第二个阶段，"认识到自己是普通人"。但不管我是不是普通人，我自觉我普通平凡的父亲能做到的角色，我应该也能做到，我不再害怕成为一位父亲。接纳了"父亲是普通人"，才能接纳"自己是普通人"，才有信心承担更多的责任，拓展人生的宽度。

那么，我会给予我的孩子一份什么样的父爱呢？或许是：父亲可以伟大，但父爱是平凡普通的。谨以此文，献给每一位父亲以及即将成为父亲的我们。

如何关爱不善表达需求的老父亲

陈超　北京大学第六医院

小时候，我在语文课本上读到朱自清先生的《背影》，对散文中描写的细腻、感人的场景并没有深刻的理解。随着时间推移，我已为人父，而父亲也逐渐步入老年。我开始试着去品味文字中的每一个场景、细节，体会亲人之间那牢不可破的感情连接。

回想自己的成长历程，父亲的形象和我跟父亲的关系也一直在发生着变化。

小时候，父亲非常严厉，我每次面对他都会有一丝恐惧感。他有时会带我买菜、逛游乐园、给我买礼物，这些时刻让我感受到父亲的温暖。那时候的他是权威，是影响我的安全感的重要因素。

进入青春期后，我内心总有一股无名的愤怒，这种愤怒经常会指向父亲。我开始跟他顶嘴，有时还说出几句能刺痛他的话，每当此时，我能感受到自己的力量。这时候的父亲是一个参照，是我成长过程中需要战胜的对象。

成年后我忙于学业，跟父亲的交流越来越少。我跟父亲之间的关系变得疏远。

工作后，我忙于事业和经营自己的小家庭。在我不经意间，父亲逐渐开始衰老。偶尔见面，我既没有表现出敬畏，也缺少对父亲的关心，有时甚至会批评他……

当我静下心来，发现之前抱怨父亲的"点"被我沿袭成了我的"特点"。我好像变得越来越像他，默默继承了他的某些风格，其中很多是我之前厌恶和排斥的。一些场景开始重现，有点轮回的感觉。

学习心理学的过程，让我意识到父亲在家庭中的重要意义。在临床工作中，我也看到在社交媒体越来越普及的现代社会中，许多父亲的困惑和无奈。接下来我想谈谈如何关爱不善表达需求的老父亲。

平等而真诚地与父亲交流

清晰地觉察与父亲的关系

每当在门诊看到父母对青少年反复的自伤行为不知情时，我都会想到是亲子沟通出了问题，父母对子女的心理健康缺乏关注，对亲子关系缺少觉察，亲子间的感情连接也减弱了。

同样，成年子女要主动加强跟父亲的感情连接，首先需要我们觉察现在的关系。要达到清晰的觉察，我们可以使用正念的观察和描述技能。我们可以从观察并描述我们面对父亲时的情绪、想法和态度开始。

面对父亲日渐迟缓的动作，我们内心产生了何种想法；当父亲说话时反复停顿去追忆细节或寻找合适的词语，我们是否有不耐烦的情绪；看到以前精干的父亲越来越不注重自己的仪表，我们内心有什么态度；我们跟父亲交谈时，自己使用的是何种语气和肢体动作……

关注我们的想法，将注意力集中在当下，并尝试着描述我们对自己想法、感受的观察，我们可能会产生全新的感受。这种观察可以让我们更清晰地看到跟父亲的关系，让情感连接变成可能。

使用倾听的技能与父亲互动

快节奏的生活让我们越来越擅长一心多用。这种模式也不知不觉地延续到我们跟父亲的交流之中。

当父亲用他那缓慢的语速，讲着我们早已知道的事情时，我们会觉得倾听既痛苦又没有意义。但集中注意力的倾听才是表达对父亲理解的最基本的方式。

在倾听的过程中，我们要尝试放下我们的评判，不急着调动自己的价值观和希望；在倾听的过程中，我们要尝试放下脑子的其他想法，一心一意地去倾听。

当我们这样做的时候，我们可能会体验到内心平静的感觉，可能会因为自己的行为让父亲开心而自豪，也可能会听到父亲平实的语言中深深的智慧。

尝试理解父亲的生活方式

每个年龄段的人都会有属于他那个年代特有的时代烙印。要实现更好的情感交流，我们还要尝试着立足于我们父辈成长的时代背景去表达理解。

当我们这么做的时候，与父亲的矛盾便会减少，更容易实现相互尊重。这种交流不仅实现了我们与父亲在知识层面的沟通，也能实现智慧层面的交流，双方都能在交流中得到滋养，让智慧得到传承。

真诚地表达我们的观点

真诚的交流意味着我们跟父亲以平等的姿态交流，不用为了照顾他的情绪说假话，不用顾及他的权威而隐藏自己的想法，亦不用顾及我们作为成年人的面子而不敢向父亲求助。

任何关系都是相互的，当我们尝试这样真诚交流，我们可以彼此需要，而这种被需要的感觉对父亲来说是非常重要的。

关注父亲的情绪

当父亲面临困境时，更需要我们的关怀。有时我们会观察到如下状况。

原本那个身强力壮、从不会示弱的父亲突然变得"矫情"，反复出现心慌、出汗、疼痛等各种躯体不适，变得特别紧张，有时是害怕自己的健康出了问题，有时是毫无缘由的担心。即使各种检查都排除了躯体的疾病，也无法打消他的顾虑。他变得惶惶不安，无法享受老年该有的平静。

或者，原本热情积极、乐于助人的父亲变得郁郁寡欢、孤僻内向，整天憋在家里，甚至朋友来访都懒得应付，家里也不再收拾。他好像对什么都丧失了兴趣，看空了一切。

这两种情况都提示父亲可能出现了情绪问题。究其原因，可能与他所处的生理阶段和面临的心理压力有关。男性到了55岁以后，骨骼疏松，肌肉流失，身体机能开始下降；退休了，缺少了工作带来的成就感；突然的放松让他的生活节奏变得紊乱；子女离家，婚育问题或不尽如人意；他可能面临父辈亲人的离世，甚至是同龄好友的离世……

多种因素的叠加使得他更容易出现情绪问题。当不善表达的老父亲出现情绪问题时，更容易表现为躯体不适的症状。如果深入询问后，他有持续紧张、担心的体验，伴有心慌、出汗、尿频等生理症状，提示他有焦虑症的可能。如果他体验不到开心，丧失了兴趣，各种欲望明显下降，提示他有抑郁症的可能。

当有了这些迹象后，我们要对这种变化保持警觉，同时使用上述提到的倾听和理解的技巧去了解他的内心体验。

我们需要询问父亲的心情、体力和兴趣变化，需要观察他的言语和活动量的变化，并向母亲询问他的饮食和睡眠情况。对于不善于表达需求的父亲，像食欲、睡眠、躯体表现等方面更容易反映其情绪状态。

如果这些症状已经严重影响到生活，甚至他表达出对生活丧失希望时，我们应该及时带他到精神科就诊，寻求专业医生的帮助。

关爱父亲，觉察与父亲的关系，耐心聆听他们的体验，理解他们成长的时代背景，真诚表达我们的观点，主动关注父亲的情绪，可以强化彼此的情感支持系统，也能让我们获得一种成就感，并让这种关爱在家庭内部循环，向后代延续。

爱的礼物

常 蕾　北京大学第六医院

三 我最爱的爸爸妈妈

今天是一个爱的节日,我想在这里送给你们一份礼物,跟你们说说我的心里话。

我猜,你们大概不知道我到底有多爱你们吧?其实,我真的很爱很爱你们,就像鱼爱着大海,鸟儿爱着天空,我的生命因为有你们而存在。因为有你们,我才有了家。因为有你们,才有了我。

我知道你们最爱的是我,我也希望我是你们幸福的见证者。再过些天,就是你们的结婚纪念日了,那我是不是最好的纪念品呢?

爸爸妈妈,你们每个灿烂的笑容,每次温柔的对视,都会让我由衷地感到快乐,感受到家的温暖。原来家真的是港湾,让我可以停靠,感到无比的安全,才能勇敢地去世界闯荡。

我从你们身上看到了爱的样子:如何去爱一个人,如何对待家人,如何善待陌生人……这些都是我从你们身上学到的。我也会努力像你们那样,爱自己,爱我未来的爱人和我未来的孩子。

家,是爱意涌动和传递的地方。谢谢你们给了我如此温暖幸福的家,让我的心有处安放。

爸爸妈妈,我爱你们。

你们的女儿
2023年2月14日

2月14日是"情人节",这是一个关于爱的节日。我想通过一个女儿在这个特殊的日子里写给爸爸妈妈的信来表达孩子对爸爸妈妈的爱,同时也想用这种特殊的方式向其他的爸爸妈妈们分享如何去爱自己的孩子。

从两人世界到拥有两人爱情的结晶,从嗷嗷待哺的婴儿,到孩子逐渐长大,父母也在努力跟随孩子的脚步。整个家庭伴随着孩子的诞生与成长,在不断发生变化,迈入一个又一个新的阶段,这其中会有新的喜悦与发现,同时也面临着不同的挑战。

作为父母,对孩子最大的爱是父母相爱,努力为孩子创造充满爱与温暖的家庭氛围,让每位家庭成员从中获益、不断成长。

让我们一起来了解父母相爱对孩子的意义,以及学习父母应该怎么做。

营造心理安全基地

父母之间良好的关系可以为孩子营造一个心理上的安全基地,有助于建立良好的亲子依恋与亲子关系。

依恋是孩子和父母或长期照料者之间一种特殊的关系,它根植在情感中,并穿越时间和空间,将个体与其他特殊的人联系起来。早期良好的依恋关系到孩子一生的安全感。

良好的夫妻关系是对孩子的重要示范,也是营造家庭和睦氛围的基础。孩子从父母身上学习如何建立亲密关系,如何处理人际关系,如何调节自我情绪,如何解决冲突,而这些都对孩子的发展至关重要。

为孩子建立心理保护因子

对孩子来说,心理保护因子可以分为内部因子和外部因子两个层面。

内部保护因子包括：

- 问题解决的技巧；
- 自我效能感；
- 真实积极的自我概念；
- 自我管理能力；
- 应对动机和求助意愿；
- 乐观的生活态度。

建立这6个保护因子会对孩子未来的发展起到积极作用，各个因子之间也具有相互促进的关系。

外部保护因子包括：

- 至少有一个稳定的、可靠的照料者，安全、信任，促进独立性，并扮演积极的角色模式；
- 在挑战性情境中，父母良好的应对技巧；
- 在教育机构中欣赏性的和支持性的氛围；
- 一定的社会责任和恰当的个人表现要求。

良好的夫妻关系可以通过夫妻彼此之间的互动和示范，帮助孩子建立和巩固保护因子。

握好情绪"遥控器"

夫妻关系中尤为重要的一点是调整好各自的情绪。父母担负着家庭与养育的重任，往往会有焦虑的情绪。若彼此情绪调整不到位，甚至演变为夫妻之间的冲突，往往也会给孩子留下心理上的阴影，导致孩子出现焦虑不安的情绪。

家是一个系统,在三口之家里,每个人的情绪都是相互传递的。如果是四口之家或者更大的家族,情绪系统就更加复杂。每个人如果能管理好自己的情绪,整个家就会变得更和睦,每个人都能在家里得到休憩和滋养。

> 当情绪不佳时,可以通过以下4个途径来进行调节:
> - 寻找社会支持;
> - 增强心理弹性;
> - 善于发现资源;
> - 练习放松正念冥想。

烹饪、晒太阳、户外散步、良好的人际互动、学习新的知识、增加新鲜体验等,都可以提升幸福感,改善焦虑抑郁情绪。父母和孩子可以共同从事这些活动,不仅可以改善情绪,而且有助于建立良好的亲密关系和亲子关系,提升孩子和父母自身的幸福感。

应对心理危机,提升心理复原力

什么是心理危机?心理危机指个体在遇到突发事件或面临重大的挫折和困难时,当事人自己既不能回避,也无法用自己的资源和应急方式来解决时所出现的心理反应。

当个体遭遇重大问题或变故,感到难以解决、难以把握时,平衡就会被打破,正常的生活受到干扰,内心的紧张不断积蓄,继而出现无所适从,甚至思维和行为的紊乱进入一种失衡状态,这就是危机状态。

危机意味着平衡稳定的破坏引起混乱不安,危机出现是因为个体意识到某一事件和情景超过了自己的应付能力,而不是个体经历的事件本身。

在面对心理危机与现实困难的情况下,需要提升个体及家庭的复原力即心理弹性来应对。这是父母和孩子需要共同去面对的挑战。而良好的夫妻关系和亲子关系是维系家庭稳定的重要基石，有助于家庭渡过难关。

危机与复原力是相对应的。同样的危机可能导致不同的结果：疾病的发生、痊愈或者是升华。当心理体现出了脆弱性，那么就需要复原力来抗衡。

复原力是经历压力、挫折、创伤后机能的维持。比如说能够完成日常任务，上学、上班，吃饭、睡觉，进行人际交往，体现了人们处于危境中的胜任行为和有效机能，也代表了个体对外界变化了的环境的心理和行为上的反应状态。

> 可以尝试通过以下方法提升复原力/心理弹性：
> - 保持幽默感，从不同角度看问题；
> - 在挫折情境中将自我与情境做适度分离；
> - 自我认同，表现出独立和控制环境的能力；
> - 明确自我和生活的目的性及未来方向；
> - 锻炼向环境或压力挑战的能力；
> - 学习和掌握良好的社会适应技巧；
> - 减少强调个人的不幸、挫折与无价值感或无力感。

注重仪式感，换位思考

注重家庭的仪式感，例如一同庆祝节日等，有助于增加家庭的凝聚力。

此外，还可以通过设置每月一次的"家庭游戏日"，增进亲子沟通与感情交流，父母和孩子也可以互换角色进行生活体验，通过游戏的方式来实现换位思考。

总之，一个家庭就是一个小的系统，要想家庭和睦与幸福，这个系统就要有足够的平衡与弹性，其中核心问题是夫妻关系。父母相爱是给孩子最好的礼物，会让孩子终生受益。

给女儿的一封信

耿 彤　　北京大学第六医院

> 亲爱的女儿

你好。

前天，因为你学习的问题，我们俩发生了争吵，我在情绪失控的情况下，狠狠地骂了你。说实话，当时我很痛快，把憋了许久的不满，宣泄给你。当时，你也很强硬，眼睛含着泪，硬是忍住没流下来，继续去学习。接下来的寂静，让我开始降温，也陷入了深深的反思。我认识到对你发火是不对的，你伤心、我生气，问题没有解决多少，是一次失败的沟通，爸爸向你道歉。

你今年10岁了，我和你妈妈一直试图和你相处的原则是：支持、鼓励、陪伴，适当地管束教育。在这样的氛围下，我们一起愉快地度过了你的幼年时光。上学以后，我们的和谐关系发生了变化。因为你的生活里多了一项活动——学习。尤其在升入三年级以后，学习压力开始逐渐增加，数学增加了逻辑思维题，语文每天认识的字越来越多，英语开始有背写单词，科学课已经开始了物理、化学、生物的启蒙。虽然学习难度增加了，但你的行为上没啥变化，而我却感受到了压力。

"内卷""六小强""KET""点招""划片儿"等等，这些听起来就令人不寒而栗的词汇，每天都冲击着学生家长的感官。爸爸是一位精神科医生，面对这些冲击是有一定抵抗力的。为啥爸爸有抵抗力，是因为这与爸爸的工作有关。为了让你更好地理解，给你举个例子说吧：

家庭和学校好比是设计、生产加工汽车的工厂，学生就是生产出来的一辆辆汽车。有一部分汽车在生产过程中，会出现设计、加工缺陷，上路后又不幸撞到了障碍物（如"内卷""六小强""KET""点招""划片儿"这些障碍），车坏了，就来到了爸爸这里——医院。"医生"通过探查，找出背后的原因（如设计缺陷、导航不当、被障碍物击中等），然后进行"对症"修理，使得汽车可以重新上路。爸爸就是在做这样的"修车工作"，每天都在帮助那些因为各种问题而不能正常上学的孩子。

当然，我现在导航自己的"爱车"时，也遇到了两个障碍物，想和你沟通，看看怎么能够行驶过去。

第1个障碍物：面对错题的做法

三年级以来，老师会发布每天小测验中全对的同学名单，里面少有你的身影。我不会因为你没有得到表扬而失望，只要你知道错在哪里，下次能够正确就行。我的担心是你犯同样的错误。我认为一个优秀的人不是不犯错误，而是勇于面对错误，汲取经验，修正错误，不断地提升自己，这就是优秀。

但是，我逐渐发现如果没有家长的督促，你就不去看你的错题，也不修改错误。所以，当你没有这么做的时候，我不确定你是否能够做到下次正确。当我问："错题修正了吗？"你回答得很模糊，比如说"都会了、马虎了"，或者说"一会就去弄"。这些含糊的回答加重了我的担心。这样的情况有几次了，我没有点破。

我想知道，你现在的做法是否让你做到了不犯重复的错误？如果没有,那么你的困难在哪里?是老师讲过了但还是不会做?还是面对错误的时候,你会体会到不愉快,因此会拒绝重温不愉快而反感看错题?还是认为错题已经懂了,不再动手去修改?或者,是其他原因?请告诉爸爸你的想法,让我们一起努力。

第2个障碍物:时间安排的做法

你爱玩,这一点没有问题,我也喜欢玩。但是作为学生,玩的前提是完成学习任务。你说过其他同学由于放学后会有网课,所以会在课间抓紧做作业;而你没有网课,你会在课间玩,放学后做作业。但是,你在放学后先玩,直到爸爸妈妈回来后才开始写作业,以至于在9点以后才做完,这导致睡觉时间不足。睡眠不足会影响你的身心健康,也会影响你玩的开心程度。我建议:第一,放学后首先完成作业。此后,你再玩。第二,按时上床睡觉。做到这两点,会保证你的睡眠时间,也有利于你精力充沛地学习和玩。

另外,请你做一个小测验:假设有6张10元面值的人民币,面前放着三个桶,分别贴着玩乐、学习、健康,你会怎么分配你的钱呢?明天告诉我你的答案。这会帮助咱们父女俩一起安排你的作息时间。

最后,希望你能够成为一个敢于面对错误、懂得自我管理的少年,轻松愉快地度过你的美好时光。

爱你的老爸

> 石 扩　北京大学第六医院

爱你所是

在心理门诊中,笔者经常遇到这样的情境。

父母:"我们不要求你每次考第一,但是不要浪费了自己的天赋。虽说天天上网课,但也要自律。你看你同学小琪就很优秀,要把优秀当成一种习惯。"

孩子:"我爸妈虽说不要求我考第一,但是我考第二回家时,他们的脸色很难看。吃饭的时候,谁都不说话,好像如果我不优秀,我就不配吃饭,不配做他们的孩子,不配被爱。"

一些父母对于优秀的执念,甚至以牺牲健康的亲子关系为代价。此时,请父母们反思:"优秀"到底是谁的需要?如果父母对自己目前的工作成就不甚满意,那么请让自己先变得优秀。如果孩子只有做到优秀,才能感受到父母是爱自己的,那么,我们到底教会了孩子什么呢?

今天,我们就来聊聊"只有优秀,才能被爱?"

虽然,"变得优秀,值得被爱"是一个很多人都有的信念,但这个信念有很多弊端。

追求优秀,并非为了优秀本身

正如心理学家付丽娟老师所说,很多人追求优秀,不仅仅是为了优秀本身,而是为了能够让更多人来爱我们,这个过程是非常辛苦的。一个努力学习的孩子感受不到学习本身带来的任何乐趣,进步的动力全部来源于父母是否认可自己,考第一就是为了向父母证明自己,更是辛苦而困惑的。

企图控制别人

同时,"变得优秀,值得被爱"也是企图控制别人的一种信念。我变得优秀，是因为我希望别人来爱我。所以，在一些亲密关系中，我们经常见到，"我貌美、人善、对你好，你怎么可以不爱我？"这表面上是一种付出，是一种自我要求，实际上是在控制关系，"你必须是我想的那样爱我才可以，才公平。"可见，优秀本身只吸引了关系，却并不能建立并维持关系。

限制了孩子的发展

更重要的是，当父母的价值观是希望得到更多人的认可，并向孩子传递这种教育理念的时候，就限制了孩子作为独立个体的自我发展。我们经常听到有的父母说，"你再这么不听话，没人会喜欢你。"

自我物化

更糟糕的是，如果孩子认同了这样的说法，他就没有办法去做很多他真的想做的事情，也无法成为他想成为的自己。因为他得去为"要被人爱"的需求服务，就如同画地为牢，有很多事情你都会去考量，我这样做别人怎么想，我这样做别人接不接受，我那样讲话别人会不会不高兴，等等。这是一个自我物化的过程。

孩子会把更多的关注点都投注在"我合不合格，我是不是一个合格的产品？我怎么样能够变成一个更好的产品？变成一个功能更强大的产品，才会有人使用我，有人喜欢我，有人每天把我捧在手心里，就像拿着一个好的手机一样。"于是，我们就变成了一个要不断更加优秀、不断迭代的更好的产品。

而真正健康的亲子关系是：

父母爱孩子，只是因为你是你。

孩子在父母面前，

相信自己是被接纳的，即使他有百般缺点；

相信自己是被欣赏的，即使有时狼狈不堪；

相信自己是被允许的，即使做错了事，说错了话。

父母爱你，如你所是。

万维钢在其著作《智识分子——做个复杂的现代人》中提到，中国现阶段的流水线教育的默认生产目标并不是在培养"人"，而是在打磨和挑选器具。

下等的器具是某种实用工具。如果对应一般家长，他们要求孩子有一个容易找工作的学历和技能。

而上等的器具则是工艺品。工艺品的价值可以用一系列指标来衡量，如材质是不是黄金的、镶有多少克拉的钻石等。"打磨工艺品"的家长对孩子的期望是各种素质教育：会弹钢琴等才艺、学习成绩好、会英语、身体棒、长相漂亮等等。你拥有的素质越多，别人就越觉得你好，值得拥有。

作为人，如果非要以物化的说法来比喻，可以是一件"艺术品"。真正的艺术品追求独一无二，跟任何已有的东西都不一样，根本就没有标准。我们不用担心自己是否足够好，以期得到别人的欣赏和爱。

自我物化背离了人的本性，背离了我们应该去拥有、体验或者享受生命的那些很原初的很质朴的东西，所以要有所觉察。

如何让孩子体会到"父母爱你，如你所是"

"问渠哪得清如许，为有源头活水来。"爱是流动的，如果想让孩子体会到被父母无条件地、深深地爱着，父母首先要被爱滋养。只有内在爱意满满的父母，才能培养出有爱的娃。一对自顾不暇、内心匮乏的家长，很难养出健康的孩子。

那么，父母应如何"自爱"呢？

💡 **首先，父母要承认每个人都有追求优秀、获得更多认同的需要。**

这是人的一种趋向所在，这没有错，也不是一个问题。在我们的身体中就存在着这样一部分，作为一个普通人，就会有把自己当成产品的一部分。

同时，父母有退路和选择。

比如，在某个时候我想起来了，不想把自己当成产品的时候，我能够有主动权，去做一些自己真正想做的、喜欢的事情，而不是变成一个产品或者合格品，邀请所有人来对我打分。

可能过了一个月，我又忘了，又变成一个产品，又希望有人来打分，又期待变成一个更好的产品，这也没有问题。但是在那个时刻，要有一个觉察："我又在这样一个状态里面，我要不要出来一下，我也可以再出来一下。"

想卷就卷，想躺就躺，灵活切换。

我们有的时候也允许把自己当成一个产品，因为所有人都会这么做。即使有所觉察，也并非就要"洗心革面"，而是允许自己在日常生活中经历某些重复。想内卷的时候就卷起来，觉察到累了，想躺平就躺一会儿。不断地有这样的觉察，我们就会有越来越多的自由。

你可以选择这样，你也可以选择不这样，这就是我们的自由所在。所谓自由，不是说我们就是要去做某些事情，不做那些让我们感到很受束缚的事情；而是说，你可以在某些状态里面，甚至是某些你不喜欢的状态里面，你允许自己进去，同时你也允许自己出来。比如作为一个女生，你可以想撒娇就撒娇，想撒泼就撒泼，这是你的自由，可以随时灵活切换。

当父母有了情绪上的自由，就可以**充当孩子的情绪容器**了。
当孩子愤怒的时候，可以向父母发火；
当孩子孤独的时候，可以找父母陪伴；
当孩子脆弱的时候，可以依赖父母的保护；
当孩子难过的时候，可以寻求父母的安慰。

当父母能够对自己的身心健康状态有所觉察，体会到自由与选择，甚至能游刃有余地"自爱"时，必然有能力更好地去爱孩子原本的样子。在亲子相处中，父母可以通过内在的爱的流露去养育孩子，孩子就会感受到爱，感受到轻松的爱、无条件的爱，孩子也会更加健康且优秀。

愿已经成为父母的你们，都能享受这个身份给人生带来的宽度。无论是自己还是孩子，都能享受到"爱你所是"。自我成长，健康养娃！

参考文献

[1] 万维钢. 智识分子——做个复杂的现代人. 北京：电子工业出版社，2016.

"培养"孩子的"坏习惯"，你中招了吗

高兵玲　　北京大学第六医院

笔者经常遇到一些家长，能一口气数出孩子10个以上的"坏习惯"：畏难、写作文时又哭又闹还不肯写、写作业启动困难、做事情不专心、学习时东张西望，玩笔和手指头、挑食、不爱卫生、不喜欢刷牙、总喜欢看电视、玩iPad、玩游戏、情绪管理差、乱发脾气、没有时间管理能力、自控力差……

为什么孩子的坏习惯那么难改？！想要改正"坏习惯"，首先需要了解"坏习惯"是如何养成的。

坏习惯的养成

所有行为都是习得的，学习是刺激与反应之间的联结，行为是学习

者对环境刺激所做出的反应。无论是正常的行为还是病态的行为，都是经过学习而获得的，也可以通过学习而更改、增加或消除。

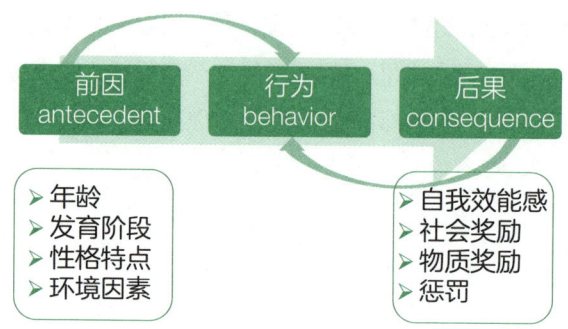

每个行为的产生都包括三大要素：环境、个体行为和行为的结局。三者互相影响。

"坏习惯"也是行为的一类，也可以通过"学习"逐渐固定下来。

本文主要从家庭教育方面，探讨家长在管教孩子的过程中，哪些反应在不经意间"培养"了孩子的"坏习惯"，以及如何做才能事半功倍。

家长在管理孩子行为时的错误操作

过度干预

心理学有一种幽默的说法，有些父母可以归类为"直升机父母"，这些父母总是紧紧盯着孩子的一举一动，甚至思想活动，什么都要管，结果搞得自己很紧张，孩子也很紧张、很受挫，做什么都不对，最后就不想配合了。父母什么都想管，结果什么都管不了。

意外地奖励不当行为

有些家长怕吵、怕麻烦，孩子一哭闹或不高兴，就给孩子玩手机或者电脑，特别是在公开场合。这对孩子的行为来说，是一种物质和活动奖励。有些孩子慢慢就掌握了规律，用这些不当方式来获取想要的东西。

忽视良好行为

孩子表现好时得不到肯定和关注，只能透过不当行为获得关注。

孩子们与家长在一起时，通常希望得到父母的关注和肯定；但是当孩子表现乖巧、礼貌时，许多家长觉得那是应该做的，好像看不到一样；只有当孩子表现出不当行为，如发脾气、哭闹甚至装病时，家长才会关注孩子，过来询问"发生了什么事情""为什么要这样"或者批评责骂。久而久之，孩子就会习惯应用不当行为来获取家长的关注。

情绪升级

孩子通过升级的方法获得自己想要的东西：大声喊叫、哭闹、不断央求或纠缠，家长有时无法处理孩子的情绪和行为，特别是在公共场合，家长压力很大，只好息事宁人。而孩子通过发脾气能得到想要的东西，这实际上强化了儿童发脾气的行为。

部分家长在孩子哭闹、发脾气时，自己也越来越焦躁、愤怒、无助，于是责骂、威胁、控诉甚至诉诸武力。这对儿童的情绪管理和行为管理有着非常不好的示范作用。

也有家长因为自己的情绪升级，反而忘记了之前要求孩子做的事情，如做家务、写作业等，孩子从中避开了不想做的事情，这对儿童的行为也是一种强化。

有样学样

家长不自觉示范不当行为。许多注意力不集中、多动儿童的家长自身可能就有拖延、启动困难、注意力不集中、组织条理能力差等问题，不能给孩子做好的榜样，也难以帮助孩子形成有条理的生活习惯。

有些家长常常抱怨小朋友脾气不好、容易和别人发生冲突，但许多家长自身就有脾气急躁、冲动等行为，特别是在和小朋友互动过程中，开始还能耐心教导、规劝和监督小朋友，有过三五次后就没有耐心、冲孩子大吼、批评责骂孩子。

给予不恰当的指示

有些家长在指示孩子做事情时，命令过多，从收拾房间，到念叨生活自理能力、对长大后的担忧，孩子左耳朵进、右耳朵出，对指示不予理会；有时家长指令过少、不清晰，"你就不能听话点"；指令过难，超出孩子的能力范围；或者时机不当，在孩子打游戏时发命令；或者给孩子责难提问"你觉得该做什么"……孩子接受不到清晰的指令，往往执行就打折扣。

没有效果的惩罚

在孩子有不当行为时，家长有时会试图用威胁、警告的方式去制止儿童，而且往往限于口头威胁，但没有执行。

有些家长在某些场合下会暴怒，在愤怒情绪下对孩子进行粗暴的惩罚。

有些家长自己对规则比较含糊，或者根据自己的心情，对孩子采取不一样的应对。有些家庭不同家长之间差异很大，也会出现不一样的处理方式。

这些惩罚往往没有效果，大部分变成家长的情绪发泄，还会加重孩子的恶劣情绪，破坏亲子和家庭关系，激起孩子强烈和持续的对立对抗。

在采取不当的行为管理过程中，家长往往自己也很受挫，愤怒、无助、失控、自责、焦虑，会进一步放大孩子的"缺点""坏习惯"，陷入恶性循环。

那家长如何做才能事半功倍呢？

如何改掉"坏习惯",培养"好习惯"

了解"坏习惯"不一定"坏"

很多家长口中的"坏习惯"与孩子的心理发育阶段、孩子的性格气质有关。

每一种特质都有两面性,好动的孩子活泼,内向羞怯的孩子细心。

家长要善于发现孩子的优点,了解其性格和心理发育特点,因材施教,因势利导。

看到"好习惯",鼓励"好习惯"

当"脾气大"的孩子控制自己没有发脾气时,当"畏难"的孩子努力完成任务时,当多动的孩子专注安静地做事情时,要及时发现和鼓励。得到关注和认可,"好习惯"就会不断得到强化。

改正"坏习惯",要"抓小搁大"

想要真正提高管理效率,让管教行之有效,父母需要学着制订目标,"抓小搁大",管不了的不要管,不着急的先不管。如果有困难,可以尝试小游戏"三个篮子"来帮你找重点。

小游戏:"三个篮子"

第一步

　　准备足够多的小纸条,写下你认为孩子存在的所有问题,每个纸条上写一条。

第二步

分三个"篮子":

1. "所有令人讨厌,但正常、普遍的行为"问题;
2. 持续很长时间的行为模式,但不是目前需注意的中心问题;
3. 父母目前不想再忍耐的问题。

> 第三步
>
> 在本阶段只对第三类问题进行重点干预。对其他两类问题，暂时不特别干预。当第三类问题解决后，其他问题行为也会有相应改变；如仍需干预，可以之后陆续干预。

制订行为计划，肯定每一点进步

和孩子一起制订行为目标，由小目标到大目标，由近期目标到远期目标。结合奖励，正面强化孩子的良好行为。奖励可以是积分、物质、出游活动等；精神奖励也很重要，一个笑容、一句表扬对孩子的影响更为深远。

 "你这不是能做到吗？！""你早这么做不就好了！"这不是表扬哦！！！

孩子的"坏习惯"不一定真"坏"，当我们用成人的标准去衡量孩子，用发泄情绪的方法去教育孩子，结果往往适得其反。

如何养育更有利于儿童的身心健康发展呢？需要了解孩子的个性和特点，顺应其年龄和心理发育特点，因材施教，切莫揠苗助长；在培养过程中，去引导而不是命令，去鼓励而不是鞭笞，给孩子们自由成长的空间。

邱宇甲　北京大学第六医院

辅导作业不犯难，心塞也能变心宽

2021年春晚的相声《如此家长》让电视前的老父亲老母亲们有种被共情到的感动，频频点头，热泪盈眶，因为源于生活的艺术作品说出了全国甚至全世界家长们的心声。

辅导作业是中年人翻不过的大山

但是别忘了,老祖宗的传承让我们天赋异禀,咱也可以做"移山的愚公"或"基建的狂魔",山翻不过,还可以移或钻。

就着相声中的经典桥段,我们尝试为大家找到不心梗、不心塞、能心宽的相处大法。

挑战一:做作业时工序繁多

有没有见过这样的孩子,该做作业了,写了两行,起来喝水,又过了两分钟,需要上厕所,一会儿叫"妈妈我饿,我吃点东西",一会儿拿卫生纸擤鼻涕……半个小时过去了,作业本上的作业,只写了两行。

家长,有时就会一忍再忍、忍无可忍,最终怒不可遏、河东狮吼。

应战装备和格斗术

1. 心态准备和情绪管理: 冲突的火苗即将点燃之时,家长首先需要学会情绪管理,变得稳定。在平时没有遇到问题时,就要注重觉察和表达自己的感受。遇到问题的时候,首先去觉察情绪。如果家长先"狼烟四起",那很快可能就会"火势燎原"。

负性情绪激起的时候,可以用转移法:先让自己的情绪得以安全地释放,通过深呼吸、运动等将呼之欲出的崩溃缓和一下,降温处理;也可以和配偶寻求共情,彼此作为最好的战友;也可以静坐一会儿,"什么都不做"有时候也是一种明智之举(参见第一章"情绪管理")。

2. 接受孩子一定程度的不完美: 没有完美的孩子,也没有完美的家长,既然我们自身不完美,那就留给孩子一点点带有瑕疵的余地。就像小树苗一样,我们给了阳光、雨露和土壤,还怕他们生长不向阳?这就是心理学所说的"人人都有内在的力量"。

挑战二:游击战——敌退我进

独自做作业的孩子,有时候作业下面压着漫画或者其他心仪的东西,同时竖着耳朵警觉着门外的动静,一有动静立马佯装学习。有的家长就会靠自己的"智慧"来抓住"不务正业"的孩子。

应战装备和格斗术

1. 彼此的尊重：即便知道孩子有时候在"偷偷"看一些课外书，而没有在该学的时候学习，也不要冒着破坏关系和信任的风险去"抓现行"。因为孩子"偷偷"的行为，与对家长的不信任密不可分。如果家长给予足够的包容，"偷偷"的行为有可能减少。家长可以养成一种习惯，不擅自打扰孩子的空间和时间，让孩子在自己的领地内增加对时间管理和对生活的掌控感。

2. 从现象到本质：每一个现象背后都有成因，值得家长去思考。上述"游击战"背后的原因可能是：作业太难、没有养成专心做事的习惯、其他事情的诱惑和吸引力太大、情绪不好引起的反抗家长的行为、情绪不好导致的消磨时间、注意缺陷多动障碍……需要靠家长平时与孩子真诚地交流，共同发现具体原因，从而因事为制，必要时可以求助于专业人员。

必备的基本功

1. 时间管理：在平时生活的点滴中，都可以与孩子一起做时间管理，比如做计划清单、日程手册等等，会让孩子耳濡目染学习到如何制订计划和规划时间。

我们可以想想，家长完成了一个工作上的大项目，或阶段性取得了一定成就的时候，是不是也会给自己放个假或一份奖励。同理，孩子也需要在完成阶段性小目标之后立即产生的正性强化（提前民主协商，规定好都能接受的具体指标），比如，在半小时内写完语文作业能够获得一个实物（像酸奶这样的营养食品）或者奖励徽章（代币奖励可以积分，换取日后更大的、更多的奖励）。留一些"小心机"：在家中保留一些竞争机制，比如一家三口指标不同，谁做得更好能获得一项额外的权利，诸如此类，因地制宜。

2. 重视兴趣：我们所有的教育，应该基于亲密信任的亲子关系，在一定程度上给孩子机会去自己做创意，他会从每一件小事中收获到成就感和满足感。这种感觉对于孩子的心理健康弥足珍贵。

我们经常会听到门诊小患者说"没有任何兴趣爱好"，孩子为什么没有兴趣啊？他从一项活动中丝毫得不到成就感和满足感，何来兴趣呢？所以让他自己去寻找、去体验，什么是自己的兴趣，这种真正意义上的兴趣，远比《如此家长》中"穿着泳衣跳完了拉丁的奥特曼吞灯泡"的兴趣班更能够支撑着孩子未来对自己的信心和对生活的热爱。

3．良好的沟通：家长和孩子或者作为家长的夫妻之间的沟通模式往往会影响到孩子与人相处的模式。

如果家长是强权型，大人说啥孩子就得照办，孩子未来可能会畏惧权威，或者迎合权威，形成焦虑型人格，对周围人的评价很敏感，对自己缺乏信心，或形成讨好型人格，"我的幸福建立在他人的评价之上"，牺牲自我，满足别人，或者模仿强权，对他人施以暴力。

如果家长是冷漠型，家里缺乏情感的表达和流动，孩子可能会变成一个不会觉察或表达情绪的人。但是人都有七情六欲，孩子从这种家庭习得的防御机制叫"压抑"，也没有了情绪。有朝一日，情绪多到无法压抑，就会用其他防御机制，称为"转换"或"躯体化"，孩子可能以后经常会出现身体不适的症状，以此来表达自己潜意识中的冲突。比如一上学就发烧或腹痛，这并非孩子刻意的表演，而是身心一体的反应。孩子自己没有情绪体验，当然也不会体察别人的情绪，更不会共情别人，何来良好的人际关系。

如果家长是"超级完美主义者、洁癖达人"，孩子可能会有"强迫型"人格的风险。如果家长"情绪像过山车"，孩子可能会有"表演型"或"边缘型"人格的问题……

比较健康的家庭氛围是每个人都能用语言表达自己的想法和情绪，说出来不会被无视或被辱骂，而是能被理解和接纳。孩子长大后，会变得更善于明确自己的想法，有更好的人际沟通，容易自我接纳，在成长中遇到挫折能够有抗压的心理弹性（resilience）。不管物质条件和社会地位怎样，他们内心充满能量，也会爱自己、爱生活。

4. 警惕一些儿童青少年的心理疾病：如童年情绪障碍、注意缺陷多动障碍、抽动症、品行障碍……大人要明白，大人会得抑郁症、焦虑症，孩子也可能会有。所以必要的时候请咨询专业机构的专业人员，如果确诊有童年的精神心理问题，可以及早干预，帮孩子早日回归正常生活。

管理孩子其实是自我管理的成果验证，或者说，孩子可能是父母的一面镜子。我们抱怨孩子的时候，先审视自己，我们是否足够自律？我们是否乐观积极？我们是否能够挑战自己？如果我们是完美的，请允许孩子在真空之外得到喘息。但是如果发现问题，也请不要太过自责，积极寻找良好的改变方法。如果我们不够完美，仍然还能满怀希望拥抱生活，请别着急，您已经为孩子树立起良好的榜样。加油，别放弃！

邱宇甲　　北京大学第六医院

大战神兽与电子产品之心经

每逢寒暑假，神兽们一副在家待到天荒地老的节奏也正式开启。他们的很多习惯与要求让中年老母亲老父亲是可忍，孰不可忍，首位让人挠头的神兽习性就是——无节制地使用电子产品。

遥在远方的七大姑八大姨也非常应景，经常在"相亲相爱一家人"微信群里发一些闪着硕大标题的吓人帖《三岁宝宝为何突然失明》《手机害死了她》《毁掉的一代》……

确实，科学研究发现早期电子产品暴露对低龄儿的认知功能（语言习得、学习、学校表现，尤其是注意力）不利。长时间使用会影响学龄前儿童的视力、脊柱和睡眠，因缩短了运动时间，也会有体能下降、骨骼发育迟缓和代谢性疾病等风险。

当然，如果一味将电子产品打入十八层地狱，不科学，也不现实。眼科医生发现可以利用电子产品的吸引力制作一些矫正工具，改进弱视等发育问题的治疗。

作为老母亲大军中的一员，笔者无法抑制自己强烈的代入感和激动颤抖的双手，对小巧可人、貌似人畜无害的电子产品以及有时也天真烂漫、可爱无邪的使用者们细数其累累罪状。但想到身为精神科医生和心理保健从业者，需要站在更高的视角俯瞰全局，平日教别人的"积极关注"和"无条件接纳"怎么就烟消云散了？

首先，思考一下他们为什么喜欢电子产品？生动的画面、可爱的人物设计、华美的服饰、上天入地的绝技……设身处地为他们想想，我也喜欢，审美也是马斯洛大爷说的人的需求啊！此外，还有引人入胜的情节，不管是动画片还是游戏，设计师像是比我们自己还要了解我们，总能在片尾让我们勾魂摄魄，这都是浅显的动机。

据当事人们（一些废寝忘食打游戏的青少年朋友）吐露，在游戏中能够战无不胜，这是自信的来源，与他人结成盟友能够摆脱孤独，享受团队合作带来的快乐，搏杀与叫喊使压抑久了的灵魂突然获得解放和宣泄。此外，也有他人温情的关爱。这一切的一切，回到现实中，烟消云散，还得面对日常的平庸、无聊、冷漠……

接着，我在自家的幼龄神兽身上小试了一下。不看电脑、不看手机，让自己降龄到幼稚园小宝，拿着毛绒玩具，嗲嗲地说话，配合她进行情景剧演出。如果动动脑子，就能将剧情设计到可以和动画片中的人物冲突和各种高潮相匹敌。我发现，神兽捧腹大笑，沉迷不已。此实验告诉我有办法可以与电子产品抗衡。

但是，青春美少女和帅小伙子们用上述方式是搞不定的，爹妈们不惜花重金苦苦寻求放下手机和电脑的灵丹妙药，开口几乎口径一致："大夫，您怎么能让孩子别玩手机或电脑？""大夫，您说孩子是不是成瘾了？"

试想一下，没有了游戏等虚拟世界，如何帮助他们培养自信、营造社交环境、表达和宣泄情绪、获得存在感和价值感，这是一个大命题。但有一些基本要素需要反复咀嚼——对个体的尊重、倾听的能力、规则的制定和践行、自我反省和不断成长的意愿，这些不是给孩子布置的作业，而是父母！很多时候，==在家庭这个小的系统中，父母的改变像一种神奇的能量，会带动整个家庭的改变。==

但不管怎样，家中乱套之时也要学会自救。老母亲呕心沥血查阅文献，希望能够拯救自己濒临破裂的亲子关系和鸡犬不宁的家庭，同时也能够造福其他苦难众生。

防止把电子产品长期作为唯一的强化工具

孩子开始使用电子产品可能源于父母的启蒙。有些父母当小宝宝出现吵闹、黏人等他们难以应对的情形时，便求助于电子产品。虽然这往往能收到神奇的"效果"，但却不经意间强化了孩子使用电子产品的不良习惯。如果新手爸妈最开始时能够澄清孩子的情绪，并使用有效的方法，可能就会减少孩子日后过度使用电子产品。

学会立规矩

家长可以和孩子共同探讨可接受的使用时长、时间和目的。在初期可以协助孩子管理时间，时间快到时温馨提示，家长用语言、行为和（或）物品给予正性强化；如超时，家长不再等待，即刻帮其结束。

若孩子默默接受，家长可以平静地重复和强调规则。若孩子反应强烈，甚至有冲动破坏行为，家长注意不要采用喊叫、对打等升级矛盾的言行。可以让孩子静坐或在一个安全空间冷静一段时间，不要冷嘲热讽、刺激其情绪。随后如果孩子恢复平静，可继续陪伴他做其他活动。

寻找替代品

电子产品满足和填补了孩子们的很多需求，可尝试如下替代方法。①营造轻松的生活环境、亲密的家庭关系，与孩子一起学习、体察和表达自己的情绪；②丰富家庭生活内容，如放风筝、野餐、与其他朋友集体出游、亲子伴读、扮演游戏、各种运动等。孩子得到的快乐和新鲜感逐渐可以替代虚拟世界的犒赏，久而久之，快乐的来源多元化，对电子产品的需要降低。这与成人的行为管理一致，由更多的自然犒赏代替成瘾物品的犒赏。

发现电子产品使用背后的原因

有些孩子使用电子产品有其个体化的原因，有的是为了回避家庭中暗流涌动的冲突；有的是现实社交受挫转而寻求虚拟社交；有的是情绪问题导致代偿性过度使用……这些深层问题有的需要增加家庭沟通，有的需要向专业人员求助。总之，看到一个现象，保持好奇，深究其因，将问题连根拔起。

成为孩子的榜样

要求孩子放下手机前，父母要先做好表率。但现实生活中很难，因为很多的工作、社交依赖手机和电脑。所以家长可以先和孩子解释这些工具的用途，其次也为自己使用电子产品做好时间和场所的限定，最大程度减少对孩子的影响。

写到这里，相信您也能从可爱的小神兽身上看到自己的问题。让我们一起好好学习，持续成长，期待与兽共舞、安定祥和的一天！

关于养孩子的那些事儿
——患病母亲也能成为育儿专家

周天航　北京大学第六医院

患有精神疾病的母亲会因为自己生病而觉得自己不是"称职的"母亲，又因为对精神疾病的耻感而不敢向别人求助，在养育子女方面会感到孤立无援。事实上，养育子女对于任何一位母亲都不是一件容易的事情，尤其当母亲自己的状态不佳时更是如此。本文中，我们将关注患有精神疾病的母亲在养育子女方面的疑问和困难，希望从专业的角度给患病母亲们提供一些建议和帮助。

患有精神疾病能怀孕吗

首先，从法律法规的角度，并没有禁止精神疾病患者怀孕，生育是公民享有的权利。其次，在现实生活中，近三十年来，随着精神卫生服务的去机构化和社区康复的兴起，越来越多患有精神疾病的患者结婚生子，并选择自己养育孩子。虽然目前我国缺乏相关的研究数据，但依据国际上发表的研究结果显示，有超过20%的精神疾病患者已经结婚生子，并与自己未成年的孩子生活在一起，而且这一趋势逐年上升。也就是说，您有权利和能力去追求天伦之乐。

当然，您在怀孕之前需要做一些准备，比如通过学习疾病知识、增加与医生的沟通、践行健康的生活方式、合理的药物治疗等等，来让自己的病情稳定。

所以，当病情稳定时，请您放心地孕育新生命，请相信您会是一名优秀的母亲，您的家人和我们这些精神卫生专业人员将在您的身后为您保驾护航！

在备孕期间有哪些注意事项

请将您的备孕计划和目前的病情、用药情况告知您的精神科医生和妇产科医生，以便医生及时调整治疗方案，在稳定病情的前提下，减少药物可能对您和您的宝宝带来的不利影响。请在医生的指导下调整治疗方案，合理的药物治疗能够帮助您平稳地度过孕期，而擅自调药可能会导致病情波动，进而影响胎儿的发育。

孕期感到焦虑或情绪波动是每个新手妈妈都会出现的问题，请不必惊慌，您可以将您的紧张不安告知家人，与家人一起讨论即将到来的宝宝可能对您的生活产生的影响，全家一起做好准备。

最后，请一定要关注您自己的身心健康，只有保护好自己，才能照顾好您的宝宝。请尽量规律稳定地生活，注意饮食，合理运动，尽量不做让您有压力的事情。

哺乳期需要停药吗

近期发表的综述评价了第二代抗精神病药物对哺乳婴儿的安全性，结果表明奥氮平、喹硫平和齐拉西酮具有较低的相对婴儿剂量（relative infant dose，RID），也就是服这类药物的哺乳妈妈乳汁内药物含量很低，对于婴儿相对安全；利培酮、帕潘利酮以及阿立哌唑有中等 RID 值，而氨磺必利有相对较高的RID值，如可能的话应在哺乳期避免使用。

值得注意的是，母亲服用药物期间，母乳喂养的婴儿出现药物不良反应，包括过度镇静、易激惹或震颤，部分婴儿表现出喂养困难等非特异性临床表现，并不能绝对归因于药物作用，也有可能与婴儿气质和躯体情况有关。因此，在产后定期与精神科医生及儿科医生沟通自己和孩子的情况，有助于避免可能的不利影响。

该怎么照顾婴儿期的宝宝

像您一样"手足无措"的妈妈不在少数，毕竟这可是人生一次全新的体验。您需要24小时待命，没有一点自己的时间，这对任何人的身体和心理都是巨大的挑战。这里我们为您提供一些有效的育儿技巧，帮助您顺利渡过难关。

首先，婴儿需要感到安全，需要相信自己的需求能够被满足。您可以练习在和宝宝的互动中保持微笑，享受和孩子互动的过程。

其次，请不要觉得养育一个爱哭闹的宝宝是自己的不幸。孩子对于需求的表达和成人完全不同，孩子的哭闹是在传达信息，他可能在表达想要和妈妈更多的互动。

您可以看一些育儿方面的科普读物，或者和有经验的妈妈聊聊，了解不同时间孩子的表现和问题，给自己多一些"知识储备"。

更重要的是，如果您的焦虑紧张持续1～2周不缓解，甚至加重，请及时去找您的精神科医师复诊，尽早制订或调整治疗方案。

养育2～4岁的孩子有哪些注意事项

首先，最好让孩子有固定的养育或照料者，过多的或频繁更换的照料者不利于孩子养成安全感。其次，这个发育阶段的孩子通常会认为周围发生的事情都与自己有关，因此及时对他们的感受和误解进行澄清是非常重要的。孩子可能会认为父母生病或者住院是对自己的惩罚，或当父母因为自己的病情而无法照顾孩子时，孩子会认为父母不爱自己了。

您可以使用一些孩子能够理解的话来与孩子一起讨论，也可以借助一些卡通形象向孩子说明您的情况。请相信，即使很小的孩子，也能够观察到周围发生的事情。孩子的理解能力可能比您想象中更强大，有效的沟通可以及时化解孩子的误解，避免产生持久后果。

养育5~7岁的孩子有哪些注意事项

这个阶段的孩子经常会用一些从大人那里学来的词语，但并不理解这些词语的含义。有时候这样的"一知半解"会对亲子之间的互动带来误解。这个阶段的孩子能够听懂大人对问题的解释，所以应该尽可能地询问孩子对于某件事情或某种情况的判断和理解，经常询问"你是怎么想的？""你觉得是怎么样的？"这类问题。

这个阶段的孩子已经能够开始考虑别人的观点和建议，但仍会先入为主地认为是自己的错误导致不好的事情发生，因此及时纠正误解非常重要。

同理，因为这个阶段的孩子已经可以考虑别人的观点和处境，请注意一定不要让孩子背负您的烦恼。您的烦恼可以向您的朋友或其他家人倾诉，请尽量不要将负面情绪带给您的孩子。

同时，这个时期的孩子已经开始有了交朋友的概念，他们会渴望与自己的朋友交流情绪或问题，请让孩子知道您对于他交朋友没有任何意见，很鼓励他们参加活动或校园生活，建立自己的社交网络或朋友圈。

孩子见过我犯病的样子后变得紧张不安，我该怎么帮助他

妈妈的病情不稳定可能会让孩子感到困惑和害怕，孩子会对妈妈的病情表示疑惑，会觉得是自己不够好，妈妈才会发病。

如果可能的话，首先要做的是尽量避免让孩子直接面对您"犯病"的场景，坦诚地告诉孩子妈妈的状况是因为生病导致的，并尽可能地解答孩子对于病情的疑问，消除孩子的顾虑。

若实在没办法提前预知您即将"犯病"，或者您实在没办法控制自己的表情或行为，请一定要在您好起来的第一时间向孩子解释，告诉孩子这种不可预测的情况是疾病的表现，不是因为您不喜欢他。

随时关注孩子的情绪变化，及时询问孩子的感受，让孩子明白生气、悲伤、紧张等都是正常的情绪，可以适当与孩子分享您自己的情绪及您的情绪管理办法。

为人父母是一件令人欣喜并值得庆祝的事情，这绝不会因为您得了精神疾病而改变。但为人父母也会给生活带来极大的挑战，对于患病妈妈来说更是如此。我们希望上述建议能解答您在育儿过程中的困惑，帮助新手妈妈们更有信心地去迎接挑战。最后借用北京大学第六医院专家马弘主任医师编写的《育儿心经》来结束本文，祝愿每位妈妈都能早日成为育儿专家，每位宝宝都能健康快乐地成长！

育儿心经

我在我家有功能	遇到困难找亲朋
精力不足难顾娃	亲朋代劳不心疼
睡眠运动要保证	喜欢的事不能停
心烦不能去喝酒	有空陪娃练沟通
可以和娃聊感受	娃娃心安享互动
放心让娃去活动	娃娃成长您轻松
病情波动需住院	和娃一起做计划
亲朋好友齐帮忙	都为康复添力量

参考文献

[1] Maybery DJ, Reupert AE, Patrick K, et al. Prevalence of parental mentalillness in Australian families. Psychiatry Bull, 2009, 33: 22-26.
[2] Frauk U. Second-generation antipsychotics duringthe lactation period. J Clin Psychopharmacol, 2016, 36(3): 244-252.

"蜗牛少年"的挑战
——畏学

  易嘉龙 北京大学第六医院

  青少年时期是人生的春天,青少年心中充满激情和动力,眼中闪烁着希望和追求的光芒,他们正在实现人生无限的可能。这个阶段也存在着阻力和挑战,暂时的失意可能会带来心理上的困扰,严重时也可能发展为精神问题。

  对于青少年而言,所有心理和精神问题最终都可能呈现出一种表达形式——无法上学,或者说"畏学"。具体表现为不能正常地上学,或者害怕去学校,伴随躯体不适和情绪问题,不学习时状态相对平稳。

 畏学只是一种行为表现,背后有着复杂的原因。

畏学背后的原因

  压力:现代青少年面对的学习和竞争压力是"史无前例"的。成人世界尚有"996"之外的喘息,青少年则面对着如影随形的竞争压力:从早到晚单一的学习环境和任务,为了更高效地学习,"多余"的体育、社交、文娱等活动被迫让步,甚至完全没有和自己相处的时间。

  长期在这样的压力下生活,必定会让精神和身体都受到过度的"挤压"。家长和老师直接或间接的对成绩的要求,更让青少年压力倍增。很多青少年对学习的要求是"应该更好一点",背后是难以满足的缺口。

  焦虑:压力会带来动力,也可能引起焦虑;动力推动前行,而过分焦虑却让人自乱阵脚。面对信息爆炸和越来越多的不确定性,焦虑已成为现代人的影子,青少年也无法避免。很多青少年只有手里拿着书本,心里才踏实,尽管一个字都看不进去。

笔者曾遇到过一个患强迫症的学生，睡觉前要花一个多小时，把所有的书本和卷子都整整齐齐地放在床头柜上，以便半夜醒来能立马开始学习。

自信心下降：很多畏学问题都发生在成绩非常好的青少年身上。他们对自我要求很高，每次考试都名列前茅，但往往会因为一次考试失利而全盘否定自己。似乎一次的失败，就会带来人生的坍塌。在往后的学习和考试中缺乏自信，一蹶不振。

抑郁：《中国国民心理健康发展报告（2019—2020）》的调查显示，我国青少年的抑郁情绪检出率高达24.6%，初三和高三学生中可能更高。

虽然抑郁情绪不等于抑郁症，但这些抑郁症状会导致精力和体力的下降、动力减退、睡眠差、注意力难以集中等问题，直接影响学习。而发展为抑郁症后，严重时可能出现轻生的想法，甚至自伤、自杀行为。

"非自杀性自伤行为"在青少年中越来越常见，手臂上或深或浅的划痕成了现代青少年抑郁的写照。

除此之外，**紧张的家庭关系、不会处理人际关系、过强的自尊心、遭遇校园霸凌等等**，都可能让青少年无法踏进校园。

畏学带来的连锁反应

躯体不适：莫名其妙的各种不舒服，反复检查也找不出器质性原因，似乎是一种魔咒，一到学校就发作，在家休息就减轻。

整天玩游戏：不想学习，整天在家玩手机或电脑游戏。作为一种逃避压力的方法，通过玩手机或游戏来麻痹自己，不去面对不上学带来的焦虑。家长往往会认为孩子"好了""装病""懒惰"。

自我封闭：整天蜗居在家不出门，不愿见人，特别害怕见到同学和熟人。

家庭成员冲突增多：父母心急如焚，想帮忙却不知从何入手。或相互埋怨、埋怨指责，或小心翼翼、畏首畏尾，焦虑在家庭成员中迅速传染。"上不了学"成为一道壁垒，阻断了家人间的爱意流动。

如何应对畏学问题

正如前面所说，畏学是一个行为表现，背后有着复杂的原因。如果我们所有的努力都只是为了让青少年赶紧上学，为了改变这个行为，效果往往是不好的，有时甚至适得其反。很多家长不断督促孩子尽快去上学，采取各种激励方式，却无形中又增加了额外的压力，导致情况更加糟糕。

要解决问题，**首先需要正确的认识和积极的态度。**

多维度地看待人生和困难： 在青少年阶段，学习是最主要的任务，其重要性是不言而喻的。从人生的角度看，学习是一个阶段性的任务，早一点或晚一点完成，不会有本质上的影响。而培养健全的人格，呵护身心的健康，更加重要，会带来人生本质的不同。

畏学问题的出现，是一个功能失衡的信号，告诉我们要做出调整了。也许是学会放松，减少压力，甚至需要给自己一段时间休养生息。如果充分权衡利弊，不得不休学，也不要把它看作人生的污点。积极地看，它是加油站，是新的起点。

积极的生活： 在家休息期间，积极的生活非常重要，特别是规律的作息。休息不代表摆烂和躺平，减少学习任务的同时，不要浪费时间。增加户外活动、体育运动和人际交往，生活也要按照正常的作息进行。适当的娱乐有助放松，但沉溺于网络和游戏并不会让自己感觉更好。如果实在没有什么兴趣爱好的话，可以考虑照顾一个小宠物。

增加自信： 自信是恢复正常生活最大的动力，我们要从生活中汲取积极的能量，而不是不断地打击自己。学习成绩下降和不能上学，让青少年自卑、自我否定，不愿意和同龄人接触。恢复自信需要增加自我效能感，也就是在各种活动中获得好的感受以及来自己和他人的肯定。

开始的时候可以从简单的事情做起，比如做家务、看课外书、做手工或其他擅长的活动。如果我们每天都拿"是否能去学校"作为唯一的标准来评判自己，结果肯定是不好的。

逐渐回归：在获得一定的恢复之后，可以逐渐开始增加学习的内容。学习内容从简单开始，时间从短开始，重要的是，不要有太多挫折感，最终过渡到完全正常上学。

药物治疗和心理治疗：有很多人极力地排斥药物治疗，也有一些人过于依赖。如果焦虑和抑郁等情绪问题比较严重，药物一定会有所帮助，但期待吃药就能解决所有问题也不现实。

有条件的话，心理治疗应该贯穿始终。除了正规的医院外，学校一般也有心理老师，他们很多时候能给予很大的帮助。提醒大家，药物和心理治疗一定要寻求专业人员的帮助，不要轻信广告和偏方。

所谓"蜗牛少年"，是遭遇各种挫折，暂时躲进避风港，休息的同时谋求更好成长的青少年。无法上学是他们面临的巨大挑战，正视畏学背后的复杂原因，认识畏学带来的连锁反应，直面挑战，积极应对，打破桎梏，灿烂的成长不止于能顺利回到学校，更是一场华丽的转身和精彩的蜕变。

申子姣　　北京师范大学

如何有效化解与父母的冲突

当问到学生在家中最令他们困扰的事情时，对于家庭关系的纠结总是榜上有名。

"自己的空间和隐私常被父母侵犯。"

"作息习惯、卫生习惯、学习习惯方方面面总被父母吐槽。"

"彼此观念不同，都想改变对方，但都做不到，一谈就吵。"

"彼此不够亲近，却不知道该如何拉近心理上的距离。"

那么，当与父母长期共同生活时，学生要如何有效处理与父母的冲突？

第一步：积极暂停，接纳情绪

当与父母发生冲突，情绪比较激动时，可能最有效的做法就是预告一句"我们先冷静一下再谈"，即时离开冲突现场，避免负面情绪和冲突的升级。如果因为空间限制，不方便离开发生冲突的房间，也可以先闭上眼睛，做几个深呼吸，帮助自己把情绪迅速地稳定下来，毕竟只有让理性回归，才有助于问题的解决。

> 在冲突背景之下会产生愤怒、委屈、无力、悲伤等负面情绪，也是非常正常的事情，要予以接纳，而不是和自己的情绪对抗，导致不必要的内耗。

第二步：换位思考，调整反应

换位思考说起来容易，做起来却需要以"愿意理解对方"为前提。这就要求我们要先看到与父母的共性，比如共同的特点，或者冲突背后共同的目标。

我们可以在情绪比较平和的时候，通过一个小练习来寻找与父母的共性：在一张纸上，先分别写下爸爸、妈妈和自己的三个优点和三个缺点，再写出面对冲突时各自典型的反应方式，比如是据理力争？还是回避问题，悄然转换话题？是激烈地指责对方？还是开始自我否定，激发对方的愧疚或心疼？最后，每个人试着写出对整个家庭或者具体成员的期待。

通过这个小练习，也许可以看到，我们是如何传承了父母的一些特点，又如何超越他们的影响，有了新的发展。也许可以看到，我们和父母有着怎样的共同目标，在达成共同目标的道路上，双方站在了怎样的不同视角。

其实，家庭成员发生冲突时，就好像我们都面对着地上的这个图案一样，一方会认为它是6，另外一方会认为它是9，但是双方都没有错，都有自己的道理。我们奋力想要说服对方的方法和手段可能也是非常相似的。

在换位思考的基础上，还要有意识地停止曾经无效的应对。如果以前惯用的应对方法比如生闷气、摔门而出、激烈争吵，长期以来对化解冲突都没有帮助，就要停止这些无效的应对方式，去尝试一些新的方法。

第三步：主动沟通，增进理解

我们可以采用"非暴力沟通"的技巧，更好地表达内在的需求，建立协作式的关系，进一步增进彼此的理解，明确改变的具体方法。

区分观察和评论

能够不带预设地仔细观察正在发生的事情，并具体指出正影响我们的行为和事物。比如表达"过去的十分钟，你说了这件事情三次。"而不是"你无时无刻不在说我，你就是看我不顺眼！"

区分感受和想法

能够识别和表达内在的身体感觉和情绪，而不包含评判、指责等。比如表达"我听你这么说，感觉特别委屈和难过。"而不是抱怨"你要这么说的话，我们完全没办法交流，你根本不理解我。"

体会内在需要是否得到满足

行为的背后体现了内在需要。比如当父母直接进入我们的房间，想直接去了解我们的状态时，他们可能是希望为我们提供必要的指导和帮助，体现他们对子女来说是有价值的，满足自我价值感的需要。而此时我们被尊重、被信任的需要，可能受到了挑战，这会导致冲突的发生。

那么，平时有意识地主动与父母分享自己的故事，邀请父母帮忙，让他们体会到对于子女的价值感，他们可能就不会通过那些让我们觉得隐私受到侵犯的方式来满足内在需要了。

提出具体、明确的请求

比如可以直接向父母表达"我希望自己可以有一个独立空间，希望你进门之前可以先敲门，等我答应的时候再推门进来，而不是直接推门而入。"而不是抽象表达"你能不能尊重我的隐私！"因为这样可能会让对方很迷惑，不知道自己做错了什么，具体该怎么做。

第四步：强化界限，共同成长

也许我们会发现，即使尝试了去沟通，有的时候也未必能够说服父母改变他们的观念或行为。因为每个人的观念形成都有其背景，这就需要我们尊重彼此的观念和行为习惯，有意识地强化与父母之间的界限，可以先从停下"改造"父母的愿望，接纳他们本来的样子开始。

如果希望父母可以多给我们一些空间，至少要先从能够照顾好自己、为自己多负一些责任开始。我们没办法一方面希望父母像照顾小孩一样提供所有我们想要的照料；另一方面，又要求他们像对待成年人一样尊重我们的想法和感受。只有能像成年人一样照顾好自己，让他们放心，他们才更容易接受我们的想法。

学习如何应对与父母冲突的过程，也是更好地理解和接纳自己的过程。当我们开始有意识地发生积极改变时，整个家庭也一定会随之发生改变。也许父母改变得不像我们想象中的那么快，但共同成长的历程早已悄然开始。

徐 佳　北京大学第六医院

"夺命连环催",您遇到哪几催

"医生,我最近心烦、焦虑、睡不着,我父母总是催我相亲。我好怕和他们打电话,一打电话就会争执。但我不打电话,他们又会道德评价我,说我不孝,还不如不供养我读书。我感到左右为难……"一位25岁的女性在精神科就诊时说。

这样的现象屡见不鲜。《中国青年报》一项针对2021名未婚青年的调查结果显示,68.2%的受试者经历过被催婚、催恋,80.6%的受试者表示在春节里被催婚会增加走访亲友的压力。

北京单身赵小姐,30岁,被催恋、催婚;

上海已婚钱小姐,32岁,被催生、催房;

深圳已婚孙女士,35岁,被催交父母的养老保险,以及被催着提前给父母买墓地……

催学、催就业、催恋、催婚、催生、催房、催车、催交养老保险、催买墓地……您又遇到了哪几样呢?

到底在催啥

我们每个人都是社会文化系统里的一员,会受到系统规则的影响。

在中国传统文化里,我们很喜欢一个"靠"字,"在家靠父母,出门靠朋友"。于是,便有了各种形式的"小团体"。例如,大学里的老乡会、毕业后的校友会、以各种名义建立的微信群……目的就是为了大家能够相互依靠、互帮互助,其本质是出于生存和发展的需要。

在我们的传统文化中,以血缘关系为基础的家族(宗族)是最重要的集体/团体组织之一。在中华文明的历史进程中,祖祖辈辈曾面临过不计其数的环境动荡和生死存亡时刻,稳固的家族关系为我们个人、家庭的生存和发展，乃至整个中华文明的传承提供了极为重要的保障。

家族思想其实是一种系统思维，强调整体利益以及个人对家族的责任。提高家族集体的社会地位，让家族发展得更强大，也会反过来增加个人的利益。如果在家族中过分强调个人利益，则往往容易造成系统内部的失衡与不团结，从而使得家族衰弱，最终也会影响个人的利益。从这个意义上讲，个人离开家族，也意味着改变自己的生存生活状态和社会地位。我们的老一辈们深受这种传统文化的影响，故而认为养儿防老、传宗接代是生存发展所必需的。

在当下，中国社会系统仍然是以家庭为基本的组成单位，家族思想在相当一部分地区，尤其是老一辈们心中仍然根深蒂固。然而，最近一百多年，中国经济快速腾飞，行业多元化快速发展，全球文化不断交融，宗族存在的必然性受到前所未有的挑战，传统文化中的家族思想不可避免地受到巨大冲击。

尤其是在年轻人中，"单打独斗"照样可以不必为生存忧虑，并且可以不受来自家族团体的过多约束。他们更追求不断增加自我价值，在实现个体价值的过程中满足自身生存发展的需求。

从心理学上讲，是个体实现了从外部动机到内部动机的转变，或者说从生存发展的层次转变到自我价值实现的层次。通俗地说，就是实现了从"应该做什么"到"喜欢做什么"的转变。在这种思想中，婚姻不是幸福的必需品，生子也不是完整人生的必需。

这种思想与传统文化中的家族思想往往存在巨大冲突。在这样的背景下，就出现了"夺命连环催"的现象，其背后是两种不同思想的较量，也是社会与文明发展的必然产物。

"夺命连环催"背后的女性偏见

在长辈们的"夺命连环催"中，虽然被催的人不分男女，但如果催促对象是女性，往往会拿着女性"随着年龄会掉价"的论调说事，比如"不生孩子，过了生育年龄，以后老了没人照顾""女强人是不会幸福的""女性只有做妈妈才会幸福"等等。

这隐含了对女性的偏见、物化，以及女性往往在婚姻市场里处于劣势的现实。

而现在的年轻人则往往认为女性不应该被年龄定义，不应该只当家庭主妇，不应该被物化。

事实上，对诸如"兼顾事业与家庭""现代独立女性"的完美形象的期许，是给女性铐上了"自由平等"名义的枷锁，呈现了一种悖论，既是解放性的，又是压迫性的，即另类的"上得厅堂，下得厨房""十八般武艺样样精通"。家庭主妇作为个体对家庭和社会的奉献与价值，容易被漠视或被贬抑。

处于传统与现代夹缝中的女性，比完全认同中国传统文化或当代思潮的人，面对更多内心的挣扎和压力。因为她们不仅想要成为符合传统思想的贤妻良母，又想有女性主义追求的独立自尊的一面。

如何积极应对"夺命连环催"

面对"夺命连环催"，有哪些应对策略呢？

1. **反思自己内心的理想形象或生活方式，制订一个具体的目标。**

这个目标要符合SMART原则，即明确性（specific）、可测量性（measurable）、可实现性（attainable）、相关性（relevant，即总目标和分目标相关）、时限性（time-bound，在多长时间内达到）。

2. **主动和长辈们沟通自己的目标**，强调目标中的SMART因素，态度是合作协商性的，必要时做出妥协，这有利于争取到他们的理解和支持，增加可实现性。

3. **在沟通中，对长辈的不同观点保持好奇、尊重并倾听的态度，对彼此的差异保持开放性**，发掘找到他们这种差异观点背后的积极意义；甚至参与他们的活动，开阔视野，增加自己的灵活性，从而打破对其他人想法的隐性偏见，更有利于尊重彼此的不同。

4．**在沟通中，尊重多元的生活婚恋观**，并注意用词，避免使用"贬低"他人想法的词汇。

以下是一个使用这些应对策略的例子，供大家参考。

传统对话风格：

> 父母：你怎么还不相亲？
> 孩子：你们不理解我。
> 父母：我们都是为你好。你都这么大了，越大越难找。
> 孩子：你们只是把自己的想法强加给我……

合作、SMART原则风格：

> 父母：你怎么还不相亲？
> 孩子：你们很担心我。我觉得现在还不是时候……
> 父母：你总是这么推三阻四，你都这么大了，越大越难找。
> 孩子：抱歉，其实我想在自己工作5年后，有了一点工作经验后到国外去进修，到时候也会结识一些有能力的同龄人，包括异性。
> 父母：你都这么大了，还要等5年？
> 孩子：其实，也不一定5年，我这2年的计划……

当我们理解了"夺命连环催"背后的逻辑和深层次原因后，希望每位面对"夺命连环催"的男同胞或女同胞都能游刃有余地应对。

您有一份春节"年货"请查收

赵梦婕　北京大学第六医院

春节是中国最重要的传统节日，在这个日子里，回家团圆是每个人的心愿。每到农历除夕，您是不是也迫不及待收拾好行囊，奔向回家的路上。

别着急，我们为您准备的这份年货可别落下了！

💡 春节假期，咱们除了要吃好玩好，心理健康也少不了！

聚会聚餐少不了，规律作息很重要

平时大家工作繁忙，就等着放假好好聚聚。很多人昼夜颠倒。一边感慨连年后退的发际线，一边却停不下深夜赴宴的脚步。敷着最贵的面膜，熬着最深的夜！

要知道这样昼夜颠倒对身体及心理健康都是有害的。研究显示，昼夜节律紊乱时会更容易出现情绪不稳定、反应变慢，对健康和幸福的满意度更低，孤独感更强。假期在享受聚会时，别忘了规律作息，保证充足睡眠与休息。

💡 好好睡觉才是性价比最高的身心保养品！

少一些催促与压力，多一些沟通与理解

随着年龄的增长，终于不用在家庭聚会前几日就开嗓压腿，时刻准备着被拉出来"给大家表演个节目"，却突然发现，家庭聚会变成了大型催婚现场。

"找对象了吗？"

"结婚了吗?"

"什么时候要孩子?"

堪称灵魂三连问!

单身青年返乡过年被父母、亲戚"连环拷问",遭遇"花式催婚",折射出当代人的婚恋焦虑。

随着当前社会现实条件和生存压力的影响,年轻人的择偶观、婚姻观发生了很大变化。中国式催婚一定程度上反映了两代人在家庭观、婚恋观方面的差异。

父母的观点是"先成家,后立业",希望奋斗在外的子女工作之余能享受家庭的温暖。

而年轻人注重自我成长。对待婚姻的态度不同于以前"搭伙过日子",更加注重情感交流,结婚的目的也由经济条件为主的功利型向情感联系型回归。

在婚恋问题上,两代人应多一些坦诚的沟通,子女理解父母的关心与期待,父母给子女一些空间和自由,少一些观念差异带来的焦灼对立,懂得相互理解与尊重。

智能时代便利多,放下手机说一说

人们常说,幸福生活有"三宝":WiFi,手机,充电宝。

随着智能手机的更新迭代,给生活带来了很多的便利。通过朋友圈就能足不出户、"环游世界"。

手机逐渐变成了我们的"掌中宝","方圆一臂"之外的距离就惶恐不安,一刻不看如隔三秋。难得的家庭聚会变成了人手一部手机,妈妈精心准备的菜肴没吃几口,却变成了"集赞神器"。

随着年轻人外出工作、学习,很多父母成了"空巢老人"。对于他们来说,希望子女能常回家看看是他们最大的愿望。

放下手机,多和父母聊聊天,同他们一起散散步,也可以带他们享受一把"年轻人的生活",看个电影、打卡网红店铺,在这些活动中找到共同话题。

充分利用智能时代的便利性。春节期间,帮父母安装调适网络,教他们使用网络视频,让我们与父母的交流不限于空间距离,不限于7天假期。

对父母来说,他们最担心的事情是"担心自己生病"。为此,一些老年人可能会求助于琳琅满目的"保健品"或"秘方"。可以帮父母预约定期的健康体检,搜索一些专业的疾病科普知识,与父母一起守护他们的健康。

亲子时光很美好,家庭关系要营造

亲子关系最重要的元素是与孩子们共享快乐时光,和他们一起欢笑、一起成长。春节期间,多与孩子一起走出去,享受美好的亲子时光吧。

父母积极的情绪表达能够增加亲子互动,促进孩子与他人建立良好关系。夫妻之间情绪稳定、关系和睦,形成一个温馨友爱、舒适自由的环境,将大大提升孩子的幸福感。

在照顾父母、关爱孩子的同时,也别忘了向您的伴侣表达爱意,感谢彼此一年的陪伴与照顾。

不知怎么表达?《爱的五种语言》一书中介绍了5种"爱语",伴侣间可以通过肯定的言语、精心的时刻、接受礼物、服务的行动或身体的接触,有效地传达彼此的爱。

新年任务真不少,学会减压第一道

春节假期后要开始新一年的工作,这里介绍几个心理减压小妙招,帮您轻松应对压力。

1. 觉察自己的压力源:在哪些情况下会感到压力特别大?当时发

生了什么？产生了哪些想法？当时的情绪是什么？可以把这些问题的答案记下来，了解自己的压力源，找到自己的消极想法，有针对性地进行调整。

2. **进行一些减压活动**：选择一项喜欢的运动并坚持下去。练习正念冥想。在特别紧绷的时刻，做几个正念呼吸来平复焦虑。改善睡眠卫生，保证充足睡眠。

3. **及时倾诉，寻求帮助**：遇到困难或压力时可以找愿意倾听、理解您的人倾诉，寻求帮助。

参考文献

[1] Lyall LM, Wyse CA, Graham N, et al. Association of disrupted circadian rhythmicity with mood disorders, subjective wellbeing, and cognitive function: a cross-sectional study of 91 105 participants from the UK Biobank. The Lancet Psychiatry, 2018, 5(6): 507-514.
[2] 中国新闻网. 中国单身青年春节遭遇"花式催婚"折射婚恋焦虑［EB/OL］. http://www.chinanews.com/tp/2019/02-07/8748828.shtml
[3] 周晓燕. 高学历青年的婚姻问题—2002年中国高学历青年婚恋及生育观的调查报告. 中国青年政治学院学报，2002，21（4）：21-26.
[4] 李荣华，米振宏. 城市空巢老人养老需求的差异与对策. 中国老年学杂志，2019，39（23）：5823-5829.
[5] 彭源，朱蕾，王振宏. 父母情绪表达与青少年问题行为：亲子依恋、孤独感的多重中介效应. 心理发展与教育，2018，34（4）：504-512.
[6] 盖瑞. 查普曼（美）. 爱的五种语言. 2版. 王云良，陈曦，译. 江西：江西人民出版社，2011.

                                                高兵玲　　北京大学第六医院

"玫瑰不必长成松柏"，每一种性格都有优势

案例　浩辰12岁了，腼腆、内向，喜欢看书、拼乐高、学习编程，不爱运动，朋友少，家庭聚会时常躲在角落里。浩辰

的妈妈很焦虑，觉得他太文静、内向，害怕与人打交道，总是督促他多交朋友、外向阳光些，还给他报演讲课。浩辰的爸爸有时会斥责儿子"胆小鬼""不阳光""属狗肉的，上不了大席"。浩辰尝试过改变，但是发现很难，变得更加内敛、自卑。

雯雯14岁了，活泼开朗、爱唱歌跳舞，喜欢追星。父母却表示："雯雯从小就让我们操碎了心，人家女孩子都特别文静、自觉自律，她从小就调皮捣蛋、嘻嘻哈哈，一点女孩子样都没有。我们怎么扳她的性格都没用。最近还迷上追星，总出各种幺蛾子，就是不好好学习。"雯雯却说："爸妈总希望我改变，希望我是另一个样子，他们还总说是为我好。如果我生活在一个'玫瑰不必长成松柏'的世界该有多好！"

"理想人格"不一定理想

浩辰的父母期待儿子外向、开朗、擅长社交、像个男子汉，雯雯的父母期待女儿文静、乖巧、以学习为重。家长心目中的理想人格和哪些因素有关呢？

文化背景的影响

人们心目中的理想人格往往受个人成长和生活的文化背景所影响。在欧美发达国家，人们更强调个人主义，鼓励个体独特性、以自我为中心，重视个人成就；在东亚地区，人们更注重集体主义，褒赞融入集体的行为，强调归属感，追求关系和谐。

性别刻板印象

家长心目中的理想人格也和"性别刻板印象"有关。

性别刻板印象是针对某一性别的性格特征、外貌、行为、角色的普遍看法或成见。比如男性应勇敢、强壮、强硬，甚至具有攻击性；女性应瘦弱、文静、温柔、情感丰富等。

现代化进程的影响

"新的个性文化价值观要求的社会角色就是表演者的角色,每一个人都将成为表演的个体。"

——沃伦·萨斯曼

美国文化历史学家沃伦·萨斯曼指出,20世纪随着商业化、城市化的发展,人们从"熟人社会"进入"陌生人社会",社会文化也发生了变化,从崇尚"品格的文化"转变为"个性的文化"。

在品格为上的文化价值体系中,理想型性格是严肃、纪律严明而高尚的,强调责任、工作、荣誉、道德等;在个性为上的文化价值体系中,人们开始把关注的焦点转移到了别人对自己的看法上,强调热情、大胆、幽默、有魅力、有主导性、有说服力等在"陌生人社会"中更有竞争力的品质。

20世纪20年代,儿童教育专家们提出帮助孩子们发展有竞争力的个性。20世纪中叶开始,大部分家长都认为无论是男孩还是女孩,沉默都是不被认可的,孩子们最理想的状态就是合群、外向。内向型性格承受了越来越多的偏见。

当父母们陷入这样的价值体系中无力挣脱,陷入社会的竞争焦虑中无法自拔时,会想尽办法要为孩子进入"真实的世界"作准备。

但是这样的"驯化"真的有益于儿童发展吗?当代心理学研究发现,不同的性格特点自有其优势。而不恰当的"驯化"不仅无益于儿童更有"竞争力",还会影响儿童身心健康发展,损害儿童本身的性格优势。

人格的海洋（OCEAN）

 每种性格特点都自有其优势

人格的海洋（OCEAN）又称"大五人格""人格五因素模型"，是心理学界公认的人格特质模型。心理学家经过多年分析发现人格可以分为五个维度，它们的首字母拼凑在一起便构成了OCEAN——人格的海洋。

开放性（openness）

反映个体对经验的开放性、智慧和创造性程度及其探求的态度，而不仅仅是一种人际意义上的开放。构成这一维度的特征包括活跃的想象力，对新观念的自发接受，发散性思维以及智力方面的好奇。

- 在开放性上得分高的人是不落俗套的、独立的思想者，兴趣广泛。
- 得分低者则多数比较传统保守，讲究实际，偏爱常规，喜欢熟悉的事物胜过新事物。

尽责性（conscientiousness）

反映自我约束的能力及取得成就的动机和责任感，是指我们如何控制自己及如何自律。

- 尽责性高的人做事严谨、认真、踏实、有责任心，但也可能被评价为单调、乏味、缺少生气，或者会成为完美主义者或工作狂。
- 尽责性低的人则马虎大意、冲动，容易见异思迁，同时经常被认为是快乐的、有趣的、很好的玩伴，更有创意，有时能在需要时快速决策。

外倾性（extraversion）

反映了个体神经系统的强弱及其动力特征，对人际互动的数量、密度、对刺激的需要以及获得愉悦的能力。

- 外倾者爱好交际，通常还表现为精力充沛、乐观、友好和自信，在群体中健谈，喜欢引起别人的注意。
- 内倾者比较安静、谨慎，善于思考，不喜欢与外界过多接触，但这不等于说他们就以自我为中心和缺乏精力。内倾者是含蓄而非不友好，自主而非追随他人，稳健而非迟缓。

宜人性（agreeableness）

反映人性中的人道主义方面及人际取向。

- 宜人性高的人乐于助人、可信赖和富有同情心，注重合作而不强调竞争，有时会"老好人"，将他人利益放在自己之上。
- 宜人性低的人多比较自我、为人多疑，喜欢为自己的利益和信念而争斗。

神经质性（neuroticism）

反映个体情绪状态的稳定性及内心体验的倾向性。

- 高神经质个体更容易体验到诸如愤怒、焦虑、抑郁等消极的情绪，倾向于有心理压力、不现实的想法、过多的要求和冲动；但同时他们对情绪的敏锐性也能帮助自己进行情绪上的沟通和表达，也能更好地体察和共情身边的人，当焦虑情绪被激发时会更有创造力。
- 神经质维度得分低的人多表现平静，自我调适良好，不易于出现极端和不良的情绪反应。

正如艾伦·肖恩所说,"在我们中间,如果所有人都去当巴顿将军,那么我们人类就不会取得进步;如果所有人都成为梵高,结果亦然。我愿意相信这个世界上需要运动员、哲学家、性感明星、画家、科学家;这个世界需要热情,需要无情,需要漠然,也需要怯懦。这个世界需要那些致力于研究在不同情况下犬类的唾液腺会分泌多少唾液之人;同样,这个世界也需要那些捕捉到樱花之美,并能用十四行诗来传达之人;需要能用2页文字来剖析一个躺在黑暗中的床上、等待妈妈晚安吻的小男孩的心思之人……事实上,如果你在某一方面有杰出的才能,就注定了这股力量源自其他领域。"

每个人都是独一无二的,每种性格都有其特定的优点和缺点。儿童青少年时期是儿童性格发展和稳定的重要阶段,一味的否定、打压和惩罚只会让孩子变得自卑、孤独和积压消极情绪。

作为家长,真正有利于孩子身心健康发展的做法是了解和接纳孩子的特点,因材施教,因势利导,鼓励发扬孩子的优点和特长。当孩子遇到困难时,接纳孩子的感受和情绪,逐步引导鼓励孩子面对并克服困难。

同样,成为更好的自己,首先需要认识和接纳自己。希望每个孩子都能生活在"玫瑰不必长成松柏"的世界,每个人都能在广袤的"人格海洋"里自由成长。

参考文献

[1] 陈少华. 人格心理学. 广州:暨南大学出版社,2010.
[2] 苏珊·凯恩. 安静:内向性格的竞争力. 高洁,译. 北京:中信出版社,2016.

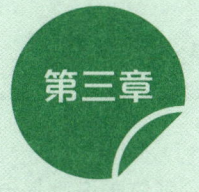

高考前后

> 熊娜娜　　北京大学第六医院

你好，高考
——考前心理调适

一年一度的高考对每个考生来说都是一道关口。面对即将来临的"人生大考"，首先，要恭喜同学们就要度过严酷的高中阶段，也成功完成了多次重要的考试；其次，请记得感谢自己的这份坚持和付出。

在考前，紧张和压力是不可避免的。很多考生能把这种压力转化成动力，也有一些考生则过于紧张焦虑，甚至出现失眠、出汗、心慌等症状和厌倦情绪。接下来，我们将谈一谈紧张和压力是从何而来，以及我们如何更好地应对。

为什么会感到紧张

紧张的时候，我们会感到内心不安、失控，还可能伴随心慌、胸闷、口干、出汗、消化系统不适等自主神经症状和肌肉紧绷或跳动感，或出现睡眠问题。

要知道这种现象是非常正常的，绝大多数考生都会有这样的体验。

当我们的祖先还生活在原始森林或山洞里时，常常被其他大型食肉动物虎视眈眈。从那时起，当感受到危险，我们大脑的恐惧中心——杏仁核会因感受到求救信息而被激活，从而激活交感-肾上腺髓质系统，向血液中释放应激激素，继而快速出现一系列改变，如心跳加快、呼吸加速、体温上升等，这一系列反应就是"**急性应激状态**"。这种进化出的原始反应有利于我们快速做出反应，即"战斗或逃跑（fight or flight）"，从而拯救我们的生命。这一古老的压力应对机制可以赋予我们超凡的能力，更快、更强，甚至发挥出平时所不具备的能力。所以，压力应对机制是我们拥有的**最非凡而重要的生存机制之一。**

有经验的人士也会告诉我们，适度的紧张有助于成功，能更好地调动全身机能，有利于注意力集中和反应敏捷等。

过度紧张为何会干扰思维能力

虽然少量的应激激素会让我们的身体处在戒备状态，以更好地应对即将发生的事情，但是持久和过多的压力会让大脑和身体被操纵，情绪反应反而压倒了我们清晰思考的能力，从而变得注意力难以集中、思维混乱，甚至感到失控。

如何更好地应对压力

那么我们该怎样应对自己的恐惧、调节压力，甚至"享受"这种感觉呢？

积极看待

事实上，在考场或类似的重要场合，我们都难以消除焦虑，但可以用更积极的方式看待它。例如，如果没有焦虑，精英运动员是很难调动出状态来不断突破自我的，所以感到焦虑和压力其实也是走向成功的动力和积极信号。

神经科学家和临床心理学家伊恩·罗伯逊（Ian Robertson）发现，如果把对压力的感知从负面转向正面，例如学习把**焦虑转化为兴奋**，从而掌控自己的压力，就能让自己表现得更完美。从身体的角度来说，焦虑和兴奋是非常相似的情绪，都会让我们心跳加快、呼吸急促，而区别主要在于头脑怎么想。焦虑的背后想法多是"我做不到"，而兴奋的背后想法多是"我充满期待"。

简单来说，我们在进入考场前感到紧张和压力时，可以在心里默想或小声对自己说"我感到兴奋，充满期待"。这样就可以骗到大脑，把焦虑的情绪转化为兴奋，直到成功完成任务。

运用缓慢呼吸和抬头挺胸的力量

研究发现，当我们感到焦虑或兴奋时，大脑会分泌一种重要的激素——去甲肾上腺素。它主要由大脑的蓝斑核分泌，水平过高或过低都是不利的，过高我们会过度紧张焦虑，过低则难以充足调动身体的能量。

所以我们在受到挑战的情况下，如果能给予蓝斑核适当的刺激，就能表现良好。而这个区域对我们血液中的二氧化碳含量很敏感，所以可以通过**缓慢呼吸**，避免血液中二氧化碳过度呼出来控制它。也可以通过采用**抬头挺胸的身体姿势**进一步强化，因为这个姿势不仅有助于深呼吸，还能改善我们的情绪。

所以，当我们在进入考场时心里默想"我感到兴奋，充满期待"时，一定也要记得抬头挺胸，摆出有力量的姿势哦！

提前准备，管理压力

如果距离考试还有一段时间，我们也可以采用以下方式更好地管理压力。

1. 增加运动量

哪怕只是在楼下公园快走、跳绳或简单的拉伸，运动起来可以促进内啡肽等让我们自我感觉变好的激素的分泌，从而抵消负面情绪和焦虑感，降低皮质醇水平。

2. 冥想

美国著名的钢索杂技演员瓦伦达曾说："我走钢索时，从不想到目的地，只想走钢索这一件事，专心致志走好每一步，不管得失。"心理学家把这种专注于做自己的事，不为其他杂念所动的心理现象称为"瓦伦达心态"。

冥想或通过把注意力集中在呼吸上、感受自己的身体等简单训练，有助于我们的注意力回到当下，避免过多回忆过去或为未来担心。可跟随正念减压练习进行训练。

3. 规律作息

考前保证充足睡眠，蓄精养锐去迎接高考是非常必要的。挑灯夜战，牺牲睡眠时间去进行题海战术往往得不偿失。

4. 合理宣泄

压力大的时候，我们也可以尝试各种其他方法来合理宣泄，写日记、和朋友或父母吐槽、听音乐、画画等，只要不伤害自己和他人的方法都可以。

向别人求助或沟通中，有时对方可能不太知道具体要做些什么，所以请向他们明确提出自己的需要，记得要用肯定句，例如"我想自己待一会，请给我点时间。""我需要热情的鼓励，快夸夸我。"

合理饮食

身心是统一的整体。压力大时，人们会更倾向选择吃高糖高脂的"垃圾食品"，如巧克力、炸鸡、奶昔等，但长期如此会损害健康；相反，合理的饮食结构有利于我们更好地应对心理压力。让我们一起来了解下**吃什么和怎么吃**。

营养学家认为高糖食物会让血糖迅速飙升，随后再显著下降，这会导致我们感觉更加焦虑。而有些食物既可以满足我们焦虑时对食物的渴望，也可以减缓我们的压力感，维持血糖和能量的稳定。如蓝莓、橘子等富含维生素C和其他抗氧化物，可以满足我们对食物的需求，并且不显著干扰血糖水平；杏仁、核桃、南瓜子等，富含不饱和脂肪酸和镁，有利于我们保持冷静，缓解焦虑，降低皮质醇，都可以备一点作为小零食。

过多饮用咖啡会让人更容易心慌、手抖，备考时需要限制咖啡的饮用。

要好好吃早饭，如果不吃早饭，身体为了维持血糖，会调动身体分泌更多的皮质醇，焦虑水平也会上升。

适当饮水，保证每天充足的饮水量。缺水会让身体承受更多压力，产生更多的皮质醇。

不要盲目吃补品或者以前不习惯吃的东西，还是以清淡且熟悉的食品为佳，只要保证每日所需营养就好。

高考对人生而言是一次重要的挑战和机会，但并不是人生的全部意义。让我们用积极的心态去迎接它，轻松说一句"你好，高考！"

也祝愿每位考生得偿所愿，不虚此行。

周天航　　北京大学第六医院

注意！"考后综合征"正在悄悄靠近
——高考后不容忽视的心理调节

紧张刺激的高考终于结束，封闭了多年的小宇宙迫不及待地想要爆发！

那些年没看完的小甜剧、偶像剧、悬疑剧、宫斗剧，通通安排！

那些年没打够的王者、吃鸡，组队刷起来！

通宵游戏刷剧，无止境地逛吃逛喝！

少年，请慢些放飞自我，当心"考后综合征"说来就来！

什么是"考后综合征"

大考（如中考和高考）后由于压力骤减，考生过分放松自己，使得生活作息等与考试前发生巨大变化。同时，处于等待分数、报考、等待录取等一系列应激事件中，考生的心理起伏巨大。双重应激条件下，若调适不当，许多考生可能会出现身心损害的各种状况，称为"考后综合征"。

高考后的常见心理状态

"是不是只有我一个人考不上大学?"

高考后的焦虑情绪主要来源于不确定性,这也是高考后最容易出现的情绪。许多考生在考后会陷入患得患失,虽然反复对照答案,仍无法确定自己的分数;反复参照既往录取分数线,仍不能确定自己能否考上,越担心想得越多,想得越多担心更重,陷入一个死循环,无法自拔。这种情绪在原本心理素质不强、具有焦虑素质的考生身上可能会持续加重,逐渐导致考生出现失眠,甚至抑郁情绪。

"我是个失败者,我对不起所有人。"

部分考生会因为自己发挥得不好、成绩不理想而出现"抑郁型"心理。尤其对于平时学习成绩较好的考生来说,一时间无法面对巨大的落差,出现情绪低落,甚至诱发抑郁障碍,干什么都没有兴趣,吃不好、睡不好。他们可能会陷入深深的自我怀疑,自怨自艾,严重时会出现轻生念头,甚至采取自杀行为。

"高考完我最大,想怎么玩就怎么玩!"

许多考生因为长时间的辛苦学习及煎熬的备考岁月,而在考后采用"报复性"娱乐来犒劳自己。家长也会默许孩子这种放纵的行为,导致无节制的娱乐行为愈演愈烈。由于持续的昼夜颠倒,导致考生的生物钟被打破,身体健康很容易出问题。有些考生可能会染上一些不良习惯,严重的可能会误入歧途(如吸毒等),甚至出现乐极生悲的情况。

"离开高考后的第10天,想它,想它,想它。"

紧张的学习生活随着高考的结束戛然而止。虽然大多数考生会享受无忧无虑的放松时光,但不出几天,多数同学会发觉自己离开学习后无所事事,心里空落落的,像缺了点什么,这是典型的"茫然型"心态。处于这种心理状态下的同学会觉得自己百无聊赖,人生失去目标,找不到自己的方向。如调适不当，这种心态会持续至大学甚至更久，进而导致更严重的心理问题。

3招助你远离"考后综合征"

合理作息，利用假期多多实现"小目标"

首先要强调的是，考后的适当放松是必要的，也是必需的，毕竟学生们辛苦了这么久，适度放松是积蓄能量，也是为下一次的出发做准备。家长朋友们可以允许孩子们去玩、去闹、去享受，但作息时间一定要保证。保证充足的睡眠时间和规律的饮食，对于孩子的身体健康至关重要。建议不要中断考前对身心有利的习惯，如每日的晨练和晨读等，因为这些习惯可能会使孩子获益终身，而不是在考后就迫不及待地扔掉。

其次要提醒广大考生的是，高考后的假期可能是你一生中最长也是最放松的假期，如果仅仅是在娱乐和玩闹中度过，相信过不了多久你就会后悔。应该在适度放松后，好好利用这段时间，提升自己，争取多实现几个"小目标"，可以学习一些将来必备的技能，如游泳、驾驶等；也可以利用假期时间做做兼职，积累一定的社会经验；如果不是看到书本就头疼的话，建议利用这段时间继续学习英语，因为高中的记忆还在，这段时间的学习可能会达到事半功倍的效果。

积极沟通，主动表达"坏情绪"和"小脾气"

请记得，并不是只有你会在高考后出现不良情绪，经历了漫长的学习备考和紧张的考试，大家的情绪可能或多或少会出现小问题，关键是积极解决。考生们可在合理安排作息时间的前提下，尽可能多参加一些集体活动，积极主动地和你信任的人沟通。不要过度在意别人的看法，向父母、亲友倾诉，主动把自己不好的情绪表达出来，寻求大家的开解和帮助。

如果可能的话，可以向正在上大学的朋友们倾诉，因为他们可能更能理解你现在的心情,也会更加感同身受地给出合理的建议。考生们可能因为正处于急性的应激事件中,觉得眼前这是个巨大的、过不去的坎,而正在享受愉快的大学生活的过来人则能够更客观地看待这一挫折,提供的建议也会更具有可操作性。除了能帮助你合理排解和宣泄情绪外,这些学姐、学长的建议对于你接下来的选择和计划也会很有帮助。

理性面对,及早制订下一步计划

高考已经结束,不管考得好与坏,家长和考生都要理性面对现实,接受既定结果,及早制订下一步的计划和方案。

如果成绩理想,顺利考入理想的大学,那就感谢高考吧,感谢那个曾经努力付出的自己,也要尽快做好进入大学的相关准备,要知道,那些"上了大学就轻松了""大学考六十分就行了"的说法并不完全正确,大学阶段的课业压力可能并不亚于高中阶段。此外,大学阶段对于社会活动等方面的要求也会提高,同学们应在假期多参加社会实践,积累经验,可帮助你更好地适应大学生活。

如果成绩不理想,无法升入理想的大学,也要积极面对现实,尽早决定是选择复读还是调整目标学校。高考再重要,也只是人生中一次普通的考试而已,高考成绩也只是你当时的文化水平、心理素质、临场发挥等众多因素的综合结果,一次失利并不能代表全部,一味地沉浸在失利中可能会错失很多的机会和更好的未来。选择复读的同学请加倍努力吧,期待来年以更充沛的精神面貌应对新的高考!选择第二目标学校的同学也不要沮丧,请继续完善自己,在人生下一次机会中争取实现自己最初的理想!

结语

最后,以梁启超先生的一句"纵有千古,横有八荒,前途似海,来日方长"送给诸位学子,不管高考顺利与否,我们仍然可以在浩瀚的历史长河中以一瞥的瞬间去体验"千古""八荒",尽可能让自己的生命更加厚重。那个时候，回眸高考，它只是青葱过往的一个小小驿站，承载着奋斗的充实和美好。

高考之后，考生和家长都需要知道的心理调节方法

廖金敏　北京大学第六医院

"为国选材，不辱使命"，高考关乎无数学子的前途命运，牵动着无数人的心。高三学子在漫长的备战中所承受的身心压力之大可想而知，考前高度紧张，高考结束后短暂的"刀枪入库，马放南山"的解脱与茫然若失，以及紧随其后估分、填报志愿的忐忑纠结，发榜后的几家欢乐几家愁……急剧的生活变化常常引起剧烈的情绪波动，易引发各种心理应激反应。考生本人和家长都需要做好充分的准备，平稳度过这个特殊时期。

考生需要怎么做

规律作息，劳逸结合

高考前紧张压抑的生活，使得很多考生考后彻底放飞自我，报复式通宵打游戏，熬夜看球刷剧，日夜颠倒，暴饮暴食，这会严重摧残身心健康。长时间的备考及考试对身体和心理都有很大消耗，考后考生们需放慢脚步，规律作息，合理饮食，劳逸结合，让身心逐步得到放松和修复。

接纳结果，调整心态

对于考试结果，考生们需要设立一个合情合理的目标，只要把自己平时成绩发挥出来，就是很好的结果。毕竟考试还有一些随机因素，比

如考题是不是自己熟悉的、擅长的等等。

高考是人生中一个关键的"坎",但它并不是唯一的出路。今后无论从事什么职业,只要诚实勤奋,都可以用自己的双手打拼出一方天地,赢得幸福美满的生活。人生不是百米赛,而是一场马拉松,考上理想大学并不意味着人生从此一马平川,没有考上大学也不意味着人生从此无路可走。

"一颗红心,两手准备",做最充分的准备,也做好最坏的打算。当结果来临时都能理性面对,调整心态,开启新的生活。

根据个人兴趣选择合适的专业

胡适先生曾建议年轻人选择专业时的个人标准是"性之所近,力之所能",即我的兴趣在什么地方,我能做什么。他说,"青年朋友们在选择专业上,不是爸爸要你学什么、妈妈要你学什么,而是自己性情所近、能力所及地去学,这个标准很重要。"

人生是一个寻找自我的过程,如果年轻时就清楚自己要干什么,那真是非常幸运。但大部分十七八岁的青年人可能没有能力决定自己的前途和职业,填报志愿之前可以多看、多听、多了解。比如和从事各个专业的学长或亲戚朋友聊一聊,读一读感兴趣的专业领域的人物传记,听一听知名专家讲座;也可以看一些综艺节目,比如《开讲啦》,这个节目就是邀请各个领域的顶尖人物分享他们的心路历程和感受。

通过各种途径,你会了解到在某个领域的优秀人士"乘风破浪"的体验是什么,这是你向往的吗?是你的心之所在吗?如果是,请保留这份初心,根据内心的声音去选择专业。如果真的热爱,哪怕以后遇到困难,也不会轻言放弃。

丰富生活,培养兴趣爱好

高考结束迎来了一个长假,你可以去做之前想做但还没来得及做的事情,重拾因为备战高考而牺牲的小兴趣、小爱好。如果你还没有兴趣爱好,那么这更是一段不错的寻找和探索的过程。一个人除了学习、工作之外，要多发展一点学业、职业以外的兴趣，可以通过社交、娱乐、体育和各种文化活动体验生活的乐趣。

"花不可无蝶，山不可无泉，石不可无苔，水不可无藻，乔木不可以无藤萝，人不可以无癖"，兴趣爱好能给人精神上的愉悦和满足，满足得越多，心理就越健康。

家长需要怎么做

高考结束后，很多家长也如释重负，对孩子的关注减少了。但在这段特殊时期，家长还不能太放松。家长作为过来人，心智更为成熟，阅历也更丰富，对高考之于人生、未来的影响应该有一个理性认识，对自己孩子的优缺点也必须有清晰的了解，保持一个平和的心态，心中纵有狂风骇浪，言谈举止中也必须和风细雨，点到即止。作为家长，需要注意以下几点。

关注孩子的心理状况，积极疏导

作为孩子最为亲密的陪伴者，家长应该积极主动地关注孩子的心理状态。孩子考出了理想的成绩，固然应该高兴、放松，但也需要善意的提醒和督促，积极引导他们为未来的大学生活做好心理和物质上的准备；孩子考得不理想，甚至于落榜，家长也不要过度指责，甚至埋怨或冷淡，更应积极引导他们正确面对人生的挫折失败。

高考是孩子自己必须面对的一场历练，没考好，他们自己更难受，家长应更加包容和鼓励，肯定孩子在备考过程中的努力和坚持，言谈举止中告诉孩子，"父母是你永远坚强的后盾，无论成败，父母对你的爱永不改变。"

尊重孩子的选择

高考结束后，选择学校和专业是考生和家长都非常重视的事情，家长不要"大包大揽"，也不要当"甩手掌柜"。如果孩子对自己的专业选择很明确，家长要尊重孩子的选择，毕竟未来的路还得靠孩子自己走；如果孩子还不知道如何选择，则要和孩子多沟通，了解孩子的想法，多创造机会让孩子接触各个专业，帮助他们逐渐找到感兴趣的、擅长的领域；如果孩子考得不理想，在充分考虑之后选择复读再战或就业，都是值得尊重的。

孩子已经逐渐成年了，有了独立思考和选择的需求，同时他们的社会经验又不够丰富，父母要在尊重的基础上适当地引导。

寻求专业人士的帮助

孩子在高考后可能会出现一些应激反应，比如情绪低落、烦躁、食欲减退、失眠等，一般情况下两周左右能逐渐缓解。如果孩子的上述不适长时间持续存在，症状进行性加重，同时出现一些抑郁、疲劳、话少、轻生想法等表现，家长需提高警惕，及时寻求专业精神心理人员的帮助。

高考之于人生，只是漫长岁月里众多考验中的一个，顺与不顺，最需要的是一颗平常心，坦然面对，用心经营生活。正如，人生就像一条涓涓小溪汇成的大河，前行的路上，有宁静的乡村，也会有喧嚣的城市；有舒缓的平原、旖旎的风光，也会有缠绵的山峦、险峻的峰谷；沿途是热闹繁华，还是荒凉寂寞，都需要一一淌过，只要我们不停下奔涌的脚步，终会汇入浩瀚的大海。

李倩倩　北京大学第六医院

鲤跃龙门，几家欢喜几家忧

对于所有即将参加和已经参加过高考的学子们，或者那些没有亲身经历、只因家人而联系到这个大事件的人们来说，6月都有着特殊的意义。

高考进行时的孩子们既激动又紧张，激动的是无数日夜、寒来暑往的努力终于迎来了接受认定和检验的时刻；紧张的是这几张试卷承载的是自己和全家人的希望，它们沉甸甸的，仿佛自己的笔杆将直接决定命运，不由地紧张甚至手抖起来……

高考已是过去时的人们念念不忘，有时还会梦到自己身处考场的情景，有时也会酸溜溜地说"如果当年高考时多考几分，或许我就不是现在这个样子……"

当然，如果考场上能够举重若轻、如锦鲤越过龙门就皆大欢喜了。然而，考试是选拔性质的，从概率上来讲不可能每位学子都能"越过龙门"。有的考生或许不能进入自己理想的大学，有的或许达不到心仪专业的分数要求。对部分考生来讲，这件事可能就转化成了压力性事件。

案例　　小A走出考场，感到一下子轻松了，终于摆脱了习题、卷子满天飞的日子，先好好睡一觉、逛个街。可放松的日子没过几天，她发现自己开始担忧了，惦记着成绩怎么还不出来，吃饭不香了，夜里入睡要靠听广播；白天还能和家人说说笑笑，越到晚上自己独处时越是不安。后来小A开始做梦，不是梦到题没做完，就是忘了去考试，急得满头大汗而惊醒。成绩出来后，小A觉得不够理想，在谈论择校和专业话题时也觉得心烦意乱。家长发现小A的笑容少了，有时特别敏感，生活中家人说到一些小事，实则并没有指责或其他意思，小A却一下子就发起了脾气，认为家长在批评她，有时还无故哭起来。于是家长带着小A找到了医生。

医生分析： 小A目前出现了一些焦虑和应激的表现。小A考后一直在心理上不放松，惦记成绩，无法入睡，即使睡着，总会做让自己着急的噩梦，情绪敏感，有时会崩溃失控，这些都是一些焦虑和应激的反应。

家长奇怪：为什么紧张备考的时候没有出现问题，反倒是考后出现这些问题呢？

急性压力和慢性压力分析

高考那几天对于小A属于急性压力，她认为如果不参加高考就意味着没有学可上，她只能奋力往前冲刺。急性压力能立即提升我们的动机，于是我们不会向压力投降，不会放弃战斗机会。

而高考后漫长的成绩等待，得知成绩不理想后面临重新选择可能不够理想的大学甚至复读等诸多不确定性的结果，让小A处在持续的慢性压力感受中。慢性压力消耗奋进的动力，使思维变得僵化，进而出现了焦虑情绪和行为上的一些异常表现。

像小A一样的孩子们该怎么办

学会应对变化，是提高抗压力的第一步

小A以前的生活很简单，在家有家长照顾，在学校听老师的话"努力学习就可以"。这次建立在高考成绩之上的多种选择，对其来讲是个较大的考验。

其实万事万物都是在不断变化中，尝试接纳变化，让自己融入变化中。你会发现环境虽然在变，但自己的融入过程使得环境变成了我的环境，这里有我的选择、我的参与，慢慢心理上的熟悉感就回来了，就能适应得越来越好。

对小A来讲，一方面，接纳自己的不良情绪（焦虑、担忧、悔恨等），认识到情绪不等于我（即坏情绪不等于坏的我），将两者分隔开；另一方面，要参与到对未来的决策中去，在听取家长和老师建议的基础上，做出内心可接受的选择。

拥有变通思维，重设期望值

或许小A内心对于大学曾有某个期待，当考得不够理想时，感到一下子被打压下去了，于是头脑里充斥着"我不行、完蛋了"等一系列灾难化思维，灾难化思维又引发了负性的情绪。

"塞翁失马，焉知非福"的故事大家耳熟能详，换个角度去重新看待已有的结果或许会得到不一样的收获。我们需要找出现有思维的不合理之处，将其他角度的思维表达出来，并逐步置换掉僵化的思维，这样我们内心期望值的设定才能更加灵活。当然这有难度，可能需要专业人士的帮助。

从关系中寻找支持

小A身边的家长、老师和同学们都是非常好的倾诉对象，在倾诉中获得理解、认可，增加尝试的勇气，有助于小A减轻焦虑情绪，从而转化为有效的行动。

学习放松

焦虑紧张的感受不仅存在于头脑中，也存在于身体的每一处，学习放松我们的身体也能起到缓解焦虑的作用，如主动和被动式的肌肉放松、腹式呼吸放松、瑜伽放松等。

关爱自己，及时寻求帮助

心理和身体的健康同样重要。如果出现自身难以应对的身心问题，可以及时请家长帮忙寻找专业人士的帮助。

最后祝愿所有学子都能够得偿所愿，接纳认可自己，卸下负担，轻松进入人生的下一个阶段，不负韶华！

校园霸凌应对

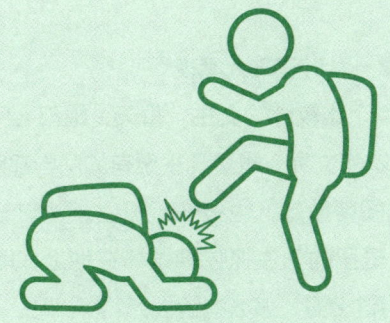

校园霸凌
——您必须知道的三件事（一）

👤 陈音含　钱　英　🏥 北京大学第六医院

近年来，校园霸凌事件屡屡闯入大家的视野，是严重影响儿童青少年心理健康的一大问题。2017年，联合国教科文组织公布的数据显示，每年约有2.46亿儿童和青少年——相当于每3名学生中就约有1人，曾遭受校园霸凌。我国情况同样严峻，最高法院统计了2015—2017年全国法院刑事一审审结案件，发现57.5%的校园暴力案件涉及故意伤害，11.59%的校园暴力案件甚至导致受害人死亡。这些触目惊心的数字警示我们：每一个人、家庭、学校、专业人员、社会各界都有责任和义务，关注和重视校园霸凌问题的识别和应对。

在本章中，我们将通过三篇系列文章，分享关于校园霸凌，您必须知道的三件事。

案例 1

"她像一片叶子飞入黑夜"

小A是个比较胖的女生。每天，她都会哭着捡起被扔进臭水沟的书本和文具。班里几乎所有的同学都欺负她，即便曾经有同学试图帮助她，也被一起孤立。她曾无数次想要跳楼自杀，却被班里的男生抓住脚踝摔在地上，揪扯头发并狠狠嘲笑："长得这么丑，怎么有脸去死？"

此后，小A不断留级，同班同学都上了大学，她仍无法毕业。直到有一天，她突然从教学楼高层跳下，像一片叶子掠过黑夜，没有留下只言片语……

案例 2

是真相还是谣言

事情发生时，王同学刚上高中。班里两名男生打架，碰倒了她的桌子，桌上的茶杯也碎了一地。当时，她什么也没说，但同桌开玩笑："王某某这个茶杯价值三百万，你们惨了。"起初，大家都没当回事，没想到过了几天，学校帖吧开始传出谣言：王同学的茶杯被人不小心打碎，她却故意刁难，偏要让人家赔三百万。

自此，这件事一发不可收拾，很多学生开始跟风，不停地讽刺、谩骂她。他们表示早看不惯王某某，并嘲笑她"平时只用诺基亚老人机，穿的衣服也是十几块的地摊货。"此后两年多的时间里，她被不间断地辱骂和羞辱，甚至有一帮校友在帖吧煽动她去死……

案例 3

当被霸凌者成年

小凡说，这段经历永远地改变了他。

在被霸凌之前，他阳光、积极、向上。但从10岁开始，仅仅因为"看上去不够阳刚"，小凡平均每周都至少遭受一次霸凌。这样的噩梦持续了5年之久。

他说："后来，这段经历永远地埋葬了我，我没有办法维持任何长期关系。因为我无法处理任何冲突，也没有办法调整自己的情绪，总是做出不恰当的反应。即便在工作中，我也觉得自己和同事是不平等的，我以自己为耻，特别抗拒和同事建立朋友关系……"

您需要知道的第一件事

 如何识别校园霸凌

霸凌是什么

霸凌是由群体或个人，故意、反复、长期地对无法轻易反抗和保护自己的受害者实施的攻击性行为，其最本质、最核心的特点是恃强凌弱，使用权力控制受害者，以满足自己过分的、不合理的要求。

教育部等11个部门2017年联合印发的《加强中小学生欺凌综合治理方案》中，明确了校园欺凌有三大要点：一是欺凌的范围，指发生在校园内外、学生之间的事件；二是欺凌的构成要素，包括个人和群体单次或多次，主观、故意地，以肢体、语言、网络等手段，损害另一方的财产或身心健康；三是强调其不等同于学生之间的正常打闹。

随着互联网和手机等电子设备的出现，"网络霸凌"也浮出了水面——它是指个人或团体通过电子或数字媒体反复传递敌意或攻击性信息，意图对他人造成伤害或不适的任何行为。研究显示，20%~40%的儿童和青少年在他们的一生中至少会经历一次网暴。相较传统霸凌，网络霸凌的施暴者往往更为隐匿，受害者社会性暴露的可能与后果也更为严峻，而且网络上信息传播速度快、范围广，消除伤害更加困难。

一场霸凌可能涉及哪些群体

霸凌实施者：顾名思义，他们是对无辜者施行迫害行为的人。他们往往对某类人或事存在偏见或刻板印象，并且存在过度自尊（死要面子）、高自恋水平（我最独一无二）和极强的自我中心倾向（我即正义）。从小遭受父母体罚或目睹父母之间暴力行为的孩子，更容易出现攻击性行为。倘若学生在学校里缺乏被表扬的经历、结交有暴力行为的同伴，或不制止曾目睹的霸凌行为，在未来更可能成为一名霸凌实施者。

霸凌受害者：容易遭受攻击的学生通常与他的同伴在某方面有较大

差异（如身形、嗓音等）。家庭环境也和成为受害者密切相关，受害的男孩在家庭关系中往往与父母过分亲密或受到过度保护，而女孩则往往遭受着长期的情感虐待。即便如此，这些因素也不该成为被霸凌的理由，受害者始终无辜。

霸凌目击者：包括三类。

- **协助者和起哄者**：他们也许不是霸凌的直接发起者，但会帮助霸凌者实施霸凌，甚至直接参与霸凌。有时，目击者会进行间接霸凌，如在霸凌现场大笑或对霸凌者表示支持，以此鼓励霸凌的继续。
- **局外人**：他们是霸凌现场不表明任何态度的"看客"角色，也有可能是不知如何帮助受害者。实质上，沉默本身就是对霸凌行为的纵容。
- **反抗者**：这类人会安慰被霸凌的同学，甚至直接对抗霸凌者。

值得注意的是，很多时候，学生不止扮演一个角色。在一个场景中的受害者，很可能是另一个场景中的霸凌者、协助者、起哄者。

霸凌有哪些表现

> 言语上：
> 　　嘲笑讽刺（阴阳怪气）。
> 　　起带有侮辱性的外号，或使用羞辱性的话语。
> 　　散播关于他人的谣言。
> 　　威胁、恐吓、强迫他人做他不想做的事情。
> 　　敲诈勒索，非法侵占他人的个人财物。

> 行为上：
>
> 故意忽视或孤立：在群体中把受害者当透明人，或在他人试图与受害者交流时不停地打断，集结他人一起排挤孤立受害者。
>
> 暴力行为、肢体攻击：这是校园霸凌最常见的形式，却常常被误认为是"小孩子正常的打打闹闹"。

霸凌有哪些危害

霸凌实施者自身可能存在各种各样的问题。他们中有一些人会滥用药物和酒精，成年后则会对配偶或子女施行家暴，甚至走上犯罪的道路。

霸凌受害者的不良后果有：

- 躯体不适：如失眠、头痛、胃痛、免疫力低下等。
- 心理异常：陷入低自尊状态，出现精神心理问题，如焦虑、抑郁情绪，甚至出现自伤、自杀行为；还可能罹患创伤后应激障碍，表现为经常处于警觉性增高、愤怒、敌意和易激惹状态，严重时出现回避或攻击行为。
- 社会功能受损：出现社交困难、学校适应困难，表现为课堂上注意力不集中，常常迟到、早退，严重者甚至走上旷课、辍学的道路；也可能相反，出现反社会行为和道德疏离，开始吸烟、酗酒、使用毒品，日后发生暴力犯罪等。

若不对当前霸凌日益严峻的发展态势加以制止，则青少年极有可能在"朋辈文化"的影响下加入霸凌的行列，甚至导致霸凌成风，影响社会稳定：

- 可能增加青少年对霸凌的漠视和容忍，错误地相信用暴力可以解决问题。
- 降低青少年人际关系处理能力，不利于友爱、互助同伴关系的建立和维持。
- 消磨青少年对人的关爱和善念，或发展成利己主义。
- 使青少年丧失公平正义理念，或助纣为虐，或事不关己高高挂起，失去见义勇为的能力。

如何区分正常的打闹与霸凌

- 是否有**力量上的不对等性**：霸凌是绝对强势者对于无抵抗力的弱势者的单方面压迫，正常打闹的双方力量常常是基本平衡的。
- 是否存在**时间上的持续性**：霸凌常有预见性和持续性，可能持续数月或一年，未加干预时甚至是长期性的；而孩子们的打闹多非蓄意，且很快结束。
- 校园霸凌**不局限于肢体上的冲突**，还包括言语侵犯、孤立和冷暴力、网络霸凌等形式。

正确识别校园霸凌，是坚决抵制校园霸凌，减轻其对儿童青少年心理伤害的第一步。

鸣谢：中国社会心理学会婚姻与家庭心理学专委会副主任委员、中华女子学院李洪涛教授指导。

👤 陈音含　钱 英　🏥 北京大学第六医院

校园霸凌
——您必须知道的三件事（二）

在上一篇文章中，我们已经了解了如何正确及时识别校园霸凌，本文继续介绍面对校园霸凌，家长和儿童青少年应该怎么做。希望能帮助家长树立科学的教育理念，帮助孩子掌握心理健康相关知识，正确认识、处理碰到的情绪问题，提升自我心理调适能力。

您需要知道的第二件事

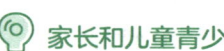家长和儿童青少年应该怎么做

面对霸凌，家长应该怎么做
1. 家长应该做的

- 早期识别霸凌的线索。
- 询问和倾听霸凌过程，安抚孩子受伤的心灵。
- 与老师、孩子和校方一起讨论如何行动，提供强有力的支持。需讨论的问题包含：
  - 在这个集体中，究竟什么样的行为是被允许或禁止的？
  - 当我面对霸凌的时候，我有哪些表达渠道？我会得到怎样的关注和帮助？
  - 在霸凌发生之后，我是否有机会和老师一起坐下来，无所顾忌地表达自己的真实感受（而不会被评价或指责），并和大家共同制定和学习一个属于我们自己的行为规范？
  - 实施霸凌者需要承担怎样的后果？

- 当实施霸凌者再次突破规则和边界侵犯我时,我可以如何求助?
- 陪伴孩子直面霸凌者:与对方及其家庭沟通,必要时诉诸司法和舆论,守住制止一切有形、有质伤害的底线。
- 帮助孩子在班级、学校找到可以互相支持的伙伴。
- 及时带孩子寻求专业的心理干预与帮助。

最重要的是,家长要向孩子承认这件事情很复杂,要告诉孩子:"被霸凌不是你不够好,不是你不会正确处理,爸爸妈妈在你这个年龄应对处理这样的情况可能还不如你,爸爸妈妈现在是大人,会一直陪伴你渡过这个难关的。"

2．家长这样做可能不妥

- **批评孩子。** 家长应注意避免指责受害的子女,对主动前来倾诉的子女不可以这样回复:"一个巴掌拍不响,他们为什么就欺负你呢?"这样说会让受伤的孩子觉得父母不理解自己,进而不再求助。
- **对于孩子的诉求一笔带过。** "不要太斤斤计较",这可能是很多家长在不了解事情详细经过时的回应,认为孩子口中的"被欺负"只是同学间的"正常打闹"和"偶然事件",甚至要求孩子改变自己的行为态度,不要追究别人的责任。这样轻描淡写,会让实施霸凌者变本加厉,而霸凌受害者却陷入了更深的痛苦和无助。
- **鼓励以暴制暴。** 这样可能让孩子处在潜在的危险中,甚至转而霸凌他人。

面对霸凌，儿童青少年如何自救

1. 思想上的建设

这是一切自救的基础。首先，你应了解"人格平等""性别平等"的基本知识，**不妄自菲薄，拒绝"受害者有罪论"**，从心底先肯定自己的价值。当遭遇不幸后，你应鼓足勇气直面霸凌，承认自己受到了伤害。重新认识到自己的价值，明白**受霸凌不是因为你的过失和软弱，而是霸凌者的过错和侵犯**。长期的回避和隐忍只会牺牲自由和快乐，加剧自我否定的痛苦。你要告诉自己：我是无辜、自由的，我完全有能力摆脱过去的泥沼，寻求新的开始。

2. 行动上的坚定

在霸凌可能发生、已经发生时或不幸发生后，你应**敏感警觉、主动求助、坚决反抗**。坚定信念，挖掘自身的优势与力量，积极主动地寻求父母、老师、朋友的帮助，以良好的社会支持对抗霸凌的势力。

平时不要封闭自己，多交朋友、交好朋友，在校期间和放学路上尽量结伴而行。

你需要敏感地发现身边意图"欺负"你的同学，以坚定的语言及时向父母或老师报告："×××最近对我有不友善的言语或举动。"必要时可通过他们邀请"不友善的同学"先谈一谈"我们之间是否存在误会？"

当发现自己被"盯上"时，最好先找机会逃跑，之后再寻求根本的解决办法。若无法逃离，则尽量找准时机"大声呼救"，引起周围人的注意。最好有明确的求助目标，如路过的长者或托付值得信赖的同学快速寻求师长的帮助。要注意，当针对你的第一次霸凌发生时，对方往往处在不确定"自己的压迫手段对你是否有效"的状态，此时你需要鼓起勇气、大声呵斥、明显地反抗，很多霸凌将被扼杀在这一阶段。

若很不幸，霸凌仍然发生了，在事后不要抗拒向师长表明自己所受的身体或言语上的伤害，竭力表达"我受到了伤害，我需要你们的帮助。"不要以"抗拒上学、抗拒让父母看见受伤处"等行为，回避你真实受到的霸凌。

要谨记：一次对抗失败，不是你隐忍的理由。 父母、老师和朋友可能尚未意识到事情的严重性。你可以重振旗鼓，寻求更有力量的支持——你表达的次数越频繁、态度越强烈，师长和同学们更能正视、解决你的诉求。天网恢恢，最后还有法律和舆论可以帮助我们。

3. 面对网络霸凌

你需要不断提高自己的自尊、自信。以积极、有弹性的态度保护自己免受网络谣言、恶评等所造成的痛苦。可以通过截图、录屏等方式保留证据，及时向家长、老师反映情况，或善用举报功能，也可诉诸法律或舆论等方式，对网络霸凌叫停。

正确识别校园霸凌，并且家长、孩子知道该怎么应对，我们已经获得了坚决抵制校园霸凌的强大力量。但，这还不够，接下来的文章会继续向大家介绍，应对校园霸凌——您必须知道的第三件事。

鸣谢：中国社会心理学会婚姻与家庭心理学专委会副主任委员、中华女子学院李洪涛教授指导。

陈音含　钱英　北京大学第六医院

校园霸凌
——您必须知道的三件事（三）

通过前文，我们已经了解了如何正确及时识别校园霸凌；面对校园霸凌，家长和儿童青少年应该怎么做。本文中，我们继续了解社会各界应如何联合起来应对校园霸凌问题，共同创造更有利于儿童青少年心理健康的外部环境。

您需要知道的第三件事

 应对校园霸凌，需要全社会参与

家庭、学校、心理工作者以及互联网、司法等社会各界应协同制定措施，共同应对儿童青少年霸凌的相关问题。

家长

家长应努力为孩子创造良好的家庭环境，经营好自己的婚姻和家庭关系，避免打骂孩子或在孩子面前实施暴力行为，为孩子的身心健康成长做好榜样。同时注意培养孩子自信、积极的生活态度。告诉孩子面对他人强加的不合理行为或要求时，要及时识别危险，摆出拒绝的态度，及时寻找应对与逃离的方法。

学校

学校应采取以下几方面的预防措施，并与家长联合行动。

- **加强科普**：普及霸凌的相关概念，教给孩子们被霸凌或目睹霸凌时可以采取的应对措施。更重要的是，我们需要让每个孩子都明白"霸凌是绝对不可取的"，让孩子们能站出来，对霸凌实施者说"不"。很多情况下，这能阻止一场霸凌的发生。
- **倡导基本人权与性别平等教育**：在学生的思想政治教育中增加"法制人权教育"。教导孩子们平等待人待事，不恃强凌弱，拒绝任何形式的歧视，以此营造尊重、平等、包容的校园文化。还需督促孩子们学习良好的人际沟通知识和技能，以讨论、协商的方式，解决不同观点的冲突。
- **建立规则，加强监控**：学校应当及时建立规则，明确霸凌的界限和对霸凌者的惩罚措施，从制度上约束、制止霸凌的发生。以学校或社区为基点，建立组织完善的反霸凌社团、机构等，帮助监督与处理校园霸凌事件。对某些存在隐患的场所和活动还需加强严密监督，如安装监控摄像头、人员出入时探测有无可疑的金属器件，并教育孩子们远离风险场所和环境。
- **重视体育锻炼**：增加学龄少年儿童日常的体育活动量，有助于他们强健体魄，改变久坐的不良生活习惯，降低其在特殊场景（如网络上）遭受侵害的可能性，培养积极健康的心理社会认知。
- **寻求相关机构、组织的支持**：必要时可上网搜索，拨打当地中小学生欺凌防治工作机构的联系电话，取得第三方组织的帮助，或寻求相关反霸凌组织、机构的帮助。

心理工作者

心理工作者对来访的儿童青少年应询问有无遭受霸凌的经历，并对受害儿童青少年进行常见的精神障碍和自杀风险的筛查，以早期发现问题并施行合理干预。同时应由精神科医生或正规心理治疗师/咨询师对学校老师、家长等进行培训，提高监督者对于儿童青少年自杀风险的评估和应对能力。

互联网使用程序的政策制定者

互联网使用程序的政策制定者应考虑到网络霸凌的可能性，倡导文明上网，要求网民具备公民的素养和准则，做合格的"数字公民"；采取对受害者的在线同伴支持、电子旁观者等措施，以及联系相关服务提供商，识别、阻止、教育风险用户或删除可能造成网络暴力的不良信息。

社会各界

社会各界应广泛关注和参与校园霸凌治理。当前我国《治安管理处罚法》已对殴打或故意伤害他人做了相关规定，《民法典》对人格权进行了相关规定，新修订的《未成年人保护法》增加了对校园欺凌的强制报告规定，教育部发布的《未成年人学校保护规定》明确了各类校园欺凌行为。未来，相关部门仍需继续制定和完善专门针对校园霸凌的法律法规，媒体报道时更需要进行科学引导。

案例 1

悲伤结局后的忏悔

小A在一个看似平凡的夜晚悄然结束了自己的一生。多年以后，曾经对她进行霸凌的几名同学聚在一起，遗憾地回忆起当时的情形。他们深感悔悟和不安，除了向小A的父母真诚道歉，还在"Tumblr"网站上"我们曾是霸凌者（We were Bullies）"的界面忏悔并写下自己的过错，警示其他企图或正在霸凌他人的"恶魔"。他们希望大家可以思考："当时霸凌他人的原因是什么，霸凌之后自己真的快乐吗，事后究竟采取什么补救措施才足够……"

案例 2

拨开云翳见暖阳

王同学的故事还没有展示结局，这里用临床中一个类似的真实故事来收尾：造谣的同学并没有道歉，老师也没有伸张正义，其他同学更没有站出来打抱不平。受伤的同学由此对人性失望，对社会绝望，消沉、封闭了很久。幸运的是，在父母的支持下，她来到了医院。经过相当长时间的药物和心理治疗后，她开始重新接纳周围人的目光和声音，投入正常的学习和生活，而不是因为害怕周围人的指指点点而关上自己的心门。与此同时，她也关注并加入了号召"合理、文明使用网络和舆论工具"的行动，呼吁人们正确利用和看待互联网这个全新的信息传播平台，不要为一己之私、口舌之快而伤害他人……

案例 3

给伤害按下暂停键

直到现在，小凡半夜还会被噩梦惊醒，平常也无法到中学附近那片场所活动。但经过心理医生的悉心陪伴和指导，小凡可以在梦醒时引导自己使用心灵"遥控器"改变恐惧画面的颜色，随时暂停恐惧图片的出现，并将伤痛封锁在"保险箱"里面……当小凡有力量暂停和处理这些伤害和伤痛时，他对人际关系的紧张不安也减轻了，并开始尝试结交朋友……

三个故事已然落幕，但认识、应对和预防霸凌仍有很长的路要走。希望大家都能加入我们的行列，一起寻找、探讨、策划"消弭校园霸凌"更多的可能性，使"青春之少年，有青春之心灵"。

鸣谢：中国社会心理学会婚姻与家庭心理学专委会副主任委员、中华女子学院李洪涛教授指导。

参考文献

[1] Olweus D. Bullying at school and later criminality: findings from three Swedish community samples of males. Crim Behav Ment Health, 2011, 21(2): 151–156.

[2] John A, Glendenning AC, Marchant A, et al. Self-Harm, suicidal behaviours, and cyberbullying in children and young people: systematic review. J Med Internet Res, 2018, 20(4): e129.

[3] Kwan I, Dickson K, Richardson M, et al. Cyberbullying and children and young people's mental health: a systematic map of systematic reviews. Cyberpsychol Beha Soc Netw, 2020, 23(2): 72–82.

[4] Ohene SA, Ireland M, McNeely C, et al.: Parental expectations, physical punishment, and violence among adolescents who score positive on a psychosocial screening test in primary care. Pediatrics, 2006, 117(2): 441–447.

[5] Hemphill SA, Tollit M, Herrenkohl TI. Protective factors against the impact of school bullying perpetration and victimization on young adult externalizing and internalizing problems. J Sch Violence, 2014, 13(1): 125–145.

[6] Olweus D. School bullying: development and some important challenges. Annu Rev Clin Psychol, 2013, 9: 751–780.

[7] García-Hermoso A, Hormazabal-Aguayo I, Oriol-Granado X, et al. Bullying victimization, physical inactivity and sedentary behavior among children and adolescents: a meta-analysis. Int J Behav Nutr Phys Act, 2020, 17(1): 114.

认识校园霸凌
——对校园霸凌说"不"

毕文秀　陈沛昱　北京师范大学心理学部

2018年4月，广西北海合浦县某中学的学霸女生疑遭霸凌后跳楼自杀的新闻，引起了大家的热议。一名深受老师认可的好学生在遭受校园霸凌后没有得到帮助的情况下，最终选择结束自己的生命。近年来，这样的事件层出不穷……

2020年11月5日，联合国教科文组织将每年11月的第一个星期四设立为"反对校园暴力和霸凌包括网络霸凌国际日"，旨在引起各界对校园霸凌的重视。

在前来接受心理咨询的青少年来访者中，因遭受校园霸凌导致抑郁，甚至无法上学、出现自杀行为的不在少数。这些来访者需要整个系统的共同努力来帮助他们，这个系统包括家庭、学校、社会和个体。

校园霸凌现象触目惊心

2017年，针对国内近30个省市的青少年抽样调查报告显示，约三分之一的青少年曾遭到校园霸凌，其中约4.7%的青少年经常被霸凌。

联合国儿童基金会（UNICEF）2018年发布的《每日一课——结束校园暴力》调查报告表明，约1.5亿青少年曾经历过校园霸凌事件，占据全球青少年总人数的二分之一。

同时，互联网日益成为青少年生活中不可或缺的一部分，霸凌行为的形式也逐渐从线下蔓延至线上。2018年，中国互联网络信息中心的一份调查报告显示，目前我国有7.72亿网民，青少年网民数占据总网民数量的五分之一，其中在校生人数最多、规模最广。

互联网使教育和信息的流通变得前所未有的方便和快捷，但由于低门槛、无束缚、易传播的特点，其负面影响也日益严重。网络霸凌已逐渐成为青少年群体中较为普遍的现象。有研究表明，30%～70%的儿童报告曾遭受过网络霸凌。

霸凌与校园霸凌

霸凌是基于与他人权力不对称关系而出现的一种有预谋的、故意的、重复的暴力行为。

校园霸凌又称校园暴力，指的是发生在校园内外、学生之间的，一个或多个学生单次或多次恶意通过肢体、语言及网络等手段实施欺负、侮辱，造成另一方身体伤害、财产损失或精神损害的行为。

以下行为都属于霸凌

霸凌有直接和间接两种形式。

直接的霸凌，是以较明显、直接的方式进行的霸凌，包括身体上的和言语上的，比如踢、打、掐、咬、推搡、勒索、抢夺、破坏物品等身体动作行为；直接的言语霸凌包括辱骂、嘲讽、挖苦、起外号、起哄等言语行为。

间接的霸凌，是以不易被察觉的方式进行的霸凌。间接霸凌包括关系霸凌、网络霸凌等类型，其中关系霸凌包括造谣传谣、人际孤立等。

网络霸凌，是利用电子通讯技术霸凌他人的一种形式。网络霸凌的主要呈现方式为使用电脑和手机，发送侮辱和叱骂信息，未经允许在网络中发布他人隐私，假冒他人等，实施伤害行为。

校园霸凌的危害与根源

校园霸凌行为严重影响青少年的身心健康。

遭受校园霸凌的个体会表现出明显的焦虑、抑郁、压力、自卑、恐惧等消极情绪，并出现睡眠障碍、注意力缺陷等躯体症状；实施校园霸凌的个体则会表现出更多的情绪问题、缺乏同情心、问题行为等。

不管是哪种霸凌行为，都可能从简单的言语侮辱发展到暴力的身体殴打，甚至发展成更严重的后果（如抢劫、盗窃、性侵、杀人等）。

霸凌发生的根源包括：

1. 不良的家庭环境和父母教养方式；

2. 学生学业压力繁重，缺乏健康疏解压力的方法，同学之间缺乏团结协作的机会；

3. 学校对学生道德素质教育不够重视，或老师教育方式不良；

4. 社会媒体等未能给青少年提供正确的价值观引导，对不良行为的细致描述等易诱发青少年的模仿学习行为；

5. 个体社会化过程中，产生冲突感等。

出现这些情况时，孩子可能正在遭受霸凌

一般霸凌者会威胁被霸凌者不可告知家长和老师。其实，霸凌者不允许告诉老师和家长也是因为害怕。但如果孩子胆小不说或者家长粗暴处理，孩子会更加害怕告诉家长。

家长和老师们需要具备识别校园霸凌信号的敏感性，如果孩子有以下情况，他可能正在遭受霸凌。

1. 孩子某一时期频繁出现个人物品丢失或损坏，如鞋子、杯子、文具等；

2. 孩子开始不想上学，害怕去学校，甚至出现厌学情绪等；

3. 孩子身体表面无缘由地出现伤痕或身体不适；

4. 孩子不敢上学校的厕所，要回家上厕所；

5. 孩子回家情绪持续低落、沮丧，不愿与人交往，甚至睡觉时经常做噩梦；

6. 孩子拒绝谈论学校的事情和同学之间的关系，开始有自己的秘密；

7. 孩子开始出现自伤或者自杀行为；
8. 孩子要求家长早点来接自己或者对学校感到害怕等。

霸凌发生时，我们应该怎么做

给孩子的建议：

独自面对时，尽量避开

独自遇到突发霸凌状况，要尽快远离。人身安全永远是第一位的，不要去激怒对方。如果实在不能避开，目光要坚定，保持沉着冷静，腰杆也要挺得笔直，直接告诉对方："你这样做是不对的，我会寻求老师和家长的帮助。"

对于线上的施暴者来说，他们通常只是借机使用文字发泄不快，如果你没有反应，对方往往不会再纠缠。

及时说出来，获得家长和老师的支持

如果已经遇到霸凌，要勇敢地向家长、老师或权威部门反映。告诉他们施暴者是谁、他们具体做了什么、在哪里、什么时候、持续多久了、对自己造成了怎样的困扰，以获得最及时的帮助。

家长和老师永远是最愿意提供帮助的人。

寻找资源，调整情绪状态

不管是线上还是线下受到霸凌的孩子，往往会陷入自我否定、焦虑抑郁的状态，甚至可能会想，是不是自己哪里做错了，才会受到欺负。这个时候就需要向家长、老师或心理咨询师表达想法与情绪，以获得及时的情感支持。

给家长的建议：

保持冷静，倾听共情，了解细节

父母请保持冷静，不要慌张。作为大人，我们不仅需要关注、倾听、理解、共情孩子，还需要肯定孩子有勇气告诉家长这件事情。同时作出积极回应，让孩子明白无论什么情况下，家长都会站在孩子这边，

并为孩子提供帮助与支持。

父母坚定的反应可以帮助孩子形成他的态度，这意味着我们将开始一起着手解决这个问题。

与校方建立协作关系，共商解决方案

第一步：总结事情的来龙去脉。根据从孩子那里了解到的情况，尽可能记录下霸凌发生的时间、地点、具体方式；同时，了解学校关于霸凌行为的相关规定和相关法律法规。

第二步：与学校老师沟通，家校协作。向孩子的班主任或熟悉的老师进一步询问情况，了解老师知道的信息，进行信息互通。在沟通中共同协商可以家校协作的部分。

在沟通的过程中，孩子需要参与到问题解决的过程中来。但也尽量意识到，不能让孩子感觉到被"特别对待"，尽可能地减少对他正常生活方式的改变。比如，与其让孩子在班级里单独更换座位，可以请老师帮助让全班同学都换个新座位。

建立安全氛围，帮助孩子平复情绪

受到霸凌的孩子很可能产生情绪问题，因为他们对周围的环境失去了安全感，对人际关系产生了不信任感，可能随之失去对人对事的兴趣，进而出现不愿意去上学的情况。

家长可以通过接送孩子、增加陪伴沟通等方式，为孩子重建一个安全的氛围，帮助孩子重建信任感。同时，寻求老师的帮助，请老师观察孩子在学校的情况，据此提出建议。

给学校的建议：

做好防校园霸凌的相关科普

采用心理健康科普讲座等形式，帮助同学们和老师们认识和了解校园霸凌及其成因，更好地识别校园霸凌行为，帮助同学们更好地理解校园霸凌的产生及应对方式，对有霸凌行为的同学进行正向的价值观引导和教育。

教师角色很重要

在遇到霸凌行为时，教师是学生最先获取到的支持途径。

教师需要做到客观公正，采用三步走的方法应对和处理。首先，立即制止，客观了解事情发生的经过。其次，对被霸凌学生做好心理安抚和情绪疏导，必要时请心理老师或心理咨询师介入。最后，了解霸凌学生可能的心理根源，在理解的基础上，教授合适的应对冲突和解决冲突的方法，进行适当的教育。

加强校园文化活动建设

丰富学生的校园文化生活，帮助学生搭建建立良好关系的渠道。在参与活动的过程中帮助孩子释放压力，同时提升自我价值感，在人际相处中建立归属感。

学校整体氛围会影响霸凌及其相关行为（如对抗、违纪等）的发生。积极的学校氛围（低冲突、组织有序、学习定向、鼓励合作等），有助于霸凌及相关行为的减少。

给社会的建议：

不做旁观者

当我们看到校园霸凌发生时，在保护好自己的前提下，在力所能及的范围内及时制止，避免更大的伤害发生。同时，主动了解校园霸凌的特点，积极关注孩子的状态，防止校园霸凌的发生。

加强未成年人社会媒体监管和科普教育

根据班杜拉的社会学习理论，孩子的多数行为源于模仿学习，比如观看暴力影视剧、短视频、书籍等。因此，社会媒体应有责任感，避免为了抓眼球而描述过多不良行为细节，要对未成年人进行正确的价值观引导和合理的法制教育科普。

健全法治体系

国务院曾多次印发关于开展中小学生霸凌防治工作的通知，推动形成学生霸凌防治工作长效机制，从而有效遏制学生霸凌事件的发生。

2021年6月1日起施行的新修订的《中华人民共和国未成年人保护法》首次对学生霸凌进行定义，并明确规定学校应当建立学生霸凌防控工作制度，对教职员工、学生等开展防治学生霸凌的教育和培训。

校园霸凌的防治中，应当树立"法治第一"的观念，整合目前已有的防治校园霸凌的法律法规，大力科普，提升学生法律意识，同时加强对于弱势家庭背景学生群体的政策关注。

儿童青少年处于成长发育的关键阶段，家长、老师和学校需要密切关注他们的身心状况变化和发展，校园霸凌行为更需要引起我们的重视。霸凌行为的处理需要学生、学校、老师及家长多方面协作，在加强教育管理的同时，进行合理引导和疏导。让我们携手为孩子们共同营造良好的家校环境，让他们可以大声对霸凌说"不"！

参考文献

[1] Fenaughty J, Harré N. Factors associated with distressing electronic harassment and cyberbullying. Computers & Education, 2013, 2: 240–250.

[2] Tewart RW, Drescher CF. Maack DJ, et al. The development and psychometric investigation of the cyberbullying scale. J Interpers Violence, 2014, 29(12): 2218–2238.

[3] Kowalski RM, Giumetti GW, Schroeder AN, et al. Bullying in the digital age: a critical review and meta-analysis of cyberbullying research among youth. Psychol Bull, 2014, 140(4): 1073–1177.

[4] Garaigordobil M. Psychometric properties of the Cyberbullying Test, a screening instrument to measure cybervictimization, cyberaggression, and cyberobservation. J Interpers violence, 2017, 32(23): 3556–3576.

[5] Soler L, Kirchner T, Paretilla C. Impact of poly-victimization on mental health: the mediator and/or moderator role of self-esteem. J Interpers violence, 2013, 28(13): 2695–2712.

[6] Stewart RW, Drescher CF, Maack DJ, et al. The development and psychometric investigation of the cyberbullying scale. J Interpers Violence, 2014, 29(12): 2218–2238.

第五章

人际、职场与两性心理

如何维护人际关系

徐凌子　　北京大学第六医院

每天我们都要处理大量的人际关系，这些人际关系能够满足我们的一系列心理和生理的需求。亲密的人际关系包括亲人、恋人、朋友关系。还有一些次要的人际关系，包括邻居、熟人和其他需要日常打交道的人。总之，我们身边到处都是人际关系。为了我们的身心健康，有必要学习如何建立和维护人际关系。

人际关系的阶段

人际关系不是一瞬间就建立起来的。一位名为乔治·莱文杰（George Levinger）的心理学家在1980年提出了人际关系的五个阶段，他称之为阶段理论，具体包括：相识、相熟、维持、瓦解、结束（终止）。很多关系会停留在第一个阶段（相识），例如和收银员、出租车司机等短暂打交道的人。一段成功的人际关系会经历前三个阶段。与朋友决裂或者与恋人分手的关系会经历全部五个阶段。该理论向我们展示了人际关系是动态的，也是多样的。

关系的重要性

人际关系对我们的身心健康和福祉都十分重要。良好的人际关系能帮我们战胜孤独感，也给我们的生活赋予了意义；而不健康的人际关系会给我们带来痛苦，甚至干扰我们的正常生活。举例来说，一个稳定的伴侣能分享你的快乐，也能在你失意的时候为你提供支持；而一段不健康的亲密关系可能会让你感到自责或者自卑。

维护人际关系

良好沟通

朋友、亲人、恋人之间的人际关系都是需要努力去维护的。维护人际关系最重要的技巧就是沟通。在关系进展顺利时,恰当的沟通会让关系更加紧密;而出现冲突时,需要充分的沟通才能真正克服困难,回避冲突只能暂时搁置问题。

我们不仅要学会倾听对方的诉求,在人际关系中遇到问题时,也要用适当的方式表达出来。表达的方式有很多种,可以当面讨论,也可以发消息、写信或者请他人代为转述。沟通的形式并不重要,重要的是沟通的内容一定要以解决问题为目的,而不是单纯地发泄负面情绪或者指责对方。

建立边界

人际关系中的边界像是一个隐形的栏杆,它规定了哪些事情可以发生,哪些事情不可以发生。边界可以是物理上的,例如朋友能和你有什么样的身体接触,和陌生人交谈时两个人的距离如何;也可以是心理上或者行为上的,例如和交往对象多大程度地分享自己一天的行踪。

边界是流动的,与你所处的文化环境有关,也会随着人的年龄、状态和所处的环境而变化。良好的人际边界有助于我们维持稳定的人际关系,也能加强我们的自尊。可以通过以下步骤建立良好的人际边界。

了解自己的权利

设定边界的前提是确定自己的基本权利。例如:
- 我有权说"不"而不会感到内疚。
- 我有权受到尊重。
- 我有权让我的需求和其他人一样重要。
- 我有权不满足别人对我的不合理期望。

坚定的表达方式

坚定而友好地设立自己的界限，不要用咄咄逼人的态度。可以用这样的语句：

_____会让我感到_____，因为_____。我需要的是_____。

具体举个例子："你阅读我的日记会让我感到隐私被侵犯，因为我重视隐私。我需要一个私密的空间来记录我的想法。"

学会拒绝

对其他人说"不"会让很多人感到不舒服，但在必要的时候，"该出手时就出手"。你可以说"不"，不需要任何借口。

获得支持或帮助

如果上面这几个步骤执行起来比较困难，可以寻找一些支持或者帮助。可以和一个朋友定期交流自己建立良好人际边界过程中的收获与困难，也可以和一位专业的心理治疗/咨询师进行讨论。

关系的终止

我们生活中绝大多数人际关系终究都是要终结的。当说到一个人际关系的终结，你可能会首先想到恋人之间的分手。但是，各种关系其实都是会终结的。例如，从学校毕业之后，一些朝夕相处的同学或者老师可能就再也不联系了。再如，我们最亲密的父母也终有一天会离开我们，这也是一种关系的终止。

大部分人际关系都有终点。接受这一点，不仅会让我们更容易接受分离，也会让我们更加珍惜现有的人际关系。

人际关系触及我们生活的各个方面，包括家庭、工作和休闲活动。如果没有牢固的关系，我们可能会感到孤独，缺少支持。良好的人际关系是需要花费时间和精力去维护的。

认清一段关系的前提是要充分了解自己。因此，如果你在人际关系中屡屡受挫，或许能够从内省当中发现一些线索。如果有条件，也可以找一位专业的心理治疗/咨询师陪你一起探索自己。

熊娜娜　北京大学第六医院

增进与保持积极的人际关系：GIVE技能

在亲子互动和人际交往中，你是否有过这些体验？

家庭聚餐中，因为亲戚某一句话，孩子突然情绪激动、摔碗，让你当众非常为难。

你忘了最好朋友的生日，他/她感到非常委屈和生气，让你不知所措。

在繁忙的马路上，你的车辆出了些故障，导致堵车，后面的司机开窗对你喊叫咒骂，你也很火大。

我们曾在本书第一章中分享过"DEAR MAN"技能，适用于清晰有效地表达自己的需求、坚持权利或达成愿望，用于改善目标效能。然而，在亲子和其他人际交往中，有很多时候不是为了解决某个问题，或者令人头疼的问题已不可避免地出现了。此时，在互动中增进和维持与对方的良好关系，让彼此都有积极感受，改善人际效能，成了主要目标。当然，有良好的关系作为基础，往往也更容易解决问题。

事实上，所有的互动都需要人际效能。可能有人会质疑说，那些不需要长期维持的关系也需要吗？我们可以设想，遇到马路上咒骂我们的司机，我们当然可以同样骂回去来解决，但事情结束之后，我们可能一整天都很气愤、不安。相反，更具人际效能的互动能让双方互相理解，带着好感觉或者尽量不带着坏感觉离开。在所有条件都相同的状况下，你比较偏好哪一种结局呢？

如何设法在互动中增进和维持积极关系，同时试着达成你的目标呢？

我们可以用英文单词GIVE来记住这一技能，它代表的是：**温和有礼（gentle）、用心倾听（interested）、认可他人（validate）、举止轻松（easy manner）。**

接下来我们就以本文开头的第一个场景，以应对孩子发脾气为例，解释其具体含义。

温和有礼（gentle）

它是指态度友善和尊重对方。人们通常会对友善温和的态度回应更多，对严厉的态度则不然。

友善和尊重特别指的是四件事：不攻击、不威胁、不评判、不嘲笑。

1．不攻击：如果你想要增进和维护关系，那么不要有言语或身体攻击，避免责骂或殴打孩子。

2．不威胁：如果你想表达自己的痛苦，请平静、不夸张地描述，如"现在妈妈也很为难。"避免使用有操纵性或威胁性的话语，如"如果你再闹下去，我就把你扔在外面，我也不活了。"最好的方式是表示自己愿意提供帮助，如"妈妈愿意帮助你，让你感觉好一些。"

3．不评判：尽量避免说教，如"如果你是个好孩子，就不能发脾气。""你应该给长辈面子。"

4．不嘲笑：请留意自己的语气和肢体语言，避免嘲笑、讽刺或轻蔑，也不要试图逃离。避免使用如"你就是有病！""我不在乎你怎么样。""我不管你了。"

如果希望与对方创造积极的关系，请尽量停留在对话里，继续和对方讨论，直到从容地结束对话。

用心倾听（interested）

人们通常愿意回应对自己感兴趣的人。如果你对对方表示兴趣，而且给他们时间和空间来回应你，对方就会有比较好的感觉。

交流中，请保持眼神连接，倾身靠近，避免打断、走神或谈论别的问题，如玩手机、心不在焉。用温和的态度去询问对方，关心他的想法和动机，用心倾听对方的观点、意见、拒绝和要求的理由，不要打断或想说服对方。

避免不经确认就揣测对方的想法或意图，如"你就是不想让我们好过。"不要以为你完全了解对方的内心想法，特别是在你认为对方是故意想要伤害你、拒绝你或漠不关心的时候。如果对方希望延后讨论，请保持耐心。

例如，可以带孩子离开餐桌，来到安全的单独空间，握着孩子的手，说"妈妈很想知道刚刚具体发生了什么，你看见、听见了什么。如果你愿意，可以说说你的感受和想法。当然，你现在不想说也可以，妈妈先跟你待一会儿。"

认可他人（validate）

认可对方能够非常有效地改善关系，它使问题解决、亲密和支持关系的建立变得可实现，使伤害失效。

有人可能会质疑，明明不想要孩子乱发脾气，为什么还要认可他/她？

这里，认可不意味着同意对方，也不意味着喜欢对方的言行，仅仅是认可其合理性。实际上，需要被认可的是对方在这个处境下的感受和想法，即以对方视角或处境来换位思考，承认对方的情绪、想法和行为是有原因的、是可以理解的，进而通过言语和行为去表达这种理解，即使我们并不同意对方的想法或行为。

言语上的认可

例如，在认真听完孩子的解释后，可以说："我明白了，你觉得必须大吼大叫，因为你已经非常生气了。你在餐桌上看到姑姑对爸爸说话，而爸爸没有回答，你认为这样不对，所以感到紧张和不满。"

如果你了解对方过去的经历和背景，可以更深刻地理解对方行为背后的意义，进一步认可其行为的合理性和有效性。如"小时候因为大人们之间有矛盾，爸爸回家后会向你发脾气，所以你很害怕再出现这样的情况。""有时候你发脾气，别人就会来照顾你，不会再责怪你了。"

平等地对待对方，不要认为对方是脆弱的或无能的，例如说："如果妈妈是你的话，在这个情况下也可能会非常生气。"

行为上的认可

"坐而言，不如起而行。"行为上的认可往往胜过千言万语。如前所述，把孩子带到安全的环境，认真对待他/她的感受，勇敢地承认或改正自己的错误，是人际关系中对对方最大的认可。

举止轻松（easy manner）

维持关系的最后一项技巧是举止轻松，即尽量用轻松愉快的态度，面带微笑，安抚对方，可能的话发挥一点幽默感。例如"你刚刚那么生气，你的狮吼功吓得整桌人都不敢说话了，没想到你小小的身体里有这么大的能量。""我们待会儿要不要一起回去，安慰安慰老人家们受伤的心灵？"

请记住，当我们碰到不顺心的事情时，向亲近的人大吼大叫或发脾气可能可以解决问题，但会带给彼此不愉快的感受，伤害人际关系。研究表明，积极的亲密关系是人拥有长远幸福感的重要因素。

让我们在生活中多多尝试练习GIVE技能，用温和有礼、轻松幽默的态度，去接近他人、倾听他人、认可他人，增进人际效能，建立与保持积极的人际关系，获得内心的富足与安宁。

参考文献

[1] 【美】马修·麦克凯,杰弗里·伍德,杰弗里·布兰特里. 辩证行为疗法:掌握正念、改善人际效能、调节情绪和承受痛苦的技巧. 王鹏飞,译. 重庆:重庆大学出版社,2018.

关于爱情的秘密
——认识亲密关系

刘丽君　　北京大学第六医院

"请看看那对幸福的恋人,他们难道不能至少试着掩饰一下,看在朋友的份上假装有点难过!"

——引自辛波斯卡的诗《幸福的爱情》

情人节,有人表白,也有人分手。
爱情,这个古老恒久的主题,
跳跃在诗人的诗句里,
传唱在歌者的歌声里。
一见钟情,也许要败给琐碎的日常;
两情相悦,也许逃不过岁月的摧残。
幸福的爱情是什么模样?
如何才能拥有幸福的爱情?
今天我们分享一些亲密关系的研究发现。

相爱容易相处难?——了解彼此的依恋类型

爱情的本质仍然是人与人的关系。恋爱关系会最大限度地暴露一个人在关系中的状态。我们如何看待他人、如何与他人相处？是基因和经验共同造就了此刻的自己。发展心理学家提出依恋类型是影响人际关系的一个重要因素。研究者将依恋类型分为四种：**安全型、痴迷型、恐惧型、疏离型**（表5-1）。

表5-1　巴塞洛缪提出的四种依恋类型

安全型	在感情上很容易接近他人。不管是依赖他人还是被人依赖，都感觉心安。不会担忧独处和不为人接纳
痴迷型	希望在亲密关系中投入全部的感情，但经常发现他人并不乐意把关系发展到如自己期望得那般亲密。没有亲密关系让我不安，有时还担心伴侣不会像我看重他一样看重我
恐惧型	和他人发生亲密接触使我不安。感情上我渴望亲密关系，但很难完全相信他人或依赖他人。担心自己和他人变得太亲密会受到伤害
疏离型	即使没有亲密关系也安心。对我而言，独立和自给自足更加重要，我不喜欢依赖别人或让人依赖

摘自：罗兰·米勒. 亲密关系. 王伟平，译. 北京：人民邮电出版社，2015.

很少有人完全符合某一个类型的描述，也许是：大部分时候是安全型，有时也会有恐惧型的一些表现；抑或是曾经是安全型，经过了一次悲痛欲绝的分手，对关系的信任显著降低，演变成了恐惧型；也有可能经历了一段良好的关系，从恐惧型过渡到安全型。

我们也可以从"回避亲密"和"忧虑被弃"这两个维度来进一步理解依恋类型（图5-1）。

幻想破灭？——理想与现实

你在寻找什么样的恋人？热情而诚信、忠诚而多情、俊美而活泼、富有而强大，是很多人理想型伴侣的模样。越接近理想型，对伴侣就越满意。现实往往和理想有差距。反过来说，在伴侣眼中的我们，和他/她的理想型又有着怎样的差距呢？幻想破灭时，只有分手一个选择吗？"情人眼里出西施"是指以"积极错觉"来评价自己的爱人，尽可

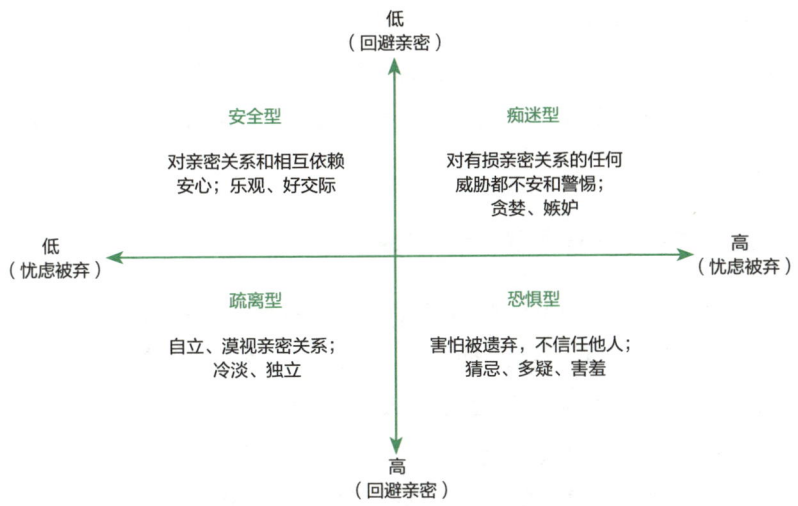

图5-1 依恋的双维度图
（图片来源：罗兰·米勒. 亲密关系. 王伟平，译. 北京：人民邮电出版社，2015.）

能用积极的眼光来描述伴侣。这并不代表看不到伴侣的缺点，而是认为这些缺憾并没有那么重要。相反，对伴侣的优点则加以突出，因而伴侣显得格外迷人。另一种方式则是，随着对伴侣了解程度的增加，不断调整自己的期待，使得期望标准逐渐切合伴侣的现状。避免不切实际的期望，失望随之减少。**其实，我们对爱人的美化，他们通常都知道，他们往往也希望我们这么做。作为回报，我们也从伴侣那里得到同样积极、善意的认知评价。双赢！**

为什么争吵？——归因过程

当伴侣没有按照我们的想法行事，或是没有履行约定时，**我们的情绪反应往往取决于我们如何解释伴侣的行为**。"他/她肯定是不爱我了！"会让我们感到痛苦和委屈；"可能发生了什么，他/她才这么做。"会让我们担心，等待对方的解释；"他/她偶尔会忘记，人之常情。"是善意的解释，让我们接纳和包容对方偶尔的过错。如何减少由于彼此不理解而引起的争执和不愉快呢？**事实上，即便是最亲密的伴侣，也很难理解对方所有行为的原因。当我们将这一点当作前提，为倾听和了解提供友好的心理环境，为沟通腾出空间，会为亲密关系增加幸福的砝码。**

真爱天注定？——和爱情一起成长

你相信一见钟情吗？你相信真爱可以克服一切困难吗？你相信只能有一个完美的"真"爱吗？如果回答"是"，那么你拥有关于爱情的浪漫信念。浪漫信念为爱情增添了一抹玫瑰色彩。你是否认同"争吵具有破坏性""如果彼此深爱就不会发生任何争执""美好姻缘天注定"等等这样的观念呢？你是否曾经因为恋人不懂自己的心思，而认为对方不够爱自己呢？

有研究者将关系信念分为两类：**宿命信念和成长信念（表5-2）。**宿命信念认为，伴侣要么是天造地设的一对，婚姻注定幸福美满；要么不是冤家不聚头，婚姻生活注定痛苦悲惨。好莱坞电影中的浪漫情侣往往是这一类信念的演绎。生活中持有这类信念的人，一旦发现对方和自己的想象不一样，则会立刻分手，转而寻找"唯一的真爱"。与宿命信念不同，成长信念认为，幸福的关系是努力和付出的回报，与伴侣一起努力战胜困难、克服困难，良性的亲密关系就能逐渐建立起来。**幸福的亲密关系是辛勤维护的结果。**在关系中面对争吵或犯错时，持有成长信念的人更忠于亲密关系，能够平和地讨论问题，为维护良好的关系做出努力；而持有宿命信念的人容易产生敌意，认为对方是错误的人。

爱情，始于心动，是心与心的吸引，是灵魂的相互依靠。自古以来爱情就是神秘的，关于爱情的秘密有很多。今天我们了解了在爱情里，彼此的依恋类型、玫瑰色的错觉、归因方式、我们对于爱情的信念等等，都是在为爱情加密。我们有了爱情的密码，为爱情添加燃料，使爱情的火焰持续燃烧。也许，幸福的爱情，不像钻石一样绚烂四射、光芒

表5-2　宿命信念和成长信念

这里列出的是奇普·尼（Chip Kee）测量宿命信念和成长信念的量表。请采用下面1～7的数字来评价你对每个问题同意或反对的程度。

1	2	3	4	5	6	7
强烈反对						强烈同意

1. 谈恋爱的情侣要么能和睦相处，要么格格不入。
2. 理想的亲密关系是逐渐发展的。
3. 美满关系的关键往往是从一开始就要找到般配的伴侣。
4. 亲密关系中的挑战和障碍只会让爱变得更深厚。
5. 恋爱中的情侣要么注定能融洽相处，要么不能。
6. 美满关系的关键往往是要学会与伴侣一起解决冲突。
7. 亲密关系如果开局不太好，则必然以失败告终。
8. 美满的关系是经过艰苦努力和解决双方的矛盾而形成的。

你肯定能猜到，奇数项评价的是宿命信念，而偶数项评价的是成长信念。在宿命信念和成长信念的研究中所采用的量表包括这些测量项目以及14条其他项目（Knee et al., 2003），但这些经典的项目仍然是这两套信念的最佳示例。

摘自：罗兰·米勒. 亲密关系. 王伟平，译. 北京：人民邮电出版社，2015.

耀眼，而更像是沙滩上的鹅卵石，安静地躺在阳光下，经历风雨，与海水、沙石、小螃蟹为伴。亲爱的读者，你觉得呢？

亲密关系相处之道
——识别您身边的爱语

马湘雲　　北京大学第六医院

每当情人节这个浪漫的节日来临，情人们会互赠礼物、共度时光、表达爱意。其实，我们每个人心里都有一个"爱箱"——一个装爱的箱子。

情侣们热恋时，彼此的"爱箱"是满的，此时此刻，双方的内心富足而热烈，充满喜悦、幸福和甜蜜。在这些积极情绪的影响下，情侣之间会以更开放、更积极的态度交流。

当然,"爱箱"也有空着的时候,比如当情侣们吵架时,经常会听到这样的对话:

💡 "你根本不爱我,我感受不到爱。"

💡 "我已经把我最好的都给你了,你怎么还不满足。"

这就像其中一方喜欢吃苹果,而对方却一直将自己最喜欢的香蕉送给他。最终,一方耗尽全力、倾其所有地付出,可是对方根本感受不到关心和爱,并且欲求不满、不断索取。此时此刻,尽管双方都在付出,但是双方的"爱箱"是空的。

因此,**识别爱的"语言",保持"爱箱"常满,在亲密关系中非常重要。**本文就向大家介绍五种爱的语言,基本上我们每个人的"爱语"都可以包含在内,希望对您有所帮助。

第一种爱语:肯定的赞美

俗话说,"良言一句三冬暖,恶语伤人六月寒。"情侣吵架时,总会听到这样的对话:

💡 "我做了这么多,你怎么一句好听的话都没有?"

💡 "都在一起这么久了,没有必要夸。我把你的好藏在心里,说出来干吗?"

相比于欣赏或赞美,没人喜欢和否定自己的人在一起。相比于零回应或挑剔的言语,积极肯定的反馈更能激励人。在情侣相处中,我们要学会用语言来表达和传递爱。肯定的言语不一定只在特别的时刻才能表达,我们在日常生活中可以随时向我们的另一半表达赞美、鼓励和支持。通常,用最简单、直白的肯定句来表达欣赏,效果最好。

比如：

爱人今天剪了新的发型，您可以说：

"你的新发型很帅。"

爱人今天化了一个很美的妆，您可以说：

"亲爱的，你今天真美。"

下班回家，您发现伴侣做了丰盛的晚餐，收拾好屋子在等您。您可以说：

"你做了这么好吃的饭，辛苦了。"

"你这么晚了还在等我，真贴心。"

这些看似平常的小事，我们可以赋予它们更积极的意义。如果您可以发现它们，并向爱人表达欣赏与赞美，爱人听到这些肯定和认可的言语，一方面可以激发他们的潜力，让其鼓起勇气将事情做得更好；另一方面也会使他们感受到来自您的关心和爱。

第二种爱语：身体的接触

身体的接触是表达爱的重要工具之一。难过时，一个拥抱可以使悲伤减半；快乐时，一个拥抱可以让快乐加倍。皮肤是我们人体最大的器官，上面的触觉感受器遍布全身。我们通过皮肤了解外界，了解他人，感受冷暖、疼痛等。

当您难过时，希望爱人如何安慰您？是鼓励的话语？还是一个暖暖的抱抱？如果您喜欢拥抱的话，您的爱语就是身体的接触。对于爱语是身体接触的人来讲，牵手、拥抱、亲吻更能表达对对方的关心和爱，比言语效果更好。

您可以和另一半讨论彼此喜欢的身体接触方式，不限于牵手、抚摸、拥抱、做爱，日常不经意的肩膀碰触、牵手逛街、并排靠在沙发上看电视等行为其实也是在用身体和对方沟通。具体哪一种方式最能让您和爱人感到安全、踏实和爱，需要您们共同花时间去探究。

第三种爱语：精心的时刻

> 提到精心时刻，您会想到什么？
>
> "烛光晚餐"
>
> "求婚现场"
>
> "外出旅行"
>
> "精心布置的二人世界"
>
> 以上这些都是，也都不是。为什么呢？

 精心时刻的核心是给予对方时间和全部的注意力，和爱人共同做点什么。

那么您可能会问："我和老公一起靠在沙发上看手机，这算是精心时刻吗？"如果您和爱人的注意力全部投在了各自小小的手机屏幕上，并未全身心地关注和感受对方，即使你们的身体零距离地在一起，这也不是精心时刻。

真正的精心时刻是将注意力完全放在彼此身上。比如：您和爱人一起玩手机时，可以相互分享，将注意力放在对方身上。玩手机这件事情并不是最重要的，重要的是通过这件事，彼此关注对方的情感或需求，产生在一起的感觉。这种感觉会让人难忘，从而变成美好的记忆，这就是精心时刻带来的爱的回忆。

第四种爱语：为另一半准备礼物

礼物本身是思念和爱的象征。当我们想念一个人的时候会送礼物；当我们想要表达喜欢或爱的时候，也会送礼物。礼物作为一个实物，承载着我们太多的情愫，传递着对爱人的思念或爱。

如果爱人告诉您，他喜欢拆礼物时的兴奋，那么恭喜您，他的爱语是礼物。您可以通过送礼物来填满他的"爱箱"。

礼物的形式多种多样，怎么挑选呢？可以列个清单，将对方心仪的礼物记录下来。这张礼物单可以帮助您了解爱人的喜好。不必非得重要场合才能送礼物，日常生活中随时随地送给"他喜欢的"小物件，随时都可以制造惊喜和浪漫。

我们也需要知道，很多时候，陪伴才是最好的礼物。当爱人需要的时候，您也可以把自己当作礼物，陪伴在侧；某些重要的场合，您也可以伴其左右予以支持。

第五种爱语：服务的行动

如果您的伴侣经常为您和家庭做很多需要付出时间和精力的事情，例如打扫卫生、洗衣服、做饭、将家具擦拭整洁、开车接送家人等，而且是用正面积极的态度来完成这些事情，那么恭喜您找到了一个以服务的行动为爱语的伴侣。

这样的伴侣通常不善言辞，他们认为"行胜于言"，可以通过服务将对方照顾得很好。遇到这样的伴侣，请不要仅仅局限于享受被人服务的感觉，同时也可以服务于对方，这样才能体会真正的快乐。

了解了五种爱的语言后，再向您介绍三种发现爱的语言的方法：

（可以的话，请您准备好纸和笔，把答案写下来）

您最常用的向伴侣表达爱的方式是什么？

答案解读：这是您常用的爱的语言，也可能是您感受到被爱的方式。

您向伴侣最常抱怨的是什么？

答案解读：与答案相反的，可能是您感受到被爱的方式。

您向伴侣最常提出的要求是什么？

答案解读：最常提出的要求，往往是您感受到被爱的方式。

我们每个人都是独一无二的，家庭背景、生长环境、教育经历、社会经验等都不同，这造就了我们表达爱的方式也不完全一样。但任何一种爱的语言，其本质都是"爱"。如果可以觉察自己爱的语言和对方爱的语言，并运用对方所需要的方式来表达爱，填满彼此的"爱箱"，您会发现，当爱箱被填满时，彼此更亲密了，整个世界仿佛都亮了起来。

希望我们每个人都可以找到自己的爱语，同时也可以找到对方的爱语，彼此发现爱、拥有爱、享受爱。

参考文献

[1] 盖瑞·查普曼. 爱的五种语言. 王云良, 译. 北京: 中国轻工业出版社, 2006.

两性之间
——一名家庭治疗师的视角

常蕾　北京大学第六医院

作为一名家庭治疗师，最常面对的场景就是一对对夫妻、伴侣来到我的面前，诉说他们在关系中的困境和挑战。在茫茫的关系沼泽中，可能存在诸多障碍：难以沟通、激情不再、矛盾冲突、养育差异……如何营造更好的两性关系？当关系出现裂隙时要如何修复？每一对伴侣都有不同的互动模式和关系模式，所需的方法也都不尽相同。

只要愿意主动求助，明确提出以修复关系为治疗目标，就证明伴侣对彼此还有期待，这是促使两性关系前行最好的资源和基础。我们可以从这里一起出发。希望下面几个视角能带给大家一些启发与思考。

明确表达期待

在亲密关系中，不妨明确表达自己的期待，使期待的满足成为一种可能。

治疗师常用的开场白之一就是："你（你们）来到这里的期待是什么？"通常会得到这样的回答："我希望我们的关系能变好。""那怎样才是变好了呢？"此时才能得到进一步的答案。

因为"好的关系"在每个人和每对关系中的建构都是不同的，确定一个具体、明确、可操作的目标很重要。在双方都明确要改善关系而非结束关系的前提下，治疗师将会帮助他们朝着更加积极的方向去努力。

可以试着一起去想象，你的理想关系是什么样的？当出现哪些场景时，**当自己有哪些感受时，当对方有哪些行为时，你会感觉到对关系很满意。**

双方积极投入

当夫妻中的一方单独来到咨询室时，治疗师会邀请另一方一同参与治疗。当然，有时候邀请会失败，但治疗师依然会坚持这么做。因为无论对方是否前来，发出邀请的态度非常重要：让他们明白关系的改善是两个人共同的责任，不是单靠一方的努力就可以完成的。

治疗师的持续邀请也是在做一个示范，让他们知道这是一个看似艰难但依然会有希望的过程。**夫妻双方是一个系统，相互影响，共同改变。**更多的责任也会交给他们两个人到日常生活中完成，治疗师作为他们的见证者与合作者，提供专业视角的反馈与建议。

不批评，不指责

"他从来不做家务""她根本不在乎我""他完全不管孩子""他总是

不回家"……诸如此类的表达，往往只是部分符合现实，其中是满满的负面情绪和指责。虽然发泄了情绪，却让关系做了减法。这种绝对化的表达往往会伤害对方的情感，将对方推得更远，可能降低改善关系的动机，甚至对彼此的未来彻底失望。

所以，**要改变消极的表达方式，换成更加积极有效的表达，做做关系的加法。** 例如，"我希望他多做做家务，他做家务时看起来很帅。""我很在乎她，希望她也更在意我、关心我。""我希望他能更多地带带孩子，减轻一些我的负担。"温柔、积极、正面地表达需求，往往比批评、指责更有效，更利于关系往前走。

及时回应

对于另一半的期待及时回应，可以给予对方安全感。这个**及时回应不一定就是无条件的满足，而是表达了一种关注，一种情感上的连接。** 哪怕无法达到对方的期待，也可以告知对方原因，依然表达了关心，同时避免了误解——误以为对方不在意自己。

及时回应是一种积极的反馈，可以让沟通得以持续，进入积极的循环模式。

欣赏差异

两性之间本身就存在着诸多的差异，理性与感性，粗犷与细腻……每个人都有不同，**接纳对方，对于差异也保持好奇和欣赏的态度。** 太极图中的阴阳正是因为有差异，才构建出完美和谐的图景。两性关系也是如此。

接纳对方与我的想法不同、与我的做法不同，甚至表达欣赏，欣赏对方与我的互补，试试从中获取能量吧。

爱是两性关系最好的基础，重新带着爱与希望出发吧。我们都将在关系中获得成长，成为更好的自己。

了解男性的性误区

范滕滕　北京大学第六医院

每年的10月28日为"世界男性健康日"。目前，越来越多的疾病影响男性的身心健康，如高血压、糖尿病、肥胖、脱发、前列腺炎、性功能障碍等。本文中想跟大家聊一个很重要但很多人不愿公开谈及的话题——男性的性心理健康。

日常生活中，很多人对于性的认识存在误区，所谓男性的"**性误区**"是指影响男性的性健康与性生活的错误观念和行为。尽管部分"性误区"可能属于老生常谈，但它们对于部分男同胞的负面影响并没有完全消除，仍在不同程度左右着现代男性的性健康理念，进而影响其心理健康。

"越大越好"

部分男性认为阴茎越大，越有男子气概，对女性越有吸引力。如果发现自己的阴茎相对短小，就会感到自卑，甚至诱发焦虑、抑郁等情绪。

事实上，当阴茎没有勃起时，其长度和宽度可能存在差异，就像人的身材高矮、胖瘦等，因人而异。但是大多数男性在勃起时阴茎的大小差不多，特别大或特别小这种极端情况很少见，多数男性阴茎勃起时的平均长度为9~15 cm。

此外，阴茎大小与性愉悦也没有必然联系。中国女性平均阴道长度为7~10 cm，因为有弹性，可以延长至15 cm左右。如果阴茎过长、过粗，不仅不会让性伴侣觉得舒服；相反，还有可能产生疼痛和伤害。

而且，女性最容易兴奋和引起性高潮的区域位于阴道前1/3处，一般的阴茎长度足以刺激到此部位，所以男同胞们不必过分担心"大小"问题。

"随时能够战斗"

成年男性的性功能并不是永恒不变的,不可能时刻做好准备,也就是说他的性表现状况会因时、因地、因人而异,但这不代表他的性功能不正常。机器都有保养、休息、维修的时候,何况人呢?

脆弱的性系统对情绪、激素水平的生物节律、身体状况、人际关系十分敏感,甚至还会受到节气、气候等外界因素的影响。例如当男性感到情绪愉快和放松时,更可能被性唤起;而如果男性感到情绪低落、疲惫或焦虑,就不太容易进入性交状态。另外,需要指出的是,男性在大量饮酒后不能正常勃起也是常见的。

我是"快男"

影视作品中,常常出现男性在性交过程中"持续整晚"的现象,其实这只是一种夸张的渲染,却让很多男性误以为真,认为自己属于"早泄",内心非常自卑。正解是——男性在性交过程中射精潜伏期能够坚持2分钟以上基本都属于正常范围。

决定男子性功能强弱的更多是他们的性技巧,单纯延长做爱时间并不能使女性得到充分的性满足。临床发现,不射精症患者的性交时间并不短,然而,他们的妻子却没有因此而受惠。相反,她们往往抱怨时间太长,除了太累、太烦之外,并无乐趣可言。性生活的时间长度并不重要,重要的是性伴侣双方都感觉舒适,并能享受这种体验。

另外,性活动的方式有多种,其他例如接吻、爱抚等都是可以给予快感、达到性高潮的方法。

"已婚男性自慰或性幻想是出轨的表现"

许多男性认为和伴侣拥有幸福满意的性生活就不需要自慰,有时忍不住自慰后会感觉自责、愧疚,觉得对不起爱人。

其实自慰并不奇怪，绝不是性欲过剩，也不是对伴侣不忠的标志，这是一种性生活的"调味品"，适度自慰有益于男性在夫妻生活中更好的发挥。男性幻想与其他异性发生性行为并不意味着不爱自己的伴侣，这种性幻想是正常的，每一个心智健全的男人都会有性幻想，只不过出现的频率、内容以及对待它的态度等方面可能会有不同。幻想仅仅是想象而已，人有足够的理智，不会轻易沦为幻想的奴隶。当男性真正明白幻想不等于现实之后，就容易把性幻想看淡，只把它当做性生活的"佐料"，而佐料永远不会成为主食。

随着社会的高速发展，生活节奏的日益加快，男性承受的心身压力越来越大。希望整个社会给予男性健康更多的关注，每个家庭给予男性健康更多的关爱。此外，男性朋友们主动了解健康知识，维护自身的性心理健康，对促进家庭幸福也十分重要。

沉默不是24K纯金

周书喆　北京大学第六医院

男性身体固然需要硬朗，心理更是亟须守护，但让"蜜汁"自信的男人说出"我需要抱抱"，还是很困难的。不如我们先解放男性的刻板印象，让男性更"灵动"、更健康。

本文中我们一起来谈谈男性标签中的"沉默是金"。话少的男性常常被认为踏实可靠，话多一些的则被认为轻浮、不可靠。大多数男性平均每天讲话字数是明显少于女性的，更有甚者"三棍子打不出一个屁"，以至于在日常生活中难以抒发情绪，最后"不在沉默中爆发，就在沉默中灭亡"，极大损害了男性的身心健康。

对于男性而言，沉默不是24K纯金。本文将向大家介绍，如何帮助男性不再沉默、学会表达。

及时表达需求和感受，让自己被"看见"

虽然时常被当作"工具人"，但作为个体，尤其是不善言辞的男性，及时表达自己的需求和感受，是非常重要的。

有位患者每次谈及自己的抑郁病史时，都会后悔三年工作中的"隐忍"："如果我能早点说，肯定就不会变成现在的样子，以前的我自信开朗，现在都不会表达自己了，总是发脾气、特别冲动。"该患者在此前工作期间并不顺利，经常感到压抑，早想辞职，但一想到这是父亲所期望的编制单位，辞职会让父亲失望，就一直坚持。

艰难工作三年之后，患者选择了"爆发"，但也让父子关系急剧恶化。面对父亲的不理解，患者的情感像决堤的洪水，再也难以保持稳定，发脾气、吵架甚至打架，最后真就"丧失了"合理表达需求和感受的能力。

不管是"爆发"还是"灭亡"，都不是我们想要的。我们想要的不过是自己在乎的人"看到"我们，尤其是在"沉默"的父子关系中。父亲的背影高大但沉默，父亲的爱深切但沉默，明明父子共处一室却安静沉默。也许我们看惯了滚滚红尘世俗事，对此可以保持云淡风轻，但在亲子关系中，沉默不应该成为沟通方式。

在恋人相处或夫妻生活中，男人总是偏好一些狭小空间，比如待在厕所刷手机或者躺在车里打个盹，似乎有了亲密关系后，男人又开始追求单身的自由。如果这些方式让自己感到愉悦且舒适，那请珍惜并享受；如果这些方式是在躲避沟通、用沉默去对抗，那请尽早放弃这些"堡垒"。在亲密关系中，沉默不应该成为对抗的手段，这只会使关系走向冲突爆发或冷战。

及时地表达自己的需求和感受，让他人更早地"看到"我们，这非常重要。

学习小技巧，让自己不沉默

当我们决定不再沉默以对，就要学会如何更好地表达需求和感受，让自己被"看到"、被"听到"。这里教给男性朋友们一些小技巧。

1. 只陈述事实，不评价动机。陈述事实是指对事件、体验和改变的清楚的表达，不评价或猜测别人的动机。比如，"回想最近两周，你每天回家都要比以前晚一小时。""今天下午我刚说完事情，你就立马反驳了我。"

2. 不带贬义地描述事实引发的你的情绪。比如"你最近两周每天加班，我觉得被忽视了。""你立即反驳，我觉得不被理解。"

3. 明确且具体地提出要求，何时何地希望看到对方什么样的改变或举动，是行动上的而非态度上的。比如"我想你接下来一周能每天按时回家。""我想你听完我说话，先询问我的感受，再考虑是否反驳我。"

4. 学会提出简单的请求。一句话包括简短的解释、委婉的陈述、直接具体地提出问题、充满感激的表白。比如"如果你能……那就太好了。""这真的帮了我大忙。"

当我们选择不沉默，也意味着我们尝试用不熟悉的方式去表达自己，这会很困难，会遇到挫折，但这值得。掌握了这些技巧，或许我们会更快体验到更温暖的关系。

女人们，如果你们发现身边的男人在用沉默去对抗那些不舒服的事情或关系，那请帮帮他们，鼓励他们及时、合理地表达自己的感受，因为等着男人说"我不行"，几乎是不可能的事情。男人们，你们肯定无法说出"我不行"，但你们可以说"我行，但是我需要……"

面对中年危机，男性如何破局

范滕滕　北京大学第六医院

从心理学的角度来说，中年危机是指40岁到60岁阶段的中年人可能要面临事业、健康、家庭和婚姻等多方面的问题。而这些问题有可能会让中年人心理崩溃，精神状态越来越差。

发生在男性身上的中年危机又俗称"男人四十综合征"。然而，随着生活节奏的加快，男性这种危机感还可能提前出现，甚至很多"80后""90后"都开始有中年危机的感觉了。

男性中年危机体现在哪些方面

中年职场危机

人到中年，曾经引以为傲的行业经验，所谓的职场人脉，现如今"分分钟"就被"95后""00后"超越了。当裁员的浪潮奔涌而至，才发现有"资本"傲娇的不是自己，而是原来所在的平台。离开了平台，才发现自己什么都不是，所谓的行业人脉、名气瞬间归零，一切都得从头开始。

中年婚姻危机

男人明明在拼命工作为家庭付出，但却与原本亲密无间的爱人渐行渐远。两人不是常常吵架，闹得一地鸡毛，就是爱情输给了年轻美貌。虽然晚上躺在一张床上，却背对背刷着各自的手机，不愿面对面地沟通和交流。双方的内心都感到孤独，觉得不被理解，甚至更严重的还会出现家暴、"出轨"事件，最终导致家庭破碎。

中年健康危机

曾经的英俊少年，被岁月雕琢出了啤酒肚、秃顶、鱼尾纹，进入"油腻"中年的行列。外表还是其次，中年男性担心万一自己的身体有个"三长两短",幼小的孩子怎么办?年迈的父母怎么办?相濡以沫的爱人怎么办?人到中年,一个人倒下,整个家庭就有可能分崩离析。一方面不敢生病,每天保温杯里泡枸杞;另一方面却又懒于运动,不注意饮食营养。

面对中年职场危机,男性如何破局

客观分析现状,提高核心竞争力

首先要对自己目前的工作状况进行分析,考虑自己是否存在进一步的提升空间,是否应该在发展道路上另辟蹊径。其次,要对自身状况进行分析,要及时且正确地认识自己,分析自己的长处与短处。同时不断提高自己的职场核心竞争力,把自身的工作能力提高到一个不会被轻易取代的水平。

积累职场人脉,建立个人品牌

很多人对人脉存在着误解,认为工作中结交的"达官贵人"才算是人脉。其实,工作中应该积累的人脉是在事业上能够与你进行合作的人。即使你不在那个岗位上,对方也依然信赖你的人品和能力,愿意和你继续合作,这才是真正的人脉。

因此,我们不仅要做一个专业的职场人,更要成为一个"靠谱"的职场人。专业是你的业务水平,而"靠谱"则是你为人处世的本质。

持续充电,终身学习

中年男人可能会有茫然、没有目标的时候,千万不要懈怠。平时可以多读读书,看些自己感兴趣的或目前所从事行业的相关书籍。工作中遇到问题多向他人请教,不断学习实践,时刻保持求知欲,逐步提升和扩展自己的认知领域。

如果计划未来进入新的工作岗位,或者想开启一份新的副业,那么作为前期准备,就要先学习和掌握新的知识和技能。为了生活更美好,中年男人要增强自身抵御风险的能力,保持"终身学习"的状态。

面对中年婚姻危机，男性如何破局

理解并接受爱人与自己的不同

相恋初期，差异曾是彼此的吸引点。年轻男人带着理想化去看待爱人与自己的差异，可慢慢地，随着摩擦的增多，这些曾经吸引人的优点却变成让人讨厌的缺点。

这时，中年男人要通过创造性的协调方式来处理彼此的差异，既不要完全放弃自己的观点，也不要过分固执地坚持，而是尽量找出一个双方都能接受的方式。需要明白，爱人跟自己一样，都是独立、有思想的个体，本着"求同存异"的原则，爱她本来的样子。

放弃改变爱人的执念

很多男人头脑中都有一套关于伴侣"应该如何"的假设，这一套假设背后反映的是自己的经验、需求、期待和欲望。当伴侣和自己的设想不相符时，就会感到焦虑和失落。这个时候，他们不会质疑头脑中的假设，反而想要改造伴侣，可是伴侣偏偏"不听话"，于是双方矛盾进一步激化。

多次争吵以后，中年夫妻彼此失望，逐渐发展为冷漠相对。其实婚姻中的双方都会为彼此改变，这种改变是心甘情愿的，是自然而然的，而不是以"我爱你"的名义强行改变对方。

培养共同的爱好和兴趣

"冰冻三尺非一日之寒"，中年夫妻相对无言，也不是短期形成的互动模式。之所以夫妻双方从"无话不谈"走到了"无话可说"的地步，或许是因为两人的步调不一致。因此，两个人之间应该培养共同的爱好、兴趣，这样夫妻之间增添了许多共同话题，也增加了许多共同的认知，最终婚姻也会更加幸福长久。

面对中年健康危机,男性如何破局

保持健康的作息规律和适度的体育锻炼

远离熬夜,保证生活作息的规律性,不仅可以让身体得到充分的休息,还可以让人体"生物钟"正常运转,是养生的关键点。

中年男人容易过度肥胖,原因除了营养过剩以外,主要就是运动量过少。而过度肥胖是许多疾病的诱发因素,所以坚持适量的运动,保持良好身材,是守护健康的重要一环。

远离不必要的酒局,均衡饮食

酗酒、醉酒等情况的发生会使人体发生躯体疾病的风险显著增加,同时会加速身体的衰老(例如啤酒肚、脱发等),甚至会引发猝死。因此,到了中年阶段的男性朋友一定要严格控制酒精的摄入量,避免过量饮酒。

同时远离各种不健康的饮食行为习惯,保证日常饮食营养均衡,这样才能及时补充身体所需要的各种营养物质和微量元素,会比"保温杯里泡枸杞"更有助于男性的身体健康。

定期体检,及早就医

男人身体不适常常不愿意去看医生,虽然男女有同样的健康需求,但男性看病的频率比女性要低很多,也可以说在寻求医学指导方面,男性更为被动。

医疗科学技术的发展为很多疾病的早期治疗提供了很好的方法,但如果到了疾病的晚期,则常常无能为力。想要早期发现疾病,一方面需要定期进行科学正规的体检;另一方面,如果出现身心不适,及早就医,大多数情况下都可以得到早期诊断和治疗。

每位中年男人的内心都会怀念当年的青春和激情,危机本身其实并不可怕,可怕的是你的恐惧和退缩。希望每位男性朋友都能勇敢地打破中年危机,迎来更为精彩的人生新阶段。

与各位男性朋友共勉。

参考文献

[1] 张笑恒. 谁的中年不危机. 北京：北京时代华文书局，2021.
[2] 陈海贤. 爱，需要学习. 北京：新星出版社，2021.

周书喆 高兵玲 北京大学第六医院

"半边天"的心理健康不容忽视

如今这个时代，女性的地位有了巨大改变，从"妇女节"也被称为"女神节""女王节"中可见一斑。越来越多的女性"工作养娃两手抓，事业家庭两不误"。希望每一位女性在实现梦想的路途中，也不忘关注心理健康。2019年我国的一项调查显示，女性心境障碍和焦虑障碍的患病率显著高于男性（4.6% vs. 3.5%；5.2% vs. 4.8%）。由此可见，"半边天"的心理健康不容忽视。

影响女性心理健康的因素很多，其中女性独特的生理时期与其心理健康关系密切。女性的月经周期、妊娠期、围绝经期对应不同的激素水平变化（图5-2），会产生不同的心理需求或心理问题。

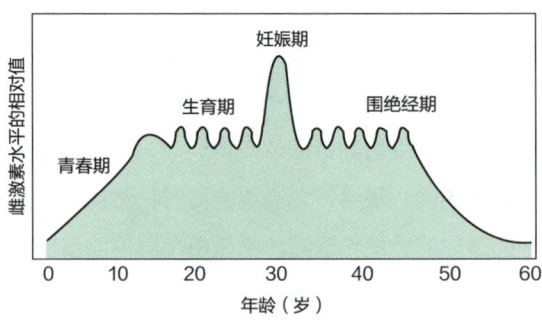

图5-2 女性一生雌激素水平的变化

本文将逐一讲述每个特殊时期女性的生理变化及常见心理问题。

月经周期与心理健康

女性在18岁左右，卵巢功能发育成熟并周期性地分泌性激素和排卵，即进入性成熟期/生育期。这种因卵巢周期性变化而出现的子宫内膜周期性脱落及出血，即月经。

95%的育龄期女性都有不同程度的经前期综合征（premenstrual syndrome，PMS），影响程度从轻微到严重各有不同。1.8%~5.8%的女性会出现显著的情绪不稳定，即经前期烦躁障碍（premenstrual dysphoric disorder，PMDD）。

经前期综合征（PMS）： 是指在月经前期反复出现一系列躯体、精神和行为症状，主要表现有：①躯体症状，如头痛、肢体水肿、乳房胀痛；②精神症状，如易怒、焦虑、情绪不稳；③行为改变，如注意力不集中、工作效率降低。

PMS通常在月经前1~2周出现，月经来潮后，症状迅速缓解至消失，部分女性在月经开始后3~4日症状消失。

经前期烦躁障碍（PMDD）： 主要特征是明显的心境不稳定、易激惹、烦躁不安和焦虑，伴有对日常活动的兴趣丧失、注意力难以集中、易疲劳、明显的食欲和睡眠改变，也可能会伴有躯体症状如乳房肿痛、关节或肌肉疼痛等。

PMDD在月经前期反复出现，随着月经来潮减轻或消失，往往会造成患者明显的痛苦，对工作、学习、日常生活或人际关系造成不良影响。

目前，PMS和PMDD的病因尚无定论，涉及心理、激素、大脑之间等多种因素间的相互作用。

如果您存在上述的一些表现，应该如何应对呢？建议首选心理干预和生活方式改变。

心理干预： 认识症状，提高应对信心；学习情绪管理技巧。

改变生活方式：包括①饮食：高碳水化合物、低蛋白质饮食；限盐、咖啡；补充维生素E、维生素B_6和微量元素镁；②规律有氧运动；③记日记：记录症状发生的时间和月经周期的关系，症状性质、严重程度和缓解方式等。

如果经上述调整，症状仍不能有效缓解，您可以到精神/心理科寻求专业咨询，必要时采用药物治疗。

妊娠期与心理健康

孕期激素水平的剧烈变化、身体生理性改变、出现的诸多不适以及身份和社会角色的变化，均使妊娠期女性更容易出现焦虑、抑郁等心理问题。

研究显示，孕中、晚期的女性焦虑检出率分别为5.0%、6.6%，抑郁检出率分别为5.0%、7.6%，产后3个月的抑郁检出率为9.6%。

孕产妇的心理问题不仅会影响自身健康，还会增加分娩过程中发生并发症的风险，危及母婴安全，严重时可能会导致孕产妇自杀。所以，**及时识别及干预孕产妇的心理问题非常重要！**

那如何识别孕产妇的心理问题呢？

孕妇会有疲惫、无精打采、胃口改变或睡眠困扰等症状，但一般不会持续存在；75%的产妇在分娩后数天内可能会出现"产后忧郁"，表现为经常哭泣、感到悲伤、觉得自己不称职等，但一般在分娩后10天之内逐渐缓解。

而**妊娠期抑郁发作**会至少持续2周时间，表现出抑郁症的大部分症状，影响正常的社会功能。

如果您怀疑自己有焦虑、抑郁问题，可使用7项广泛性焦虑障碍量表（GAD-7）或爱丁堡产后抑郁量表（EPDS）进行自评（表5-3、表5-4）。

表5-3 7项广泛性焦虑障碍量表（GAD-7）

在过去两个星期，您生活中以下症状出现的频率有多少？把相应的数字加起来。

	完全不会	几天	一半以上的日子	几乎每天
1. 感觉紧张、焦虑或烦躁	0	1	2	3
2. 不能停止或控制担忧	0	1	2	3
3. 对各种各样的事情担忧过多	0	1	2	3
4. 很难放松下来	0	1	2	3
5. 由于不安而无法静坐	0	1	2	3
6. 变得容易烦恼或烦躁	0	1	2	3
7. 害怕将有可怕的事发生	0	1	2	3

表5-4 爱丁堡产后抑郁量表（EPDS）

注意：由于您最近生了孩子，我们想了解您的感受。下面有10道题，每一题都有4种选择，请圈出近7天来您最接近的感觉，而不只是您今天的感觉。

一、我能够大笑和看到事情有趣的一面	0 像过去一样多 1 不那么多 2 肯定没那么多 3 根本没有了
二、我看到事情的乐趣与过去一样多	0 像过去一样多 1 不那么多 2 肯定没那么多 3 几乎没有了
三、当事情做错时，我会过分责备自己	3 多数时间是这样 2 有时是这样 1 很少是这样 0 从来不这样
四、我无缘无故感到焦虑和担心	0 从来没有 1 几乎没有 2 有时是这样 3 经常是这样
五、我无缘无故感到害怕和恐惧	3 经常是这样 2 有时是这样 1 很少是这样 0 从来没有
六、事情压在我头上	3 绝大多数时候我不能应付 2 有时我不能像平时那样处理好 1 多数时候能处理好 0 和平时一样处理得很好

续表

七、我很不愉快以致出现睡眠障碍	3 2 1 0	多数时间是这样 有时是这样 很少是这样 从来没有
八、我感到伤心和悲伤	3 2 1 0	绝大多数时候 经常 有时 从来没有
九、我不开心而哭泣	3 2 1 0	绝大多数时候 经常 偶然有 从来没有
十、我有伤害自己的想法	3 2 1 0	是的，非常普遍 有时候 几乎没有 从来没有

如果GAD-7评分≥14分，EPDS评分≥13分或者问题"十"得分≥1分，**请您及时寻求精神科医生的帮助。**

如未达到以上分值，但家人发现孕产妇确实存在（或孕产妇自己觉察到）焦虑、抑郁等不良情绪时，可以采取以下措施积极做出调整。

- 鼓励孕产妇适量运动，做感兴趣或能让自己感到身心愉悦的活动，充实生活；
- 不论在孕期还是产后，家人都应参与其中，提高支持和陪伴孕产妇的技巧，建立良好的家庭支持系统；
- 寻找资源：通过网络或电话等远程心理咨询和心理支持应对不良情绪。

围绝经期与心理健康

围绝经期是女性从性腺功能衰退至完全丧失的一个转变时期。

进入围绝经期后，女性体内雌激素分泌越来越少，可能会出现潮热以及心悸、气短、关节痛、骨质疏松、尿失禁、尿频等多系统症状。激素的减少如同增多一样也会使女性的情绪受到影响，出现烦躁、失眠、抑郁等。

我国有关调查显示，女性围绝经期的抑郁患病率高达23.8%。除激素变化外，很多女性在50岁及以上时会经历其他生活变故，如疾病、退休、子女独立、父母亡故等，也会导致情绪问题进一步恶化。

如果您已步入围绝经期，并出现情绪不稳，**请找妇科医生做内分泌系统检查。**

同时，这也提示您需要适当做些调整，比如**多参加有意义的社会或娱乐活动，培养广泛的兴趣爱好，维护良好的人际关系；规律作息，适当锻炼。**

如果经上述调整后，症状没有减轻，您需要**及时向精神/心理科医生进行咨询。**

面对女性独特的生理时期，"赶走大姨妈"并不能解决问题，"多喝热水"也并不总是有效。我们应尽早接受相应的心理健康教育，提高自己的应对或支持技能，及时识别自己、朋友或家人的心理问题，积极做出调整，必要时主动寻求精神/心理科医生的帮助。

参考文献

[1] Huang Y, Wang Y, Wang H, et al. Prevalence of mental disorders in China: a cross-sectional epidemiological study. Lancet Psychiatry, 2019, 6(3): 211–224.
[2] 美国精神医学学会. 精神障碍诊断与统计手册. 5版. 张道龙，译. 北京：北京大学出版社，2014.
[3] 沈铿，马丁. 妇产科学. 北京：人民卫生出版社，2015.
[4] 施慎逊，汤月芬，程利南，等. 上海市孕产妇焦虑、抑郁症状发生率及相关危险因素. 中国心理卫生杂志，2007，21（4）：254–258.
[5] 中华预防医学会心身健康学组，中国妇幼保健协会妇女心理保健技术学组. 孕产妇心理健康管理专家共识（2019年）. 中国妇幼健康研究，2019，30（7）：781–786.
[6] 董胜莲，李丹，陈长青，等. 22省（市）女性更年期抑郁现状调查. 中国卫生事业管理，2010，27（5）：347–348.

从生命历程角度认识性心理发展

周书喆　北京大学第六医院

常听家长们抱怨孩子总在不恰当的时机询问性的问题，让家长们万般头疼，不知该如何回应。

作为家长，我们需要理解充满好奇心的孩子真的很想了解这个世界的方方面面，当然也包括性心理问题。"我到底是充话费送的，还是从石头缝里蹦出来的？我到底从哪儿来的？""我怎么会住在妈妈肚子里？""我能不能跟她亲亲？""男孩会有月经吗？"……为了更好地回答这些问题，我们首先需要了解性心理是如何发展的。

从出生到2岁

从婴儿降生的那一刻起，性就开始逐渐形成了。如同学习其他东西，他们也会通过动作、互动等方式学习性。在这一时期，父母或主要照料者对婴幼儿的抚育、爱及感情投入将为现在和未来亲密关系、爱、性关系的形成奠定基础。所有恰当形式的抚摸、拥抱都能增强亲子联结，并进一步提高婴幼儿发展亲密关系的能力。

即使家长与婴幼儿无法进行有效的语言沟通，但在婴幼儿摆弄自己生殖器的时候，家长仍会控制不住大声批评或制止，还会告诉孩子这种行为很"丢丢"，以后不能这样做了。实际上，婴幼儿自己抚摸生殖器，或者男婴在吃奶或换尿布时出现阴茎勃起，这都是很正常的现象，并没有性的目的，家长们也无须为此感到担心，更多的时候顺其自然就好。

从2岁到6岁

儿童发展的飞跃和学习自我约束都发生在2~6岁，即童年早期。家庭在儿童生命中的作用是无可替代的！父母是孩子的第一任老师，除了教给孩子如何表达爱，也包括社会性别和性。到3岁左右，一个儿童就能敏锐地分辨出自己是男孩还是女孩了，也开始使用父母或照料者的词汇去描述他们的性部位。

在这个时期，性行为和性游戏是非常普遍的。有时孩子会玩弄自己或别人的生殖器，这是对性的好奇和摸索；有时会与其他孩子接吻、摸胸部或裆部、不穿衣服走路等，这些都是可能出现的正常现象。家长不用对此过分担心和紧张，更不要责骂孩子，否则可能会影响孩子今后性心理的发展。扮演医生、过家家等游戏也给予了孩子们满足好奇心、探索身体奥秘的机会。一般来说，**不引起害怕、羞耻和焦虑的行为被认为是健康的和适合此年龄段的。**

从7岁到11岁

在此时期，**儿童进入快速发育期，**尤其女孩的身体发育更快、变化更大，生殖器官的发展、对异性的认识依次到来。当孩子从童年进入青春期早期，他们对父母的依赖开始减少，与同龄朋友的交往增加，尤其是同性朋友。在这个年龄阶段，孩子表现出对同性伙伴的偏好，性别的社会化也开始强化。比如异性同桌间可能会出现"三八线"，女孩只跟女孩玩，男孩只跟男孩玩，形成了一种"男女授受不亲"的现象。但这并不意味着孩子是同性恋，这只是他们探索、理解自身和环境的一种方式。

但有的孩子可能没有发生这样的变化。如有的男孩仍跟女孩混在一起玩游戏，对新衣服、女孩的事情感兴趣，不愿意跟男孩一起玩。他们的行为与自己的生理性别不符合，这时候需要家长用适当方法引导，莫要一味指责。

从12岁到18岁

更为显著的性心理变化发生在青春期阶段。在青春期，青少年的社会和情感发展核心是身份形成，形成一种有别于父母的个性和身份，这种个性化的发展也会影响性心理的发展。浪漫关系对青少年来说愈发重要，但这种关系和成年人的浪漫关系并不一样。成年人更多的是彼此照顾、相互支持，寻找婚姻伴侣，而青少年主要寻求对方给予自己的支持和认同。这些在身份、亲密关系上的变化给青少年提供了体验性的新途径，包括开放的性态度和性表达。

在青春期，父母依然在很多关键方面影响着孩子。父母对性的态度是开放还是保守，如何看待青少年与异性交往等，都会对青少年产生很大的影响。如果父母可以跟孩子主动恰当地讨论性相关的话题、提供性教育，青少年的性风险行为就会明显降低，可以帮助青少年更顺利地度过青春期。

从19岁到35岁

在这个时期，人的性生理已经发育成熟，年轻男女既享受着独立的好处，也承受着独立带来的挑战。青年人会性欲增强，渴望与异性发生性关系，这些都是正常的现象。同时，也有人可能会出现一夜情、网络约会陌生人、寻找性伙伴等性危险行为。如果因无法控制自己的性行为而反复与人发生性关系并感到自责、内疚等，这时候最好寻求精神心理专业人员的帮助。

性的启发与性教育对于当今文明社会生活的意义，要比以前任何时代都更大。因此，认识一生中不同年龄阶段的性心理发展是非常重要的。而对孩子进行性教育的最佳时机就是"在孩子问及这些问题的时候"。儿童单纯而自然地发问，不提出则已，一经提出，便应同样单纯而自然地加以答复。如此，孩子的性心理发育既不至于受阻，也不至于太早，性也不会成为孩子心中神秘的话题。

精神离职：职场心理健康的隐藏挑战

石扩　北京大学第六医院

近年来，随着经济的发展和就业形势的变化，许多年轻人对现有的工作感到不满，然而也不敢轻易裸辞；晋升的机会通常非常有限，他们想要向上发展却又束手无策。因此，有些人选择逃离一线城市；另一些人寻求去国外发展，像开盲盒一样重启人生；有些人虽然嘴上不满，但行动上继续内卷；还有一部分打工人则选择了"精神离职"。

上班能见到人，下班闪退。基本能保持物理在场状态，但17：30准时弹离座位。

明确划定工作时间与私人时间的界限，不愿加班或延迟下班，下班后也不愿受到工作的干扰。

从此"积极进取是路人"，分内事应付，分外事拒绝。避免额外的工作负担，只做力所能及的事情，绝不主动承担更多的责任或挑战。

对于个人职业发展不再有追求更高职位或加薪的野心，缺乏上进心，更倾向于安于现状。

绝不为工作付出任何情绪成本，不设立任何期望值。在上班时常常神情恍惚，没有工作动力，对工作任务缺乏兴趣，效率低下，随意敷衍了事。

"精神离职"的概念，了解一下

2022年10月，麦肯锡公司在一份调查报告中明确提出"精神离职"这个概念，它是指**个体在职场上精神状态与工作脱节的情况**，表现为不愿参与工作、缺乏工作动力以及对工作任务漠不关心等。

精神离职的员工虽然仍在职场，并没有真正离职，却对工作上的成就和发展不再感兴趣，对于职业前景和个人成长也不再抱有积极的期望。简言之，他们身在工位，但精神或情绪上却缺席。

"精神离职"产生的原因，浅析一下

职业倦怠

职业倦怠是精神离职的主要原因之一。长期处于高度压力的工作环境中，个体可能出现情绪和动力逐渐耗竭的现象。职业倦怠涉及情感、认知、行为各方面，包括情感耗竭、自我评价降低、对工作产生抵触情绪等。

对工作不满意

个体对工作内容、任务和工作环境不满意，是精神离职的另一个重要原因。当工作无法满足个体的需求和期望时，他们可能会对工作采取冷漠和无兴趣的态度。

职业失衡

工作与生活之间的失衡，可能导致个体心理疲劳。长时间的工作和缺乏休息会使个体感到身心疲惫，影响他们在工作中的表现和投入。

自我认同与工作失联

个体常常将工作与自我认同紧密联系，当感受到不公平对待或无法实现自我价值时，会产生内心的冲突和矛盾，从而导致精神离职的现象。

"精神离职"的权宜属性，探究一下

精神离职虽然"可耻"，但有用，能带来一些暂时的好处。

自我保护与压力缓解

可以帮助个体暂时减轻职场压力，避免在职业倦怠状态下产生更严重的心理和生理问题。通过减少对工作的情绪投入和期望，员工可以在短期内获得一定的心理缓冲。

探索需求与调整职业定位

在精神离职状态下，个体可以有更多时间和空间来思考自己的职业需求和职业定位。这种反思过程有助于个体更加清楚地认识自己的兴趣和优势，可能推动他们在未来做出更有意义的、更加适合自己的职业选择。

提醒组织关注员工心理健康

作为职业倦怠的一种表现，精神离职可能暗示组织在管理和支持员工方面存在一些问题。组织若能重视这一现象，可以及时加强对员工心理健康的关注，改进工作环境和管理方式等。

然而，精神离职虽可作为权宜之计，但它并不能解决长期职业倦怠的根本问题。长期处于精神离职状态，会影响员工的职业发展和工作绩效，甚至导致员工与组织的脱节。

"精神离职"的应对，思考一下

精神离职的流行并不是偶然的，它是职场环境日渐压抑的产物。在内卷横行、职业倦怠恣意蔓延的背景下，人们感到工作缺乏意义，难以从中获得自我认同和成就感。彻底辞职是冒险和奢侈的选择，精神离职则是一种微妙的反抗和自我保护机制，但并非长久之计。

 作为个体，需要思考应对"精神离职"的方法。

与上级领导沟通

如果感觉到精神离职正在困扰自己，首先应与上级领导进行坦诚的沟通，分享自己的感受、困惑和需求，寻求理解和支持。上级领导可能会提供帮助和解决方案，或者调整工作任务和工作方式，从而减轻职业压力。

设定明确的目标和规划

重新审视自己的职业目标和发展规划，确保它们与个人兴趣和价值观相符。制订明确的职业规划和短期目标，这样可以帮助自己在工作中保持动力和目标感。

寻求学习和成长机会

不断学习和提升自己的技能，参加培训课程或工作坊，积极参与职业发展活动，有助于增加对工作的满足感和成就感。

助力改善工作环境

改善工作环境可以增加员工对工作的满意度，并减少精神离职的发生。

寻求支持和建立社交网络

与同事建立良好的关系和社交网络，可以在工作中获得支持和帮助。也可以向亲朋好友"吐槽"，分享感受和情绪，以获得理解和鼓励。

寻求平衡和放松

工作之余，要注意寻求平衡和放松。参加运动、旅行或其他兴趣爱好活动，有助于释放压力，保持身心健康。

寻求专业心理帮助

如果精神离职的问题较为严重，可能需要寻求专业的心理咨询、辅导或治疗。专业心理治疗师可以帮助个体面对内心的矛盾和困扰，找到更有效的解决方法。

精神离职虽然显得有些摆烂，但事实上是对职场现实的合理回应，是个体在保护自己心理健康的一种可理解的方式。

我们更提倡组织关注员工的心理健康，构建积极的团队文化，提供支持和帮助。个体在职场中也要努力调整自己的心理状态，避免精神离职现象。长远来看，需要实现个体与组织的共赢，双方共同努力创造积极向上、充满活力的职场环境，从而提升员工的工作满意度和绩效。

"叮",您有一份快速入职攻略请查收

张诗雨　　北京大学第六医院

人的前半生，通常有两次关键的转折点。

第一次发生在从幼儿园升入小学的过渡阶段，我们经历了"从玩到学"的重大转变。

第二次发生在从校园进入职场的过渡阶段，我们经历了"从学到工"的重大转变。从青涩懵懂的学生变成潇洒自信的职场新人，对每个初出"象牙塔"的青年人来说，无异于经历一场浴火重生的挑战。

2021年，中国青年报社社会调查中心联合问卷网发布的一项针对1361名职场青年的调查显示，91.6%的受访者在初入职场时感到过不适应。其中，工作时间在3个月至1年的受访者感到过不适应的比例最高，达到了96.7%。

如何快速融入职场，平稳度过适应期，是每一个职场新人都会面临的问题。笔者将带领大家，从角色转换、目标定位和人际沟通这三个方面进行调整。

做好角色转换

学生角色是指在特定的社会环境下，接受教育、学习知识、培养能力、提高素质，努力使自己成为合格人才的社会角色。学生角色具有**相对封闭性、一定程度上的被动性和无独立社会责任性**的特点。

职业角色是指在职场环境中，凭借自身具备的一定的知识、技能和素质，通过开展特定的职业活动，为社会创造物质和精神财富而获得相应报酬，实现自我价值和社会价值的社会角色。职业角色具有**市场开放性、积极主动性和特定社会责任性**的特点。

学生角色向职业角色的转换，实质上是一个从个人导向到团体导

向、从情感导向到职业导向、从成长导向到责任导向、从思维导向到行为导向、从智力导向到品格导向的转变过程。

初入职场，要做好角色转换，尽快适应职场，可以从以下"五态"入手。

1．**摆正心态**：很多同学在学校里是佼佼者，自我感觉良好。但初入职场，既要仰望星空，也要脚踏实地。有理想、有目标、有信心是好事，但也要摆正心态，避免好高骛远、眼高手低。

2．**放对姿态**：俗话说，"闻道有先后，术业有专攻。""道之所存，师之所存。"职场的每一种经历都是很好的学习机会，要用心向身边领导和同事学习，不断提升自我。

3．**重视仪态**：规范自己的言谈举止，重视自己的仪容仪表，脱去学校的稚气，展现职业素养。

4．**保持常态**：保持热情与主动的常态，重视团队协作，注重态度和方法，不断提高自己的职业水平。

5．**调整状态**：在各种工作压力下，难免会产生无精打采的倦怠状态。为此，我们可以采取各种措施，如倾诉、访友、旅游、娱乐等方式，不断进行自我调整，使自己始终保持工作活力。

减少目标困惑

经过多年的寒窗苦读，青年人终于学业有成，也找到了梦寐以求的工作。但有些毕业生在上班后，却产生了一种空虚感。这种感受可能来源于职业目标与事业目标的混淆，以及长远目标与短期目标的脱节。

管理学大师彼得·德鲁克于1954年在《管理实践》中最先提出"目标管理"的概念。德鲁克认为，并不是有了工作才有目标，而是相反，有了目标才能确定每个人的工作。

制订目标是做好目标管理的基础和前提。**SMART原则是一种科学的制订目标的方法**，已经被广泛应用到各个领域，可以用来提高目标设定的有效性。

SMART原则要素分析

S：明确性（specific）

明确性指用具体的语言，清楚地说明要达成的行为标准，目标要清晰、明确，不可模棱两可。目标明确化、具体化，可以让自己在达成的过程中始终有清晰的认知，明白自己的进度，以及考量与目标的差距。

M：衡量性（measurable）

衡量性指目标应该有一组明确的数据，作为衡量是否达成目标的依据。目标的衡量标准遵循"能量化的量化，不能量化的质化"，从而使其有一个统一的、标准的、清晰的、可度量的标尺，拒绝在目标设置中使用形容词等概念模糊、无法衡量的描述。

A：可实现性（attainable）

可实现性是指目标是基于现实且具有一定挑战性的，能够被执行人所接受的。目标设定要依据自身的能力条件、内外部可用资源、当前发展和未来可能发生的情势等情况，区分阶段，按步骤实施。

我们可以制订跳起来"摘桃"的目标，不能制订跳起来"摘星星"的目标。要坚持"跳一跳就能够着"的原则，让我们能够通过努力实现目标，这样既能提高自信心与成就感，也能提升自己的能力。

R：相关性（relevant）

相关性是指实现此目标与工作中的其他目标是相关联的，而且彼此不冲突。各个目标彼此相关又共同服从于总目标。也就是说，设定的职业目标必须和自己的事业目标、身份或理想相关联。

对于职场新人来说，工作目标应当和工作岗位、工作职责相关联。如果你只顾着捡芝麻的目标而忽略了摘西瓜的本职，那么你的目标实现得越多，就会偏离正确的方向越远。

T：时限性（time-bound）

时限性是指目标的达成是有时间限制的。设置最终期限可以让自己有一定的紧张感。如果目标没有时间限制，就会被其他看似更紧急的事情挤到后面，时间久了就会淡忘。所以，制订目标时一定要细致到在工作事项后加上时间节点，从而督促自己推进工作，避免拖延，提升效率。

在设定目标的过程中，可以将SMART原则作为标准，不断对设定的目标进行评估，同时充分考虑问题的具体情况，制订出现实、可行的工作目标，并不断地发现问题，及时修正。

加强沟通能力

美国著名学府普林斯顿大学对一万份人事档案进行分析，结果发现"智慧""专业技术"和"经验"只占成功因素的25%，其余75%取决于良好的人际沟通。

人际沟通能力强，无往而不利。有效的沟通是需要多次与人进行互动才能得到锻炼和提升的，但在沟通之前要先学会察言观色、用心聆听，最后再发表个人的建议。

学会观察：《论语·颜渊》中提到，"夫达也者，质直而好义，察言而观色，虑以下人。"在职场中，我们要有一双善于察言观色、洞察人心的慧眼，通过对他人的言语、表情、手势、动作以及看似不经意的行为进行较为敏锐细致的观察，以掌握对方的沟通意图。

学会倾听：倾听是一种技术，更是一门艺术。倾听是等待承接的状态，不评判、不挑剔，迎接对方的目光，以表情或简短的话语适时地回应对方的倾诉。倾听也是一种礼貌，只有用心倾听，我们才能获得说话者所要表达的完整信息，才能让说话者感受到我们的理解与尊重。

学会提问：在工作中，勤学好问固然是好的，但要学会先思考，再提问。尽可能多地进行开放性提问，减少封闭性问题。少反问句，多陈述句，注意提问时的语气、语速，保持礼貌，避免批评他人的观点，减少那些可能对对方产生胁迫或减少良性反馈的问题。

想要实现从学校到职场的丝滑转变，最重要的是摆正心态、提前做好准备。学校和职场并不是完全割裂的，存在很多相通的技能，比如人际交往能力、抗压能力、学习能力、设定目标的技能等。希望所有"新新人类"都能迈好职场第一步，踏石留印，抓铁有痕，创造属于自己的、美好的、有意义的职场生涯。

参考文献

[1] 何瑛，刘雪．初涉职场毕业生存在的心理困惑及调适方法．中国证券期货，2011，02：63-63+3．
[2] 周建平，程思，林莉．大学毕业生角色转换及其实现．长春理工大学学报（社会科学版），2012，25（03）：167-170．
[3] 石丹丹．论大学生入职初期的心理调适．中国保健营养，2012，07：2393．
[4] 胡宏，鲍丽山．初入职场：怎么看 怎么想 怎么干．北京：中国水利水电出版社，2023．
[5] 清华大学职业能力发展研究中心组织．初入职场ABC：毕业生如何迈好职业生涯第一步．北京：化学工业出版社，2018．

徐 佳　　北京大学第六医院

医生的职业倦怠怎么破

小张医生的苦恼　　作为一名年轻医生，我每天都很郁闷。我满足不了患者提出的很多要求，病历又被上级反复催促，几乎每天都要加班，我不知道自己还能做些什么，每天就想早点下班。下班后却什么都不想做了，需要分析的数据、要写的论文……我都不想干，越来越拖延，陷入恶性循环。这是"职业倦怠"吗？我该怎么办？

年轻医生需要承受多方压力，你们每天不分昼夜冲在临床一线与病魔和死神展开没有硝烟的战争，接受着生老病死的考验；同时还要在科研、教学等赛场上拼搏；并兼顾逐个击破一道道生活关卡，比如维系亲朋好友的关系、组建家庭、抚养孩子、赡养父母、缴纳房贷……一方面，你们年轻，有拼劲；一方面，你们年轻，没有经验。说到"职业倦怠"，作为过来人，想和你们分享一下心得。

年轻医生的职业倦怠很常见

对医务工作者来说，职业倦怠是指在工作中出现情绪疲惫和分离性防御机制，从而导致医患之间的冰冷互动、医生的自我挫败感和意志消沉。

2019年，英国医学会对超过4300名临床工作者的调查结果显示，27.9%的25岁左右医学生和年轻医生存在心理问题，而在超过64岁的医生中，这个比例只有8.4%。另外一篇综述总结了1983—2004年间对14 063名临床医生开展的15项研究，结果显示在30岁以下的年轻医生有多达48%的人存在高度疲惫感，相对而言，只有11%的60岁以上医生有同样的情况。

其实，在出现职业倦怠的时候，我们身心处于压力下和焦虑情绪里，启动的是"保命模式"，这种模式是我们经过数百万年的进化而形成的短期应对模式。它让我们在危机时刻迅速做出反应，增加存活的可能性，比如在野外打猎遇到猛兽的时候，快速启动该模式（或战或逃）。一旦启动，我们的认知能力在一定程度上是下降的，比如逻辑推理能力或记忆力会受损。因为相对于怎么活下来，这些消耗大脑"内存"的事情暂时没有那么紧急和重要。

换言之，如果这种"保命模式"在长期慢性压力下时常在体内启动，认知能力就会下降，从而导致工作能力下降，我们就会感觉到更大的工作压力，从而陷入恶性循环，容易出现职业倦怠。如果把职业倦怠看成工作的"毒",更怕毒上加"独",比如独自工作、独自学习、独自生活。两"Du"相遇,并非"以毒攻毒",而是"雪上加霜"。

解"毒"五良方

那么,如何解"毒"才能打破"保命模式"的恶性循环?

这里有五个良方送给年轻医生们。

第一良方

和让你感到信任(佩服)的同事、同学、上级医生建立支持网络。建立人际支持网络,绝对是最重要的解"毒"机制。因为和支持自己的人在一起,我们心理上感觉到被支持,我们的焦虑水平就会下降,逆转上述的"保命模式"。一旦焦虑水平下降,我们的认知水平也会逐步恢复正常,从而打破进入职业倦怠的恶性循环。

当年轻医生陷入工作困境,出现愤怒、委屈、内疚、自责等负面情绪的时候,和上述这些人讨论患者病情、临床思路和自己的困境,他们能给予我们情感上和专业上的支持,会让工作事半功倍。

第二良方

保持积极心态,提高抗"毒"免疫力。比如刚刚要下班,上级医师过来说:"小A,你把那个XX的病例整理一下,明天大查房的时候需要你来发言,做个疑难案例讨论。"如果小A想:"哎,又要加班了!真烦!"这样的想法会促使我们的身体启动"保命模式"。如果小A想:"这是个让我在其他人面前展现自己临床思维和技能的绝佳机会,我一定要好好把握。"这样的想法启动的就不再是"保命模式"。

第三良方

一定要养成保证充足睡眠时间、健康饮食的良好生活习惯。年轻医生往往要上夜班,这种工作安排确实不利于身心健康,但它又是我们不得不承担的工作任务。这需要建立科学的补觉措施,将夜班带来的影响降到最低。切记不良的补觉措施或生活习惯会进一步打乱生活节奏、增加健康负担。睡眠不佳、不良的饮食习惯等更容易让人罹患心身疾病。

第四良方

不论工作多忙，一定要兼顾娱乐、运动以及与亲朋好友的相聚。这些都会帮助年轻医生去除工作压力带来的"毒"。这里有几点注意事项：①如果和一些人交往会增加情绪负担，不如换一些让自己感觉轻松的人相处。②影响睡眠的运动、娱乐、聚会得不偿失。这些一定是在保证睡眠质量的前提下进行才是有利于健康的，否则就会损害健康。

第五良方

面对繁重的工作和学习任务，掌握科学的应对策略。年轻医生需要承担大量的工作和学习任务，比如出门诊、查房、科研、教学、培训、考试等。面对这些任务时，必须有科学的应对策略，比如时间管理策略、学习和考试技巧——如何有效利用碎片化时间，如何提高自己的学习、工作效率等。通过观察或请教同事、前辈的应对方法，总结和制订符合自身特点的应对策略。

以上的建议供年轻医生们参考，希望能够帮助你们远离职业倦怠，以更好的心理状态更好地治病救人。在这里也想提醒大家，如果已经出现疑似焦虑或抑郁的表现，请及时求助精神心理专业人员，这也是对自己的关爱。

谈大学生的亲密关系与情绪健康

敬存婷　钱　英　北京大学第六医院

案例

必须反复验证他深爱我

小娟进入诊室对医生说:"医生,我每天失眠,天天流泪不止,一想到就要失去我的男朋友,我就感觉要崩溃了,您帮帮我吧。"进行一系列医学评估后,小娟被确诊为抑郁障碍,面临恋爱危机是导致她这次抑郁发作的直接因素。

小娟是一个性格外向的小美女,在一次社团组织的舞会上认识了小林。

"一开始,我们像所有情侣一样幸福,但是随着时间的推移,我忍不住对小林提出各种考验。比如,大雨天让他出门给我买零食,要求他翘课陪我逛街,芝麻绿豆大的事情也会吵架,要求他哄我。如果小林没有按照我的要求做好,我便会哭到他来哄我。我知道这样做很招人烦,但我不知道怎样才能停止。

昨天晚上我让他陪我上自习,他说社团有事不能来。我又在电话里大哭大闹,直到他放下手中的工作来教学楼找我,我才在他的安抚下渐渐平复了情绪。凌晨我收到他的信息,他说他觉得特别累,不知道我们还要不要在一起。

我收到这条短信的时候,觉得天都要塌下来了,打电话又跟他大哭了一场。小林再一次退让了。我们没有分手,但我知道我这样再闹下去,终归是要分手的……我现在学习也学不进去,想缓和与小林的关系又不知从何入手,我该怎么办?"

古往今来,描绘爱情的篇章数不胜数。从"窈窕淑女,寤寐求之"

的单恋阶段，到"执子之手，与子偕老"的热恋阶段，再到"闻君有两意，故来相决绝"的分手阶段。恋爱，是大学生成长过程中至关重要的话题。

亲密关系是大学生重要的支持之一。依恋系统理论的创始人约翰鲍尔比（John Bowlby）认为，与依恋对象的分离、丧失或不一致是导致焦虑、抑郁和自杀观念的主要因素。大学阶段由于新的亲密关系——恋人关系的建立，大学生逐渐将依恋对象从父母转换成为恋人，那么在此期间与恋人之间的矛盾、分离便成为导致各种情绪问题的根源之一。

研究显示，亲密关系不和谐会导致伴侣在讨论问题时出现更多的负面情绪，并且难以准确评估自己和伴侣的情绪，导致日常冲突更多。对24项研究的系统回顾显示，大学生是情绪障碍的高危人群，每10个大学生中有3人会发生抑郁情绪，而研究生抑郁和焦虑情绪的发生率是一般人群的6倍。其中，出现亲密关系困扰者发生抑郁障碍的风险将增高10倍。因此，大学生亲密关系的质量将直接影响其情绪健康。

那么，关于恋爱，关于如何经营亲密关系，我们应该了解些什么呢？

什么是亲密关系

根据斯腾伯格（Sternberg）的爱情三要素理论，亲密关系是指：

在**亲密要素**上，彼此心灵相通、相互亲近；

在**激情要素**上，双方保持互相吸引；

在**承诺要素**上，愿意与对方相守，并做出承诺。

四种依恋模式

依恋是指一个人对另一个人长久持续的情感联结，最初是指婴儿与照看者之间的情感关系。随着年龄的增长，爱情的出现使人们逐渐产生新的长久持续的情感联结，从而建立起新的亲密关系——伴侣关系。**每个人的依恋风格是不同且稳定的，称之为依恋模式。**

依恋模式一般分为以下四种：
安全型依恋

大部分人的依恋模式都是这种。儿时与母亲相处融洽，分离时会不安、找寻母亲；重聚时，这种悲伤和不安就会得到缓解。成年后，无论独处还是有人陪伴时，内心都有安全感，能够传达和接收健康亲密关系的信号，能够恰当地表达情绪，善于用交流来解决问题。对社会关系和人际互动的看法比较积极。

焦虑型依恋

儿时表现为与父母分离时，出现比较强烈的反抗行为，大哭大闹，悲伤程度很高。成年后，安全感较弱，不适应独处，需要不断在关系中获得被爱和被肯定的保证，以此获得安全感和被接受感。在理解他人意图、言语和行为时，容易自动产生消极想法，比如"我不值得被爱，他随时可能抛弃我。"案例中的小娟就是焦虑型依恋。

回避型依恋

儿时与母亲分离时，表现得很平淡，没有过多情绪反应，不哭不闹。成年后，能够在情感上自给自足，推开和自己太亲密的人。倾向于避免可能使自己受到伤害的亲密关系，害怕承诺。同时，可能以工作等其他重点来取代爱情。

紊乱型依恋

这类人群在儿童期可能存在严重的创伤，例如遭受遗弃或被亲人性侵等。这类孩子在与父母分离的时候，反应是矛盾和变化不定的，他们一方面渴望与父母亲密，并表现出想亲近父母的言行；另一方面又会表现出警惕或回避父母的言行。在不同场合，他们的行为反应常常是不可预测的。

成年后，紊乱型依恋的人充满内在冲突，依恋模式不稳定。渴望亲密关系的同时，又恐惧在亲密关系中受到伤害；与依恋对象在一起时，常常表现得无所适从。

依恋模式对亲密关系的影响

拥有不同依恋模式的一对恋人面对"恋爱中的小事"时,可能有不同的想法和行为,由此产生各种各样的可调和或难以调和的矛盾。让我们进入虚拟场景,看看他们的内心。

场景1:焦虑型的小娟给安全型的小林打电话,小林正在开研究生组会,手机开了静音,没注意到有电话打进来。

小娟:他不接我电话,是不是不在意我了?是不是和别的女孩儿在一起?是不是想和我分手?于是连续拨打了20个电话。

小林:组会开完,看到20个未接来电赶紧回复电话,以为有急事。

小娟:"你是不是和别人在一起了,不敢接电话?"

小林:不明白究竟发生了什么,对方怎么会有这种猜测。

场景2:如果小林是一个回避型。

小娟:他不接我电话,是不是不在意我了?是不是和别的女孩儿在一起?是不是想和我分手?于是连续拨打了20个电话。

小林:组会开完,看到20个未接来电,觉得很烦,不回电话。

小娟:更强烈的不安全感,各种胡思乱想。

而此时,紊乱型依恋个体还未出场,不然只会是以上问题的加强版……

不同依恋模式者如何建立健康的亲密关系

借用著名的亲密关系专家苏珊·M·约翰逊(Susan M. Johnson)的方法,将亲密关系的互动比作进行一场双人探戈。当焦虑型依恋的小娟遇上安全型依恋的小林,他们能否互动出新的舞步……

反思与还原

在治疗师的引导下,小娟还原了昨晚吵架的经过。她很快意识到,她与小林的困境反复出现在小娟要求小林做一些他难以办到的事情时。

小娟不停跳出"要求"的舞步，而安全型依恋的小林感受到要求的不合理性，因此不断跳出"拒绝"的舞步。小娟感到悲伤，便以哭泣等激烈的方式再次要求，如果小林再次拒绝，小娟更加悲伤，便会使用更激烈的方式进一步要求。小娟的悲伤在循环中愈演愈烈，直到小林跳出"妥协"的舞步，才能停止。

站在客观的角度，还原当下发生的事情，使自己慢下来思考，有利于我们探查自己是如何无意识地反复进入一种特定的互动模式，这样才能在下一次进入这种模式之前停止它。

觉察与解读舞动双方的情绪

在小娟和小林的互动模式中，起推动作用的似乎是小娟的悲伤情绪。那么小娟的悲伤究竟从何而来？可以参考阿诺德（Arnoid）提出的**情绪构成五要素：触发点或线索、最初的感知、身体的反应、对事件的解读、行为反应。**

在治疗师的引导下，小娟梳理出自己情绪构成的五要素：

触发点：小林说"不"

最初的感知：悲伤

身体的反应：鼻子发酸

对事件的解读：小林不想和我在一起

行为反应：哭闹

治疗师进一步引导小娟探索为什么她会感到悲伤，这种悲伤之下是否隐藏着别的情绪？因为即使在小林没有做出拒绝行为时，小娟也会率先要求小林做一些明明很难办到的事。

小娟思考后回答："也许是我的不自信，需要通过小林反复地为我'牺牲'，来确信他是爱我的。"

治疗师："如果得不到这样的回应，你会怎么样？"

小娟："我会害怕、恐惧，我怕他不爱我。"

通过进一步的梳理，我们找到了小娟隐藏在悲伤情绪之下更深层的情绪——恐惧。恐惧的对象——"亲密关系中的他人不爱我"。

与治疗师排练新的舞步

在治疗室中，治疗师跟小娟讨论她的成长经历与原生家庭，理解小娟依恋模式的形成机制，欣赏小娟为改变做出的努力。

而后，创造卷入性接触，为她创造安全感。邀请小娟尝试表达自己的真实情绪和感受，想象小林就在身边，与他分享自己的恐惧，而不是以哭闹来进一步要求。想象自己跳出新的舞步时小林不一样的回应，也许能获取更为安心的体验。

现实中演练新的探戈舞步

探戈是一场双人舞，要相信你的舞步改变了，对方的舞步也会随之改变；如果对方的舞步暂时没有改变，也许是因为他尚未做好准备，你需要一些耐心，等待他跟上你的舞步；两个人在跳出最初的新舞步时可能会有一些步调不一致，但需要知道，一场优美的舞蹈的确是需要反复演练的。

小娟在治疗师的带领下，回顾以上四个步骤，相信她有能力将学到的内容应用到感情生活中。当"他不爱我"的恐惧再次出现时，应用不同的方式处理情绪，并使用新的模式与对方互动。

入学的时候觉得大学时间很长，到毕业时才觉得大学时光短暂。在象牙塔中，大部分大学生会尝试建立稳定的恋人关系，有的人成功了，有的人失败了。无论如何，一种新的亲密关系的建立可能面对或多或少的压力和挫折，可能导致各种各样的情绪问题。这个时候需要找准方法积极应对，必要时寻求专业医疗机构的帮助。

不安全型依恋者并不是"爱无能"！相信自己，每个人都会收获"执子之手，与子偕老"的爱情。

参考文献

[1] Emiliana Maria Grando Gaiotto, Carla Andrea Trapé, Celia Maria SivaUi Campos, et al.

Response to college students' mental health needs: a rapid review. Revi Saude Publica, 2022, 55: 114.
[2] Yang Li, Aiwen Wang, Yalin Wu, et al. Impact of the COVID-19 pandemic on the mental health of college students: a systematic review and meta-analysis. Front Psychol, 2021, 12: 669119.
[3] Mining Liang, Qiongni Chen, Jincai Guo, et al. Mental health first aid improves mental health literacy among college students: a meta-analysis. J Am Coll Health, 2023, 71(4): 1196–1205.
[4] Junping Huang, Yeshambel T Nigatu, Smail-Crevier R, et al. Interventions for common mental health problems among university and college students: a systematic review and meta-analysis of randomized controlled trials. J Psychiatr Res, 2018, 107: 1–10.
[5] Greenman PS, Johnson SM. Emotionally focused therapy: attachment, connection, and health. Curr Opin Psychol, 2022, 43: 146–150.
[6] Beasley CC, Ager R. Emotionally focused couples therapy: a systematic review of its effectiveness over the past 19 years. J Evid Based Soc Work, 2019, 16(2): 144–159.
[7] Watson JC. Mapping patterns of change in emotion-focused psychotherapy: Implications for theory, research, practice, and training. Psychother Res, 2018, 28 (3): 389–405.

李琼蔚　　北京大学第六医院

大一新生心理调适大法

果熟菊黄，丹桂飘香。金秋的风景怡人，九月的校园同样美丽。每逢开学季，大一新生们就要整理行囊，开启崭新的大学生活了。

刚刚度过了一个无忧无虑的假期，即将踏入全新大学校园的"萌新们"是不是对全新的生活满怀期待，同时也有一丝丝对未知的焦虑呢？别怕，过来人给你们准备的"心理调适大法"，请速速查收。

知己知彼

大部分的恐惧来源于未知，焦虑常来源于没有把握的不确定性。从熟悉的高中进入大学，全新的环境、全新的人际关系、全新的学习内容，不同的生活习惯，各种思维碰撞，难免引起心理状态的波动。提前了解，知己知彼，才能有备无患！

大一"萌新们"，这里给你们整理了过往大一新生们常出现的困惑，快来围观。

适应困难

很多大一新生来到一个陌生的城市求学，南北方、东西部的差异在所难免。气候、饮食习惯、周围环境、人际关系等，都可能成为不适应的点。所以在入学开始的一段时间，最常见的感受是适应困难。

迷茫心理

大家在高中的时候，通常课程和复习都被安排得满满当当，每天老师会在耳边和你一起倒数"距离高考还有XX天"，或者高喊"拼搏三年，幸福一生"。

每天睁开眼睛，就充满着使命感。高考结束进入大学，紧绷的弦松下来后，很多人会忽然陷入一种迷茫的状态，找不到目标和方向。

失落心理

大学对大一新生是一个崭新的存在。入校前，你可能有万分憧憬和期待，或古色古香，或摩登现代，丰富的社团活动、感兴趣的实验设施……然而实际映入眼帘的，可能是大家大包小包的行李、各种各样的手续、简简单单的宿舍。此时，忽然很失落也是人之常情。

怀旧心理

当你安顿好，看着新的校园、新的舍友，可能以往的某个场景忽然涌上心头。高中夕阳下的操场，伙伴们一起奋斗的晚自习，高三语文老师和你分享的那首诗，甚至教导主任的训诫，现在想起来都是那么美好和留恋。你可能湿了眼眶，感慨：旧时光，真好。

情感困惑

不止旧时光，还有老朋友。你的知心好友可能已经和你不在同一个城市，甚至曾和你憧憬一起努力考入同一所大学并开始一段崭新恋情的他/她，也不在这里，距离对友情和恋情会有什么影响，你心里也没底。

见招拆招

当然，也有人会说："以上问题我都没有，来到大学别提多开心了，恨不得每天有48个小时可以施展才华。"那过来人可要恭喜你，五彩斑斓的大学生活开始啦！

不过，确实存在上述感受的"萌新们"，请知道你不是一个人，你不孤单，你们的答疑小能手来啦！知己知彼，了解可能面对的心理困境后，我们一起见招拆招吧！

塑造新的生活习惯

"萌新们"，既然来到了新的环境，就入乡随俗吧。当环境无法改变时，对个体而言，最有效、恰当的选择是：改变能改变的，调整自我、适应环境。

好的生活，从良好的习惯开始哦！

首先，建议你给自己制订一个简单的作息表，假期里刷手机、赖床的习惯可要慢慢改变啦！早睡早起、一日三餐，适度运动，以健康的生活习惯开启美好生活！

另外，过来人告诉你，一定记得咨询师兄、师姐，及时选课，看好课表，提前做好准备，这样新生的焦虑会自动减半！

如果有时间，也可以在过程中寻找自己下一个3年目标，高中的口号继续喊起来！

用你擅长发现美的眼睛，寻找有趣的人和事，尊重本心，积极参与。将自己的时间充实起来，很快你会发现，你早已经融入全新的大学生活里啦！

学会管理情绪

夜深人静想家、想朋友，伤心难过、想哭鼻子的时候，别不好意思，哭泣也是一种很好的宣泄方式。除此之外，再教给你一些管理情绪的小方法。

学会倾诉：想不通的时候找人倾诉，你会发现，关心你的人很多，跟你缺口都一样的人也很多。

学会放松：觉得压抑的时候，深呼吸，或者放空自己，出去跑跑步，开阔心胸。

音乐疗法：感觉消极的时候，听听音乐，帮你驱散消极情绪，缓解压力，但记得"伤心的人别听慢歌"。

善于娱乐：通过娱乐内容，让自己的身心得到放松，增强心理张力，比如登山、打球、聚餐、适度游戏等。

正念思维：学会用新视角看待事物，从"Doing"到"Being"。不是立刻、马上、必须就要怎样，而是学会感受当下的自己，和自己和解，给自己、给困难一些时间，先冷静下来考察考察，或许有意外惊喜呢？

情绪管理的原则就是：凡事量力而行，避免身心透支；适当的"妥协"，对自己宽容；自己无法解决的时候，及时寻求专业帮助。

太极图形象化地表达了阴阳轮转、相反相成是万物生成变化的根源，展现了一种互相转化、相对统一的形式美。生活也是这样，有黑有白，有顺境有逆境。即使在困境，我也一直相信，有一束光，只要不放弃，总会由黑转白；当然，在顺境的时候，我也会提醒自己，总会有风险存在，假如来了，我也能坦然接受，总会进入下一个轮回。

困难是暂时的，变化才是永恒的。所以，"萌新们"，别怕，知己知彼，见招拆招，专业人士给你做后盾。做好心理调适，拥抱充满希望的大学生活吧！

大学生常见心理问题及应对策略

范滕滕　北京大学第六医院

每年的5月25日是全国大学生心理健康日,"5·25"谐音"我爱我",意在提醒大学生关爱自我心理成长,促进自我身心健康。

随着社会的快速发展以及竞争的"内卷化",大学生们在环境适应、人际交往、恋爱以及求职等方面,可能会遇到一些心理困扰,需要引起全社会的重视。

环境适应问题

由于学习、生活、住宿环境的改变,新生容易出现矛盾、困惑心理,这在大一新生中较为常见。

读高中时,学生对自己的大学生活充满了憧憬,甚至部分学生将考大学作为唯一的目标来激励自己。当真正进入大学校园后,发现现实情况和想象的并不一样,尤其是需要进入全新的校园环境,而身边没有父母的帮助,很多大学新生感觉适应困难。

应对策略

树立正确的生活观念

进入大学,一定意义上意味着独立生活、走向社会。在这个新的起点上,为了实现自己的人生理想,就需要摆脱依赖、等待和犹豫,培养自立、自强的精神,勇于面对新的环境,大胆探索,不断提升独立生活的能力。

任何能力都是在实践中培养的,都有一个从不会到会、从不熟练到熟练的过程。不要再"妄想"父母或家人的帮助,清楚明白地告诉自己要学会独立,自己的事情自己做。

逐步熟悉新的校园环境

人的恐惧感往往是由陌生与未知导致的,环境其实也像人与人的相处一样,熟悉了就逐步适应了。

内心接纳新环境,就在适应的路上迈出了第一步。例如,每一间食堂的菜品都去试试,找出最适合自己胃口的一家;每家超市都去转转,比比哪家更物美价廉……

一些大学的校园论坛或是官博、官微会开设新生专栏,专为新生解惑答疑,"小萌新们"可以多去这些地方看看"过来人"的经验。

人际交往困扰

一些同学由于既往社交经验少,个人意识较强,不太能顾及他人感受,在学校的集体生活中会感到与其他人沟通不畅,得不到理解,从而造成内心苦恼。如何与周围同学友好相处,建立和谐的人际关系,是大学生面临的一个重要课题。

人际关系问题常常表现为难以和同学愉快相处,缺少知心朋友,不懂必要的交往技巧,过分委屈讨好等。

应对策略

遵循人与人交往中的互利原则

人际交往是一种"双向奔赴",只有单方面获得益处的人际交往是很难长久的,好的人际交往必然是双方受益。所谓受益包括很多方面:精神的、物质的,或者帮助对方做一些事情等。

因此,在人际交往中,千万不能一味索取,要经常考虑自己是否付出与奉献,这样才能在自己的身边构建起和谐的朋友圈。

学会欣赏他人

用心发现别人的优点,适时恰当赞美,学会倾听和理解他人。当你内心真正接纳一个人的时候,相信对方一定能够感受到。

尽量不要当众批评或者指责别人

每个人都难免会犯错，看到别人的错误就当众指出来，不会让对方感激，有时反而让对方下不来台，丢了面子。保住对方的面子，同时也是在保住双方的友谊。做事太过较真，反而容易得罪他人。

想要帮助别人，可以在对方允许的情况下，私下、礼貌地提出自己的建议，这样对方不会感到被指责与冒犯，更容易采纳。

敢于认错，承担责任

人际交往过程中难免产生不愉快，勇于承认自己的错误，及时化解彼此之间的不愉快，是负责任的表现，也是有担当的表现。

如果在犯错之后能够用自嘲的方式来消除尴尬，可谓是升级版的承认错误，也会给对方留下好印象。

学会换位思考

可以假设一下，如果在对方的位置上，我会怎样处理。经常站在对方的角度去理解和看待问题，一切就会变得简单多了。一般而言，善于交往的人往往懂得"己所不欲，勿施于人"。

恋爱与性心理问题

大学生处于青年期，性发育成熟是重要特征，需要面对恋爱与两性问题。如果不能恰当处理爱情与学业的关系，甚至会影响大学生未来的发展。

性生理成熟带来性心理的变化，大学生渴望得到异性的好感与认同。大学生都会有性幻想、性冲动等，这本是正常的表现，但由于既往接受性教育不足，部分同学难以妥善应对性心理问题。

应对策略

树立正确的爱情观

在恋人的选择上，最重要的应该是志同道合，在思想品德、学业理想和生活情趣等方面和谐一致。大学生要学会平衡爱情与学业的关系，要把学业放在重要位置，不能把所有宝贵的时间都用于谈情说爱而荒废了学习。好的恋爱关系应该让人不断走向成熟和进步。

培养爱的能力

爱的能力，并不是非要具体到对某一异性的爱，而是更广泛意义上的爱。我们的亲人、同学、朋友，都值得我们去热爱。发展爱的能力，就是要培养无私的品格和奉献精神，为家人负责、为恋人负责、为社会负责，才能创造出属于自己的幸福美满的婚恋状态。

发展健康的恋爱行为

对于恋爱中的性冲动，一方面要注意克制和调节，另一方面要注意转移和升华。积极参加各种文娱体育活动，与恋人多谈谈学习和工作。尽量把恋爱行为限制在社会规范合理范围内，让爱情沿着健康的道路向前发展。

求职和择业问题

随着全国各大高校的不断扩招，大学生毕业人数逐年增长，就业形势也越发严峻。虽然政府也在不断扩大社会市场的就业面，但对于普通大学生来说，想要找一份理想的工作，还是需要付出很大的努力。

社会竞争激烈，用人单位的"门槛"越来越高，加之很多大学生在校时只专心读书，与社会接触少，缺少面试经验，导致求职不顺利，感到失落和迷茫。

应对策略

充分了解自我，尽量做到兴趣与职业相匹配

对自身情况进行认真剖析，深入了解自己的兴趣爱好、性格、潜能及需求。兴趣是人们职业选择的重要依据，可以通过工作动机促进个人能力发挥，兴趣和能力合理结合，会大大提高工作效率。

掌握各种职位的基本情况

掌握职位的基本情况，包括工作状态、薪资收入、必备技能、晋升

途径等，从中选择适合自己的工作。根据招聘启事里描述的职位能力需求，不断提升自己的专业技能，做到"精准"求职，事半功倍。

学习求职技巧，以便在求职过程中发挥优势

通过展现真才实学来"推销"自己。同时，正确面对求职过程中遇到的挫折，快速调整心态，始终保持积极的精神面貌，不断努力寻找新的工作机会。

亲爱的同学们，当通过自身的努力，因各种原因导致的心理困扰仍然不能得到很好的排解时，一定要有勇气向学校或医院的精神心理专业人员寻求帮助。善于求助不代表软弱，而是心理强大的表现。

巧妙应对同龄人之间的攀比

李琼蔚　北京大学第六医院

每到逢年过节，同学、朋友的聚会邀请接踵而至，终于可以和老朋友们聊聊近况，谈谈曾经的叛逆和理想。

不过，在聚会的过程中，可能会出现一些刻意"晒"的行为，比如有人晒幸福家庭，有人晒职位，有人晒物质条件，等等。简单的一场聚会不知不觉变得复杂，这种同龄人间的攀比以及现实的差距难免会带来一些自卑和失落感。

本来轻松愉悦的相聚，反而徒增无形的压力，你甚至后悔来参加聚会。看似其乐融融，实则暗潮汹涌，友谊的小船岌岌可危。

那么此时到底该如何巧妙应对这种同龄人之间的攀比，规避不良情绪和心理问题，让心灵彻底放松呢？别慌，专业人士来给你支招！

正确认识攀比

"攀比"本是中性词，有两面性，从心理学特征上可以理解为：个体发现自身与参照个体发生偏差时，产生负面情绪的心理过程。

正性攀比可能促进产生积极的竞争意识，进一步产生克服困难的动力。

负性攀比常因无法正确看待自己与周围环境，沉溺于负性认知里，进而产生巨大的精神压力和自我否定，不利于自身和他人。

攀比的心理往往受周围环境和周围大多数人对"成功"或"完美"定义的影响。如果你的周围人将职位的高低、物质的多少等作为一种扭曲的评价标准，当我们陷入这种评价体系时，便很容易忘记初心，忘记曾经通过努力达成目标的喜悦，忘记尊重和认同一直以来努力的自己——那个不需要和别人比较，亦无比珍贵的自己。

以我们的初心和价值观构建健康的评价体系，善用正性攀比，杜绝负性攀比。

学会自我接纳

"自我接纳"是指个体对自我采取一种积极的态度，包括接受自我和他人以及自己所处的现实环境。

每个人都可以有自己的一套评价体系，比如有人认为健康最重要，有人认为自由最重要，有人认为赚钱最重要，有人认为快乐最重要，这都是可以被理解和尊重的。

自我接纳有以下两重含义：

悦纳自我的正面价值，而不骄傲

确认和悦纳自己身体、能力和性格等方面的正面价值，不因自身的优点、特长和成绩而骄傲。

符合自我评价体系的朋友们，适度表达喜悦无可厚非。分享喜悦心情可以通过人与人之间的关联，进一步孕育出别样滋味的乐趣，但是要提醒一下，注意"度"哦。

欣然接受自己的缺点失误，而不自卑

欣然正视和接受自己现实的一切，不因存在的某种缺点、失误而自卑。

老子云："万物负阴而抱阳。"黛比·福特告诉我们："承认和接纳不完美的自己，即使和同龄人存在差异、不足或缺陷，也都是独特的你。"

我们并不完美，生活给不了我们绝对的公平，去拥有完整的人生才是更重要的事情。

学会自我关怀

"自我关怀"是当个体面对压力、挫折、失败或者是自身的缺点时，采用理解接纳、不批判的方式对待自己，是一种对待自我的积极健康的态度。

那我们具体应该怎么做，来关怀珍贵的自己呢？

友善体贴而不苛责

我们应该意识到，每个人都有不足和缺陷，都会遇到困难或失败，这是"普遍人性"，而不是只有我们自己才会经历。

当面对挫败和痛苦时，要对自己有包容和理解的心，"自我友善"而不是"自我苛责"。

当与同龄人的差距和比较带来负性情绪时，要用客观平衡的"正念观"来看待当下，而不是"过度沉浸"。

自我肯定与鼓励

我们常常忽略自己的感受，忘记更好地爱自己。每个个体来到世上都是无可取代、独一无二的，我们爱自己，是因我们生命本身的崇高与珍贵。

当面对"攀比"过程中带来的压力与消极情绪时，永远要记得自我肯定，通过自我暗示对当下的心理困境进行调节。使用鼓励的方式，寻找自身的优点，告诉自己"我今年也很棒，很努力，达到了我的目标""我身边也有很多资源和很多爱我的人""他们很出色，我也不差，优秀的我们才成了好朋友"等等，进而提升心理承受能力，避免陷入负性攀比的泥淖。

人生的输赢，不是靠我们做了什么、从事什么工作来决定的。所谓丰富，指的也并不是眼睛看到的表象，而是隐藏在其中的故事。

重视自我提升

横向比较带来的提升

正确看待"攀比"过程中感受到的同龄人间的差距，减少盲目的横向比较与负性攀比；而是分析自己与他人的差距，取长补短，有助于我们在未来有更好的进步。

如果他人已经达到的目标正是你所期待的，那么就去不断地学习与实践，提升自身的实力，逐步接近目标；增强自信与自尊，用积极的实际行动取代失落、抱怨、憎恨的情绪，把攀比的压力变成未来自己进步的动力。

纵向比较带来的进步

更多地与自己进行纵向比较，关注自己长期的发展轨迹，以积极的心态鼓舞自己。感恩自己的每一次进步，增强自信，立足于长期的发展，对自我有更客观的认知。真实地活着、真诚地热爱，每一步都是为了遇见更好的自己。

最后，想和大家分享一段名言："理所当然的事情，更要一一确认。越是微不足道，越用心去品味。在这个过程中，必然会有新的发现。由此收获的每个微笑喜悦，支撑着我们的每一天。今天也要用心过生活。"

"真诚是必杀技"，在"攀比"中我们真诚地分享自己的收获与成功，真诚地给予对方赞美，真诚地接纳他人与自我，真诚地爱自己。

中小学教师的心理健康与调适

张旭 韦汉林　四川省自贡衡川实验学校

2012年，教育部修订了《中小学心理健康教育指导纲要》，从家庭到社会，对中小学生心理健康的关注与重视与日俱增，但对中小学工作的另一个主体——教师的心理健康的关注仍远远不够。

现有的一些关于教师心理健康的调研数据结果令人担忧。2020年，陕西师范大学公布了一份基于约3万名教师的职业心理现状调研报告，指出学校教师存在职业压力过大、焦虑抑郁等严重心理健康问题。中国人民大学的调查结果表明，超过80%的教师反映压力较大，近30%存在严重的工作倦怠，近90%存在一定的工作倦怠，近40%心理健康状况不佳。

教师心理健康的重要性

教师是教育发展的基础和必要条件，如果没有称职的教师，教育系统必然陷入瘫痪。这不仅会影响中小学生的学习和成长，也会影响教育强国建设的推进。

同时，教师是学生心理健康教育的实施者，是学生心理健康的重要保证，是解决学生心理健康问题的关键。只有心理健康的教师才能营造健康的教育环境，培养出心理健康的学生。

教师心理健康的指标

> 我国心理学工作者提出了七项教师心理健康的指标：
> 1. 悦纳教师职业，具有积极的职业态度和对教师角色的认识。
> 2. 具有良好的教育认知水平，能够胜任教学工作的认知能

力，有独创精神。
3. 稳定而积极的教育心境。在教育活动中情绪稳定，心情愉快，反应适度，情绪自控，积极进取。
4. 健全的教育意志。
5. 能正确地了解自我、体验自我和控制自我。
6. 教育环境的适应和改造。善于接受新事物、新理念，不断适应改革与发展的教育环境。
7. 和谐的教育人际关系。能正确处理与学生、家长、同事和领导的关系。

中小学教师的心理压力来源

社会因素

- **社会发展和教育改革对教师提出了更高的要求。**目前，我国教育教学改革已经全面开展并不断深化，现代教育技术涌现等，都对教师的素质提出了更高的要求。
- **社会各界对教师角色的要求和期望较高。**社会各界都非常关注教师的工作质量，甚至有时会有过度的期望和要求。例如，个别家长望子成龙，把希望全盘寄托在教师身上；个别家长不配合教师工作，甚至到学校吵闹，教师感到身心俱疲。
- **教师的待遇普遍不高，社会地位削减，工作强度大。**社会对于教师的要求几乎是一个完美的形象。自媒体时代包容多元化的声音，对各行各业均提出各种质疑与挑战，没有谁能保持完美。教师终究也是普通人，当经济收入与社会要求严重失衡，工作强度与社会地位严重失衡的时候，心态的失衡便难以完全避免。

学校因素

- **指标考评。** 学校对教师的评价体系、教师是否接受评价的方式和学校的管理制度等，均对教师心理有很大的影响。
- **学生的学习状态和表现、班级管理等。** 班级情况和学生的学习状态不同，特别是碰到非常调皮的学生，也会影响到教师的教学信心和工作状态。

教师个人因素

- **自我期望值过高。** 对自己要求过于苛刻，在工作上要求"完美"。一旦目标不能实现，就会有很强的挫败感，过分自责，以至于产生不良情绪。
- **找不到情绪的宣泄口。** 很多教师面对压力，消极情绪得不到疏解，长期憋闷在心里，容易出现心神不定、情绪失控、失眠等问题。
- **工作和家庭得不到很好的平衡。** 很多教师"以校为家"，陪伴家人的时间和精力大大减少，易出现家人不理解、闹矛盾的情况。这不仅影响教师的教学，也给教师带来很大的压力，甚至产生负罪感。
- **自身能力素质有待提高。** 教育对象呈现出新的特点，迫使教师群体适应新的教学实践，对自身进行调整，给教师的教学工作带来难度，从而产生压力。
- **个体过强的感受力。** 教师是否感到压力及其大小因人而异，具有很大的个体差异。有学者通过实验研究发现，A型人格的个体比B型人格的个体更易受环境变化的影响，从而产生压力。

教师心理健康的调适策略

为了帮助教师们减少压力，顺利开展工作，提高职业幸福感，有几点建议跟大家分享。

革新社会教育观念，创设尊师社会环境

教师职业普通化

教师是从事教育职业的普通人，也需要面对社会方方面面的压力，也需要生存和自我发展。去掉教师的"神性"，将其当作普通人看待，一方面，可以降低教师的身心压力；另一方面，可以避免过高道德标准带给教师的精神负担，利于教师保持健康良好的心理状态。

弘扬尊师重教的良好风气

教师这一职业确实需要更多的奉献精神与工作热情，理应具有较高的社会地位。真正树立尊师重教的优良风气，使教师成为人们心中所期待的职业，进而帮助他们产生高涨的工作热情。

改善教师工作环境，提升教师待遇

为教师减负

为教师的工作和生活提供宽松的环境，对教育管理体制进行全面改革和创新，建立科学化、规范化的教育评价机制。

提升教师的待遇水平

相关政府部门需加大教育投入的力度，提高中小学教师的福利待遇，在一定程度上满足教师的物质需求和心理需求，提升教师职业的社会地位。

树立维护教师心理健康的意识

学校不仅是教师教书育人的主要场所，也是学生学习的主要场所。学校应重视每一个教师的心理健康，保证教师能够以积极乐观的心态去面对日常工作。例如，全面优化学校的自然环境和人文环境，为教师的教学营造一个良好的氛围；建立民主平等的意识和思维，开展人性化的

管理；构建公正、科学的竞争激励机制，营造更加和谐轻松的校园环境；开展多样化的娱乐活动，让教师的课余生活更加丰富。

教师维护心理健康能力的自我提升

正确认识自身

教师只有对自己有稳定的认知，以客观的态度评价自己，才能够更好地接受自己的优点和缺点。认清自己，制订合理的工作目标，以更好的心态去工作和生活。

建立理性认知

对事情的分析判断保持客观的态度，不因错误认知而歪曲事实。不要成为"应该"的奴隶，放弃绝对化要求，放弃"非黑即白""非此即彼"的刻板思维，寻找第三种或更多可能的解决方法。

学会自我调整

教师面对各种压力，情绪上易出现紧张、焦虑等表现，要学会以合适的方式进行调整。适当的情绪表达能促进相互沟通、相互理解。例如，在课余时间进行运动放松训练；丰富自身的业余生活，培育兴趣爱好，适当转移注意力；增加人际交往，向他人倾诉，避免自我封闭等。

保持乐观开放的心态，积极解决问题

相信自己的能力，相信困境会发生变化，不轻易放弃和被击败。对问题进行客观描述，权衡利弊并决策，积极寻求各种可能的解决方案。

寻找社会支持

在家庭、朋友、团队中寻找尽可能多的社会支持。社会支持可以帮助宣泄不良情绪，获得情感理解和各种形式的帮助，也能增强人际关系。

中小学教师的心理健康关乎孩子们的心理健康，关乎祖国的未来。社会各界、学校、家庭、教师自身都需要行动起来，建立尊师重道的社会风气，帮助教师解决实际生活困难，平衡好家庭、工作与自我发展；教师自己也应努力提升心理能量，利用好身边资源，以饱满的热情投入到"灌溉"工作中。

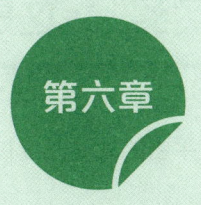

失控与掌控

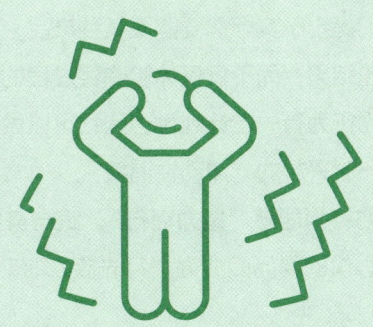

控制不住"买买买",这是怎么了

董平　北京大学第六医院

每到"双十一",各大平台的活动陆续拉开帷幕,您是否早已做好准备,开始"剁手"了?

在这个每年都创造购买奇迹的时刻,有人在茶余饭后惊叹着中国突飞猛进的"数字经济",也有人听着《再也不能这样活》的歌曲感叹"一入某宝深似海,从此存款是路人";有人在网购中寻觅到了自己心仪已久的"宝贝",也有不少人在"买买买"中一夜间变成了名副其实的"负翁"。

💡 我们如何判断一种购物行为是相对合理或健康的,或是病态或不健康的呢?

健康合理的购物行为是为了满足正常生活、工作、学习等的实际需求。也就是说,我们是出于实际需要购买某种产品,购买之后会使之物有所用。购物更注重结果,而不仅仅体验购买过程的愉悦感。

健康合理的购物行为有一定计划性。购物可以做到有所节制、理性消费,而不是完全一时兴起的"冲动性消费"。

健康合理的购物行为能够"量力而行",跟自身经济水平大致相匹配。不会为了购买心仪的物品而成为"月光族",甚至交不上房租要露宿街头。

健康合理的购物行为不会对自己或家人造成客观上的较大损失或主观上的明显痛苦。病态的购物行为往往并非出于实际需求,而是存在无法控制的购买冲动,常常超出实际能承受的购买能力,并给自己或家人带来许多困扰。控制不住消费,可能会导致自责或情绪失控,家人也会为此指责自己,甚至带来更大的家庭冲突或矛盾。

下面，我们通过几个案例来了解一些不健康的"买买买"吧。

案例

压力山大"买买买"的小A

小A今年25岁，大学毕业后在北京一家科技公司工作快3年了，一直做"996"的基层工作，公司杂活多、压力大。她平时没什么兴趣爱好，晚上加班回家后倍感空虚，觉得生活索然无味。小A小时候家教严格，什么都得听父母的。上大学后，小A一直要求自己好好学习，没有谈过恋爱；工作后谈过三段恋爱都不顺利，一个月前刚刚跟第三任男友分手。她觉得自己的生活一团糟，什么都做不好。

于是，她开始在网络上购买各种自己喜欢的物品，包括衣服、化妆品、毛绒玩具、绿植等等。大半个月的时间，合租的小屋里就堆得满满的，舍友对此很有意见。虽然买回来的物品确实大多都用不着，并且给舍友造成了困扰，小A自己也觉得不好意思，但是她感觉购物能调节情绪，疏解压力，让自己有踏实感，也有一种能主宰生活的感觉。

分析和建议

小A通过购物来发泄情绪，她可能存在情绪调节或管理问题。

小A的生活过于单调，她需要找到适合自己缓解压力、调节情绪的正确方式，丰富生活内容，培养一些兴趣爱好，可能就不需要通过购物来发泄情绪了。例如，可以培养阅读、画画、健身等爱好，或进行规律的有氧运动，尝试瑜伽、健身操、快走、慢跑等；也可以听一些舒缓的音乐，尝试冥想等放松训练；此外，保持良好的人际沟通，参加一些社交活动，对于保持良好的情绪也非常重要。

> **案例**
>
> **控制不住"买买买"的小B**
>
> 小B今年上大二,上大学后就开始网购,花钱毫无节制,看到喜欢的东西就控制不住买,买来的衣服、饰品大多数都没穿戴过。父母是普通工薪阶层,家庭并不富裕,小B的花费已严重超出家庭开支能力。她自己也不知道是怎么了,每次买东西后都很满足,但买回来不久又很失落、自责,觉得买回来这么多东西也没用。但小B就是控制不住要买的冲动,如果不把看到的东西买下来,脑海里就总惦记着,最终还是会想尽办法买下来。

分析和建议

小B很可能是患了一种成瘾性心理疾病,俗称"购物狂"。可以尝试以下方法调整:

第一,**做计划**。平时记录下自己需要的物品,列好清单,提前做好预算,购买时只看自己需要的和在自己购买能力范围内的物品。

第二,**限制购物时间**。限定一个购物时间段,只在这个时间段内购物。

第三,**记账**。记录每一笔收入和开支,每月做汇总,为下一个月的消费做好调整。可以借助一些记账的APP,也能提高总结和做预算的效率。

第四,**使用现金支付**。取消所有信用卡,只留下一个紧急备用;微信和支付宝的关联银行卡内只存入少量金额,避免冲动消费。

第五,**转移购物冲动**。当购物冲动来临时,立刻关掉手机、电脑,到室外运动或做一些体力活动,或通过找人聊天等方式转移注意力。

第六,**发展健康的兴趣爱好**。在工作学习之余,把精力放在例如跑步、游泳、画画、读书等健康的兴趣爱好上。

第七,**除了自身调整外,最好能到专业机构进行有针对性的心理行为治疗**。

> **案例**
>
> **兴高采烈"买买买"的小C**
>
> 小C今年16岁，最近大半个月家人发现他变了一个人似的，以前多愁善感，现在特别"活泼"，甚至有点"活泼"过了头，天天兴高采烈地跟人聊天，说起来滔滔不绝，讲的事情天马行空、很夸张。最近几天，他就花了几万从网上购买了很多配件，说是要制作一架无人机。家人质疑他没学过这个专业，怎么可能造出无人机？他说自己不但要造出无人机，还要去当飞行员，并因家人质疑他而大发雷霆。他每天就睡三四个小时，但依然精力充沛、思维活跃，并很享受这种状态。可是家人却很遭罪，不仅开销负担不起，还要忍受小C莫名跟家人发脾气。

分析和建议

小C是患了"躁狂发作"，这是一种以情感高涨、精力旺盛、思维奔逸等为主要表现的精神疾病。有一部分患者会伴有小C的这种挥霍行为，花钱、做事不计后果。但患者很难调整这种状态，需要尽快到精神心理门诊寻求专业医生的帮助。同时，作为家人要加强陪伴，尽可能减少不必要的花费，尽全力确保他的安全！

以上，我们了解了几种不健康甚至是病态的购物行为，有的朋友可能会说"我没那么严重"，但面对"双十一"的诱惑和商家的一轮轮活动及强大的特价攻势，仍然希望我们每个人能保持十足的定力，理性消费。即使要"剁手"，也能针对个人所需量力而行，物尽其用。

双十一"保肢"指南
——怎样才能少买没用的东西

高慧敏　　北京大学第六医院

接到这个写作任务的时候,我正在浏览自己的购物车。

公众号的文章都在"种草",预售款已经付掉了。说真的,即使不会彻夜熬红眼地等着前1小时的"半价优惠",多少也会买一些以示对这个标志性的"全民购物狂欢节"的"尊敬"啊!真的什么也不买,会不会太不合群了?

但是看着为了算优惠、抢半价熬红的双眼,以及去年"双十一"还没有消耗完的囤货,内心却是崩溃的!痛定思痛,还得控制自己,少买没用的东西。

 怎样才能少买没用的东西呢?有三个问题需要问自己。

我想要的究竟是什么

健美的身材?丰富的学识?优雅的谈吐?广博的见识?还是瑜伽课、图书、网课?买它是实现"想要"的唯一路径吗?还有没有更优解?

发生购买行为之前,丰富的营销手段会蒙蔽我们的大脑,比如请体育明星为健身器材做广告,请影视明星为美容产品代言,让这些产品看起来对我们是有用的。但实际买回来才发现,理想和现实的差距有点远。买了健身卡,依然没有好身材。买了很多书,一本都没有时间看。如果是这样,你买的那些东西就只是"焦虑",对身材的焦虑、对学识的焦虑,通过购买行为,从大脑中转移到了客观空间,更看得见、摸得着了而已。这些焦虑不会凭空产生,也不会凭空消失,但一来一回,钱没了，仿佛掉进了一个黑洞。购买行为只是焦虑的搬运工。但大脑有个神奇的机制，你只要想象你完成的样子，它就自我满足了，所以在买到那一刻，你的大脑就会骗你，一切已经发生了。

我希望人家高看我一眼，我希望获得高高在上的地位，我要比邻居过得好……俗话说："人靠衣装马靠鞍"，穿着考究确实容易引发人的"认知偏见"，从而获得更高的社会评价或者待遇。在我们年轻的时候，特别渴望融入群体，得到他人的认可，最方便快捷的方式就是"假装"我们有相似的生活。所以很多希望走捷径的青年朋友就陷入了"校园贷""套路贷"的陷阱。然而，"社会比较"是我们认清自我不可或缺的过程，做比较可以，重点在于不要陷入金钱的盲目攀比。

我是不是对消费这个行为上瘾

消费行为真的会"上瘾"。消费行为会降低自制力。这是为什么呢？因为购物时的频繁抉择，会导致意志力资源迅速消耗，而意志力的缺少会导致更多的非理性行为。简单说就是：买得越多，越控制不住想买。

消费还会自我升级。为了配套而不断产生的消费"需求"，就像打开的潘多拉魔盒。很多"想要"被广告包装成"需要"的样子植入了我们的大脑。比如，好不容易买到一件漂亮上衣，发现没有裤子配，买了裤子没有上衣配，然后"子子孙孙无穷匮也"，最终挪走了钱包里的"存款大山"。

消费具有"情绪价值"。随着物质的极大丰富和生活节奏的不断加快，除了满足基本需求以外，消费行为也被赋予了更多的"情绪价值"。比如很多人购买盲盒就为了买"惊喜"，很多人追星需要的就是一份"陪伴感"，感怀年轻的自己。生活节奏日益加快，很多人都在挣钱路上疲于奔命，只有花钱的时候才能感到"爱自己"，网购让消费行为超越了时间、空间的限制，更方便快捷、随时随地，因此也更容易沉迷。

大多数消费行为都带有"冲动"的特点。这个动因可能是之前提到的焦虑，也可能就是为了快乐。我们会经历一个"种草—拔草—醒悟"的心理过程，这个过程甚至不需要经过大脑的高级皮质，直接通过情绪触发。这类消费如何避免呢？它是避免不了的，冲动就是人类本性中的一部分，但通常都是自限性的，随着频率增加，会产生厌倦，进而行为减少。

此外，需要警惕成瘾性消费。有些消费品具有直接激活大脑里的"多巴胺奖赏通路"的魔力，让人产生强烈的愉悦感，比如烟草、酒精、网络游戏。激活方式越简单、越直接，越容易产生"饥渴"感，越容易激发不理智的寻求行为。最典型且极端的例子就是精神活性物质（如毒品、酒精等）的使用，在临床工作中，笔者经常遇到长期饮酒者在对抗戒酒行动的过程中，出现喝医用酒精解"燃眉之急"的情况。因此，成瘾行为具有以下特点：渴求、耐受、戒断反应。

一旦发现自己对某些物品出现朝思暮想、非你不可的渴望，并且不顾人身财产、重要社会关系的安全去寻求，需要的越来越多，并且长时间得不到就精神萎靡、暴躁易怒、坐立不安，那么你遇见的恐怕不是"真爱"，而是"真·有瘾"。这是一种会让大脑在生理层面产生变化的过程，并不受人意志力的支配。

因此，无论何种行为，如果对健康和人际关系造成了严重损害，建议尽快寻求心理或者精神专科医生的帮助！

还有其他成本吗

有一个不争的事实，你看"快手"的时候不会同时看"抖音"，用来刷淘宝的时间就不能用来跑步了，一块空地用来储存卫生纸、洗衣液就不能用来布置读书角了。消费行为的代价除了金钱，还有背后隐含的时间、空间等其他成本。

有的人为了满足消费欲望，到处举债欠钱，额外增加了人际成本。经济学原理告诉我们，成本是放弃了的最大代价。值得注意的是，时间不会贬值，但人民币会通货膨胀，省钱可能没有我们想象得那么节约。减少日常消费过程中的时间和注意力投入，比精打细算、抢优惠券省钱更有意义。年轻的朋友，除非你的时间无法创造更多的价值，否则年纪轻轻却无心学习（不是指去学校上学），欢迎来到精神科或者心理门诊咨询，看一看问题出在了哪里。

从2009年开始，当时的"双十一"全网销售额有0.5亿，2023年"双十一"的销售额达11 386亿。不知不觉，我们就从点灯熬油半夜"薅羊毛"的利剪，变成了被"预付上链接"收割的韭菜。消费的行为是人性的反应，到底做一把纠结的利剪，还是一颗快乐的韭菜？这是个哲学问题。著名相声表演艺术家郭德纲曾经说过："人不能跟人性作斗争。"只要不欠钱、不犯法、不伤人、不害己，想怎么办都随你，不要压抑自己的天性！毕竟，跟恋爱、妻贤子孝、升职加薪、减肥成功相比，还有什么快乐能比购物带来的快乐更简单、高效、直接、方便呢？

最后，祝大家"双十一"买得快乐、有用又健康！

参考文献

[1] 恩里科·特雷维桑. 非理性消费. 甘亚平，译. 北京：人民邮电出版社，2017.
[2] 佘贤君. 触发非理性消费. 北京：机械工业出版社，2018.

高兵玲　北京大学第六医院

如何走出"拖延怪圈"

每到年底，很多人都会回想过去一年的事情，可能还有事情没有做完，还有目标没有实现，不管过去过得如何，新的一年，大家都渴望改变，渴望做全新的自己。所以，又到了制订目标的时候了……

很多人制订目标的时候都会踌躇满志，然后——就没有然后了，一直拖、拖、拖，直到又一年大好时光无情流过。那么怎么才能远离"拖延癌"，积极主动地生活呢？我们需要更多地了解"拖延怪圈"。

"拖延怪圈"

有些情况下，人们往往刻意地选择拖延，并不构成生活的烦恼。然而对于有些人来说，拖延却造成了比较严重的问题，给他们带来强烈的内心痛苦，并导致工作、学业、家庭以及人际关系上的重大挫折。他们努力想完成任务，却往往事与愿违，深陷"拖延怪圈"。

1. 开始时信心满满，"这次我想早点开始"，虽然感到不能或不愿意马上就开始。

2. 一段时间后开始焦虑，"我得马上开始"，但是又觉得离最后期限还远着呢。

3. 焦虑升级，后悔没有早些开始，除了任务什么都可以做，努力自得其乐，但没有完成任务的阴影挥之不去。让自己看起来很忙，希望没人发现。

4. 感到负疚、惭愧、痛苦，但是"还有时间"。

5. 近乎绝望，"一定是我这个人有毛病"，别人都能行，是我缺乏自制力、约束力！

6. 最后的抉择：背水一战，"我不能再坐等了"，却发现没有那么困难，后悔没有早点开始，不再纠结能否完美，"做完就行了"。或者发现内心压力不堪忍受，选择逃避；自觉不可能做好，选择放弃。

7. 精疲力尽、如释重负，暗暗发誓"我永远不会再拖延"，毅然决心远离拖延怪圈，直到下一个任务出现……

随着许下一个放弃拖延的坚定誓言，这个拖延怪圈就画上了句号。然而，尽管诚心诚意痛下决心，大部分的拖延者都会重蹈覆辙，一次又一次地在这个怪圈里挣扎。

如何走出拖延怪圈

了解你的拖延风格

不需要评判，只需要去清点，更为清楚地觉察到自己的拖延心理和言行。

- 你在哪些事情上拖延，哪些事情上不拖延？其中的区别是什么？找出你拖延的领域和主题。
- 什么诱发了你的拖延？你的感受如何？去感受你内心的挣扎，想一想使你感到恐惧的是什么？
- 你在拖延的时候会做什么？你常用的拖延借口是什么？哪些行为表明你在拖延？
- 拖延给你带来哪些后果？内在的后果有哪些？外在的后果有哪些？
- 平息内心的自责和自我批评，试着想想从这些经历中你可以学到什么。

了解拖延的心理功能

通过了解自己的拖延风格，探索自己拖延的心理功能。只有了解拖延在你的生活中发挥了怎样的功能，正视拖延和拖延背后的问题，才有可能真正改变。

拖延的功能

恐惧失败：追求完美

很多拖延者认为"一次表现=个人能力=个人价值"，害怕付出最大的努力还是做得不够好，害怕达不到要求，担心被他人评判或者自我评判，害怕自己的不足被发现。人们通过拖延来安慰自己，宁愿承受拖延所带来的痛苦后果，也不愿意承受努力之后却没有如愿以偿所带来的羞辱。

害怕成功

一些人选择在可能成功的领域拖延，面对成功，他们的内心往往处于冲突之中，害怕成功带来的不利后果。比如担忧成功需要付出太多、超过自己的承受力，变成工作狂；担忧别人会加大对他的期待，担忧失去对自己生活的控制权和选择权；担忧自己的成功会让他人受伤，成功会给自己带来批评或攻击、让自己受伤；自觉不配成功等。

争夺控制权

很多人对掌控感十分敏感，不喜欢任何规则，会抗拒任何其他人对自己的要求，拖延成了他们获取掌控感的一种方式：通过拖延来体现这件事情我说了算，"我是一个拥有自主权的人。我根据自己的选择来行动。我没有必要按照你的规定或者要求来做事。"拖延经常在需要顺应规则时引发，他们会明知规则或要求而故犯，他们的拖延会影响到周围人，周围的人可能很恼火或放弃对他们的要求。即便这些规则是自己制订的，拖延也会成为条件反射性反应。

对亲近与疏远的恐惧

拖延能够调节跟其他人的亲疏关系。一些人的拖延是在希望别人给自己更多指导。一些人会避免做那些把自己推到第一把手位置的事情，因为害怕别人对自己太疏远。一些人喜欢给自己挖坑，让自己陷入种种麻烦之中，希望别人救自己于水火。而有些人担心被人际关系耗竭，而拖延去改变生活或工作状态，避免结交陌生人，避开一些可能会卷入亲密关系的活动。

找出导致拖延的因素，制订相应的解决方案

导致拖延最常见有以下四种因素：

1. 对成功所需的能力缺乏自信。建议你为自己设立一个比较现实的、能够达成的、同时又容易衡量的目标。将目标分解细化，将大目标

细分成容易操作的短时间内可以完成的小目标。

2. 对要去完成某个任务有反感心理：认定做事的过程中会遭遇很多困难，结局也会很惨。某件事情令你不舒服，可能是因为你将它和内心的恐惧或焦虑联系在了一起。了解自己的恐惧、期待和困难，你或许会惊讶地发现这些事情并非那么令人讨厌。

3. 目标和回报太遥远了，感受不到对我有什么意义。建议你学习分解任务和自我奖赏；强化时间观念，学会关注当下；发掘自己的价值观，时刻提醒自己一个长远的目标有助于界定你是谁以及你想要什么。

4. 无法自我约束，例如容易冲动和分心。学会通过运动来启动状态，练习正念来放松身体和大脑，学习新事务来提高大脑功能，学习管理自己的情绪，切断让自己分心的方向。

考虑心理治疗

如果你发现自己一直推脱改变，你可能已经陷入了某种心理困境。在心理治疗中，你可以挖掘出那些拖延背后的焦虑，在那些选择逃避而不是面对的时刻，仔细觉察你的内心究竟经历了一个什么样的过程；你也可以在跟治疗师所形成的支持、尊重以及保密的关系中受益匪浅。

大脑具有可塑性，改变总是有可能发生的。但是你不可能一下子就改变自己。学会一种新的行为模式是一个渐进的过程，一般经历"无意识、无行动力""有意识、无行动""有意识、有行动""无意识、有行动"四个阶段。所以，不用急，慢慢来。

无论进步还是退步，任何一步都是学习的好机会。观察内心的抵抗，挖掘你的恐惧，找出你的价值观，监测你对改变的态度。

了解"拖延症"的相关知识和相应技巧，说明你已经处在改变的过程中，已经进入"有意识"的改变阶段，不管你是马上运用实践，还是仍在挣扎，你都在努力不让"拖延症"拖你的后腿。在改变大脑和行动的过程中，每一步都很重要。因此，坚持住，别放弃！

自媒体时代的"双刃剑"
——浅谈小视频对大众的影响及调节方法

赵梦婕　北京大学第六医院

近些年,短视频迅速成为自媒体的重要传播平台,越来越多的网民成为短视频的忠实用户。中国互联网信息中心发布的第46次《中国互联网络发展状况统计报告》显示,截至2020年6月,中国手机网民规模达9.32亿,网民使用手机上网的比例达99.2%;中国网络视频(含短视频)用户有8.88亿,短视频用户有8.18亿,占整个网民群体的87%。随着智能手机的普及以及自媒体时代的来临,短视频对每个人的生活、工作、社交及娱乐都产生了深刻的影响。

短视频的积极作用

短视频的风靡首先是因为它的"便利性"。短视频有效地利用了碎片化时间,人们不仅可以随时观看,还可以上传自己制作的短视频内容,极大地激发了大家的创造力和参与感。

其次,短视频的风格大多风趣幽默,内容新奇、搞笑,满足了人们的"猎奇心理",极易吸引人。

再次,短视频是丰富的信息来源,人们可以通过短视频获得很多信息,如一些社会热点问题、专业知识科普、生活技能等等。

最后,因为现在人们的学习、工作、生活压力都很大,在闲暇时间里观看内容丰富的短视频,可以很快地放松心情。

短视频的消极作用

任何事物的发展都具有两面性,短视频在给大众带来很多积极影响的同时,也难免会存在一些负面影响。

过多的时间消耗

原本只想刷一会儿短视频，轻松一下，但一刷就停不下来，时间不知不觉地就流逝了。通过十几秒的短视频，人们可以不经过任何思考和顾虑就可以快速获取信息。这种内容丰富、碎片化的信息传递方式非常容易让人"成瘾"，分散注意力，其结果就是时间在指尖肆意流逝而浑然不知。

过多的情感消耗

比如在新冠疫情期间，很多人在浏览了一些疫情相关的短视频后，会产生恐慌情绪，或者有些人在看了一些疾病相关视频后，会担心自己也患了同样的病，产生焦虑情绪。在观看短视频过程中出现的这些负面情绪，会造成人们过多的情感消耗，进一步加重负面情绪。

如何在刷短视频中扬长避短

合理规划时间

当你手边有比较紧急或者重要的任务需要完成时，沉浸在短视频中可能会浪费过多的时间，事后也会更容易产生懊恼、自责的情绪。我们需要学习如何合理地规划任务及时间，这里给大家推荐以时间分配的"四象限法"（如下图）。我们也可以将观看短视频作为工作任务完成时

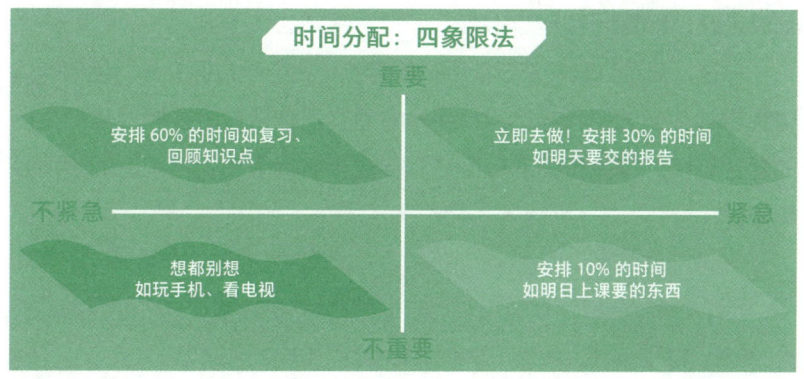

的"奖励",可以让我们更加享受短视频带来的放松与愉悦。

提升意志力

有的人会说:"道理我都懂,我明知道有很多任务等着我,可就是控制不住地想先刷会视频怎么办?"

不难办,通过一个小操作——等待10分钟,就可以提升意志力,把即时满足变为延迟满足。换言之,如果你明知道应该立即开始做重要的任务,但还是有想先刷短视频的冲动时,你可以给自己安排10分钟的等待时间,并在这10分钟之内,你一定要想着长远的奖励,比如想象着自己完成任务后心情放松地刷视频的情景,以此抵抗立即刷短视频的诱惑。

这是因为研究发现10分钟能在很大程度上改变大脑处理奖励的方式。将重要任务放置一旁而开始刷短视频是一种即时满足,如果在获得即时满足感之前等待10分钟,大脑就会把它(即时满足)看做是未来的奖励。

理性选择及面对短视频的内容

短视频的内容丰富多样,既有积极、健康、正面的,也存在一些言论偏激的、负面的。如果观看过多的负面内容,会让人产生更多的负面情绪,如愤怒、焦虑、恐慌等。对于青少年来说,还可能会影响他们树立正确的价值观、人生观。因此,我们在观看短视频时应注意理性选择,除了要观看积极的内容,对于社会新闻、专业知识科普等,要注意信息来源,避免听信不实内容。

总之,随着互联网及智能手机的普及,我们一方面充分利用自媒体时代带给我们的便利与优势;另一方面客观地认识短视频对我们生活的各种影响,减少负面消极影响,促进更多优秀、积极向上的短视频传播。

参考文献

[1] 凯利·麦格尼格尔. 自控力. 王岑卉, 译. 北京: 印刷工业出版社, 2012.

"内卷"还是"躺平"

栗雪琪　北京大学第六医院

案例

"内卷"的小A同学："我每天不敢玩，不敢浪费一点时间，否则就会比其他同学少看一会书。虽然累，但我看到成绩单上提升的分数还是觉得很值得。"

"躺平"的小B同学："我们班同学每天都只睡六七个小时，剩下时间不是在刷题就是参加提升班，我也尝试跟他们一样，甚至睡更少的时间，但成绩依然很不理想。既然努力也没有用，还不如什么都不做，反正最后结果都一样，为什么还要白费时间和精力，让自己那么累。"

小A和小B同样是以学生的身份，发表学习活动的相关言论，但想法和状态却截然相反，分别代表了当下爆火的两个网络用词："内卷"和"躺平"。

这样的情境是否似曾相识？亦或是我们当下的真实状态？在工作节奏飞快、生活压力倍增、竞争日益激烈的今天，我们周围人包括我们自己都有可能是小A或小B。

人类学家眼中的"内卷"

人类学家项飙在一次采访中谈到："内卷是一种不允许失败和退出的竞争，人们在其中只是一个简单层次上的自我重复，拼尽全力获取的竞争优势只是少量，但同时会造成严重的精神内耗和浪费。"

在长期"内卷"的大环境下，很多人会产生焦虑，其中一部人就走向了另一个极端——"躺平"，作为对抗"内卷"的方式。大家都能理解想要"躺平"的心态，但消极的"躺平"会衍生一系列问题，反而会加重我们的焦虑，无法解决根本问题。

正视"躺平"的第一步：认识"躺平"

"躺平"原意即字面意思，指人体的一种状态。在现代语境的发展下，逐渐演变为一种消极处世的态度，与"摆烂""破罐子破摔"等词相近，成为低欲望的代名词。它反映了个人在面对现实压力或环境时，束手无策而导致的欲望降低、畏缩不前、安于现状的行为选择。

> **"躺平"的三种类型：**
> - **"逃避式躺平"**：是个体主动的一种消极选择。个体在面对压力环境时选择逃避，降低自身的期望价值，不争不抢，容易导致其对自身本应承担的责任产生逃避，成为所谓的边缘化群体。
> - **"无奈式躺平"**：与"逃避式躺平"相反，是个体迫于现实的被动"躺平"。个体在激烈竞争的环境下，拼尽全力后仍无法达到自己预期的结果，迫不得已降低自身的期望价值。（以小B同学为例）
> - **"自嘲式躺平"**："心口不一的躺平"，是个体作为缓解压力的一种调整心态和情绪的方式。通常言语上高喊"躺平"，但实际行动上毫不放松，甚至可能"乐此不疲"地进行"内卷"。

其实，合理的"躺平"本身并不是错误，甚至可以成为缓解焦虑、放慢节奏、适当放松的一种调节方法。只不过，我们需要明白，我们时常忽略掉的部分："躺平"是有门槛的，要与我们的经济能力、面临的压力程度、拥有的健康人格相和谐。

高显文等学者认为："健康的人格意味着拥有正常的成人自恋和正常的自尊调节，能真正以自己的内心标准去衡量自己的现状，能真正实现自我状态的接纳，面对外界评判能保持清醒，知道自己真正想要什么、正在做的是什么——这是一个人真正能够躺平的关键。"

如果我们并不具备"躺平"的条件，并不接纳"躺平"的状态，而又偏偏要"躺平"，很可能是因为"习得性无助"。

正确理解"躺平"背后的心理机制：习得性无助

1967年，国外学者在动物行为研究的基础上，首次提出"习得性无助"的概念。在医学领域，其定义为个体从负性经历（挫折、创伤或逆境等）中产生的无能为力或自暴自弃的心理状态或行为，个体主动动机反复遭到破坏，是习得性无助形成的关键。

神经生物学研究结果显示，个体对应激事件的主动控制，可调节前额叶皮质、纹状体等结构以及五羟色胺、多巴胺系统的功能，从而改善认知、动机和负性情绪反应，提升个体幸福感和维持身心健康。

然而，当下社会中复杂多样的现实压力，从各个方面攻击个体主动动机系统，个体的主动努力不断遭到挫败，使个体感到自身不具备合理的控制能力，引发自我怀疑，在此基础上产生一系列认知的改变和情绪的失调，表现出相应的习得性无助的行为表现。

> **习得性无助的主要表现：**
> - **动机降低**：对任何事物的兴趣感降低，消极对待各项事物。
> - **情绪失调**：从最初的不知所措产生的暴躁或悲伤逐渐发展成焦虑、抑郁情绪，严重情况下甚至导致抑郁症的发生。
> - **认知障碍**：陷入消极思维的死循环，认为每件事都是坏的结果，即使是自己力所能及的事情也会产生畏缩的想法，自尊和自信心都会受挫。

警惕以上表征，若不能被正确认识和及时引导，不能被周围环境和群体理解，甚至遭受责怪和打击，长期的消极强化则会加重"习得性无助"现象。

主动掌握"习得性无助"的应对策略:"习得性乐观"

1. 学会正确认识自己,以发展的眼光看问题。 人无完人,发现自身长处,接纳自身不足。对于消极结果、消极评价辩证看待,不要自动导航式地苛责自己。实际上,需要对消极结果负责的因素很多。行动能达成预期,自然是最佳结果,但现实往往存在较多不确定性。

在压力和竞争情境下可能会挫败,甚至是多次挫败,碰到这种情况,个体怎么解释"被否定"就显得尤为重要。如果此时我们坚持"办法总比困难多""不经历风雨,哪能见彩虹",就不太容易一蹶不振,失望与无助也不会伴随而来。同时,积极寻求同伴、家人的支持,必要时寻求正规医疗机构精神心理专业人员的帮助。

2. 训练自我控制,培养兴趣爱好,提高自我效能感。 假如个体认为可以控制自己的生活和命运,那么在遇到挫折、打击时,会有较高的抗压能力。通过肌肉控制训练、坚持锻炼计划、减少冲动行为等方式,训练自我控制。当个体在某一领域学会如何发挥意志力进行控制时,也能拓展到其他领域,从而使自己受益。

可以选择一项或两项自己一直想做,但因为没有时间或其他阻碍未做的事情,譬如某项运动、某种乐器、某种技能等等,培养更多的兴趣爱好。在任务完成过程中,不断提升自我效能感。

3. 设置切实可行的目标,树立成功的信心。 学会把大目标拆分成小目标或阶段性任务,一步一步地完成,通过小的成功重拾信心。例如,与其将目标定为"明年年底之前我要结婚",不如定个小目标"今年10月31号之前,我要拜托朋友给我介绍一位异性朋友认识""今年年底之前,我要相一次亲"。

4. 多给自己积极的心理暗示。 积极力量的作用在于能够帮助个体更有可能制订和实施成功的策略。多去回想自己成功的经历,记住它—留住它—强化它,帮助自己迅速从负面体验和感受里走出来,重拾信心。多对自己说："我可以""或许，我能尝试一下""也许我会有所收获"等等，避免苛求完美。

5．进行归因训练，学会正确归因。 培养乐观的归因方式，多将成功归因于内在的、稳定的可控因素，不要忽视导致失败的偶然因素、外部因素及可调整因素。

使用Seligman教授团队发明的"ABCDE工具"，能够帮助我们觉察自己自动化的、消极的想法，从而关注事情的其他可能性，寻找更多观点去反驳消极想法。

ABCDE工具

　　A 代表事实；B 代表想法、认知；C 代表基于想法后产生的反应；D 代表反驳；E 代表激发。

举例说明

A：你热心帮同桌买了早餐，但她只尝了几口。

B：早餐不合胃口？我可能买到她不爱吃的食物。本来想和同桌拉近关系，现在她可能不开心。

C：我觉得自己很没用，对自己很失望。

D：我知道她的喜好，应该不至于不合胃口。她吃得少，可能是其他原因：身体不舒服、时间紧迫、保持体重……

E：我好像没有之前一样患得患失了，我多了一个机会去更好地了解同桌，我可以去关心她到底发生了什么事，一样可以拉近彼此的关系。

在当前"内卷"的大环境下，"躺平"并不是健康合理的与之对抗的方式，反而需要警惕藏在它背后的"习得性无助"。而对于任何人，"习得性乐观"都是一项性价比较高的"稳定法宝"。正确认识并接纳自己，提高自我效能感，设置切实可行的目标，善用积极心理暗示，学

会正确归因，让我们在"内卷"和"躺平"间自由切换，想躺就躺，该卷就卷。

参考文献

[1] 夏瑾. 面对"内卷"不如试试这些应对技巧. 中国青年报，2022-06-07.
[2] 高显文，汪祥辉. 躺平，当代年轻人的"习得性无助". 心理与健康，2022，04：76-77.
[3] 葛高琪，唐楠. 患者习得性无助感的研究进展. 护理实践与研究，2021，18（13）：1932-1935.
[4] Klein DC, Fencil-Morse E, Seligman ME. Learned helplessness, depression, and the attribution of failure. J Pers Soc Psychol, 1976, 33(5): 508-516.
[5] Maier SF, Seligman ME. Learned helplessness at fifty: insights from neuroscience. Psychol Rev, 2016, 123(4): 349-367.

廖金敏　刘丽君　北京大学第六医院

过度控制
——他们的苦，你不知道

你身边有没有这样的人

在工作中，他们兢兢业业，认真负责，哪怕内心其实不愿意做某项工作，也会面带微笑地接受，咬牙坚持；对待工作，追求完美、关注细节，仔细思量各种可能出现的不足和失误，提前规划布置，付出更多的时间和精力应对。他们，总是同事眼中"靠谱的老好人"。

在社交中，他们十分关注别人的看法和评价，在意自己的言行举止，在公共场合尽可能表现得体，很少使用夸张的语气、滑稽的表情；他们谨慎地表露内心真实想法，当被问及感受时，他们总说自己很好。

在生活中，他们态度严肃，偶尔开玩笑反而会带来尴尬和羞愧的感受；他们行为自律，工作和学习是优于快乐和玩耍的，他们会优先完成务实性的事情，比如强迫性地工作，坚持运动，在饮食方面克制，延迟满足，努力实现长期目标。

通常在大家看来，这一类人往往获得很高的评价：他们是自律的、有能力的、尽职尽责的、成功的，是值得人们称赞的。然而事实上，这一类人往往倾向于过度控制（overcontrol），内心十分痛苦。

什么是过度控制

自我控制是一种抑制欲望、冲动、行为等方面的能力，一种为了追求远大和长期目标而延迟满足的能力。研究表明，过度控制和自我控制不足都存在问题。自我控制不足往往带来情绪爆发、冲动行为、肥胖、物质滥用、自残、家暴、犯罪等问题，比较容易引起周围人的注意。过度控制的个体持续努力地控制基于情绪的行为冲动，往往和社会孤立、人际交往差、神经性厌食、慢性难治性抑郁、强迫型人格障碍等心理健康问题有关。

和自我控制不足相比，过度控制的表现更为隐蔽，正如前面提到的，过度控制的个体在旁人眼中是被赞扬的、褒奖的，即使他们感到身体疲累、内心困苦，过度控制倾向使他们选择主动淡化和隐藏自己的痛苦，过度控制自己的感受，即使是周围亲近的人，也难以意识到他们正在承受痛苦，因而没有机会提供帮助。

所以，我们有必要了解过度控制，识别我们自己以及身边人是否具有这样的特点。当我们有所了解，才能有所改变。

过度控制个体的核心特点

情绪觉察和表达不足

他们常常难以及时觉察、表达和反馈自己的情绪，往往很难受了，也不会自我重视，更不会引起周围人的关注。在公共环境中，他们很少表露内心想法，他们的声调总是平静、不带感情的，脸上没有什么表情，姿势动作显得克制、谨慎。

接受性和开放性低

他们对新奇的、意想不到的或者不确定的事情开放性较低，经常回避不确定的或者计划外的风险，对潜在的威胁保持着高度警惕。做事情往往过分关注细节、极度谨慎、提前规划、做好预案、反复排练。如果临时出现变化，他们会高度焦虑、沮丧甚至恼怒，并避免暴露脆弱，努力投入更多，以防止未来出现问题。

灵活性不佳

他们对结构和秩序有强迫性需求，比如什么时间做什么事情，该怎么做，有自己的一套规则，坚信只有一种"正确的"做事方式，极度完美主义，有高度的社会责任感和道德感，严格遵守各种规则。他们喜欢参加议程和目标明确的社交活动，例如会议、课程等。对于非结构化的社交活动，比如野餐、团建或者集体庆祝，他们常常感到无所适从，不知该做些什么或该说些什么。

人际关系冷漠疏远

他们与他人的社会连接和亲密度低，人际关系冷漠疏远。他们参加社交活动，往往不是因为享乐——"我想去"，而是因为受规则控制——"我认为这是正确的做法"。他们有着高水平的嫉妒、竞争意识和频繁的社会比较，以确认自己的表现比别人更好，或者至少相当，这使得周围人不愿靠近他们。他们不容易感知别人的情绪表达，因此难以主动与他人建立亲密关系，常常被社会孤立。当人际关系出现冲突时，他们宁愿放弃一段关系，也不愿直接处理人际冲突。

对于过度控制的个体来说，不管环境和潜在后果如何，"一有疑问，就加强自我控制"是他们稳定的行为模式。工作中，他们内心高度焦虑，一直紧绷，硬撑着干，努力不让别人看出不足，时时会感到精疲力竭。社交中，他们对如何与他人建立连接和形成亲密关系不知所措，人际关系冷淡，内心孤独。生活中，他们的情绪、欲望和需求长期受到压抑，无法体验真正的放松、快乐、愉悦、自在。如果不刻意干预或调整，过度控制的人格特点往往伴随个体终生。

过度控制的个体如何调整

全然开放辩证行为疗法（radically open dialectical behavior therapy，RO-DBT）是专门针对过度控制个体的一种心理治疗方法。这一疗法的核心内容是：过度控制的个体可以通过学习来培育全然开放的心态，练习全然开放的技能，在生活中倾听不一致的反馈，承认自身的不完美，看到多样性，乐于学习新事物，尝试放松下来，相信玩耍、自嘲、承认错误、公开表达情绪等是社会可以接受的，愿意去和他人保持连接。具体来看下面4个建议。

尝试觉察和辨别自己的情绪

如果没有刻意留意或自我觉察，我们常常把自己和当下的情绪融为一体，认为"我的情绪就是我"，来不及认出情绪的模样，就做出了各种行为上的回应。情绪不仅丰富我们的体验，也诉说着需求。对于过度控制的个体来说，了解情绪、练习觉察和识别情绪十分重要。读者朋友们可以在第一章"情绪管理"系列文章中进一步阅读和学习。

尝试对意外事件以及不一致的反馈保持开放和接纳

尝试承认不确定或者意外事件的存在，当它引发紧张、抗拒、焦虑、想要控制或逃离等情绪时，试着自我询问："这种情绪可能会告诉我什么？我对感受这样的情绪有多开放？我是想摆脱这种情绪，否认它，还是立即调节它？这里有什么值得学习的吗？"

对不一致的反馈保持开放的态度，比如可能会追求完美，但当反馈表明努力会适得其反或破坏一段关系时，能停下来；可以遵守规则、表达友好，但如果情况需要，也可以表现出坏脾气。

尝试灵活的自我控制，以适应不断变化的环境

对生活保持谦逊的态度，学会灵活应对，尝试新事物，可以从一些

简单的事情开始练习，比如通过重新布置家居、穿不同风格的衣服、尝试一条新的上班路线或一种新的食物等等，增加不同的体验，让生活变得有趣。

了解玩耍和欢笑在健康生活中的重要性，主动给自己时间休息和放松，积累短期的快乐，阅读非学术类书籍，例如娱乐作品、虚构文学或报刊杂志，放松身心，缓解压力；可以和同事出去散步和闲聊、尝试做白日梦、刷剧等，而不是时刻专注于工作。经历痛苦时，尝试表达出来；当自己不快乐时，避免假装快乐。

尝试至少和一个人建立亲密关系及社会连接

人类是群体生物，从长远来看，我们渴望有人可以分享我们的生活，当我们感觉互相连接在一起时，我们能体会到人类的共性，会感到安全，我们就不那么担心和孤独。

我们可以通过练习来和他人建立社会连接，例如，尝试认可他人的想法、感受、愿望、行动和体验，认可可以增强亲密关系；尝试向他人敞开心扉，暴露自己的脆弱或者过去的错误，自我暴露可以让我们更接近一个人；尝试原谅自己和他人的过错及过去的伤害，学会宽恕，照顾好自己；尝试放弃不必要的社会比较，看到自己和他人的竭尽全力；允许开友好的玩笑，人与人之间的玩笑是一种亲密和信任的表现。

从文字上看，也许你会说："道理我都懂，但是做不到哇！"的确，学习新的技能是一个过程，需要不断地尝试、不断地练习、不断地总结经验。重要的是，我们永远可以通过学习来建立新的认知和行为模式，我们永远有机会改变、有机会过上值得过的生活。

参考文献

[1] Lynch TR. Radically Open Dialectical Behavior Therapy: Theory and Practice for Treating Disorders of overcontrol. Oakland: New Harbinger Publications, 2018.

"选择越多越痛苦？"
你是选择最大化者吗

高兵玲　北京大学第六医院

案例　　晓远想买件大衣，看了许多穿搭分析和推荐，逛了几十个直播间和网店，长款、短款、经典款、时尚款、黑色、咖色、米色……

购物车里塞了几十件大衣，反复筛选出心仪的一款。正准备下单时，突然想起另一个购物平台折扣力度可能更大，于是跳转到另一个平台继续奋战。

迟迟决定不了，想要放弃，又不甘心之前付出的时间成本，纠结良久，晓远最终买了一件名牌大衣。衣服买到手后，晓远开心了两个星期，之后却总感觉一般；和同事做对比，感觉同事的选择更物美价廉，因此更懊悔自己的选择。

关于选择，你是必须选择最好的那个，还是说足够好就行了？

选择最大化者与满足者

如果你只能接受最好的，那么你就是个**最大化者（maximizer）**。虽然最大化者总是朝着"最好"努力，但几乎永远无法对最终的选择感到满意。

和最大化者对应的是**满足者（satisficers）**，他们满足于足够好的东西，而不去执着还有更好的。满足者也有自己的标准，他们会寻觅符合自己标准的东西，一旦找到就立刻收手。

因此，**最大化者可能更容易成功，但满足者更容易幸福。**

选择最大化倾向的表现

- 无论是在购买之前还是之后,最大化者都会比满足者对比更多的商品。
- 在每一次购买行为中,最大化者都会花更长的时间做决定。
- 最大化者还会花更多的时间对比自己和其他人的购物决策。
- 最大化者买完东西后更容易感到后悔。
- 最大化者常常花时间去想已购的商品是否还有其他替代选择。
- 最大化者通常对他们自己做的购物决策不太满意。

延伸到购物以外的其他经历时

- 最大化者比满足者花更多的时间深思熟虑,花很多工夫去做决定。
- 最大化者脑袋中总是装满了与现实相悖的完美选择,而任何现实世界中的选择跟那些完美选择比起来都是苍白无力的。
- 最大化者对结果有极高的期望,从而也可能经受极大的失望。
- 最大化者更容易后悔自己的决定,将问题看作是自己的责任,深受自责和懊悔的折磨。
- 最大化者对好事的幸福感,不如满足者强烈;最大化者对坏事的应对能力,也没有满足者那么强。
- 坏事发生后,最大化者要经历更长的时间才能恢复。

最大化倾向的原因

选择的泛滥

随着物品多样性的增加,物质主义、消费主义的流行,以及现代市场营销策略的发展,选择泛滥、混杂,多到让人眼花缭乱。

社会比较

选择越多,收集信息的任务越困难。过量的选择会迫使你观察别人的行为。而社会比较越多，越容易受到其中的消极影响，感觉自己拥有的不够好、自己的决定很糟糕。

高期待

对物质和体验的高期待——广告词描绘得越极致，人们对物品和体验的期待值越高，与现实的落差越大，越容易产生不满意。

对自我决策的高期待——期望自己每一次决定都"非常好""没有任何问题"。

个体化归因

在面对不如意的结果、过错或失败，更多归因为自己的个人能力或性格问题等，因此深受自责的折磨。

不健康的完美主义

希望所有事情都完美无缺，也意味着希望是自己使这一切完美无缺。

如何改变最大化倾向

1．**把精力集中在最重要的选择上**：要应对过量选择带来的问题，必须首先明确究竟哪些选择对生活来说是最重要的，然后把时间精力都集中到重要决策上，其他的则可以放到一边。

2．**限制选择的数量**：尝试"两种选择"，比如买衣服时只逛两家店铺，少做一点选择、多一点舒心。

3．**学会接受"够好"的选择**：不强求自己总要得到"最好的"，因为"最好"只是一种理想，要界定什么是"最好"就会让人们陷入跟他人比较的模式中。

而"够好"是一个相对标准，相对于自己过去的经验以及他人的经验，学会拥有知足常乐的心态，既可以减轻负担又能增加满足感。

4．**降低过高期待**：从某种物品或体验里得到的愉悦和满足，既来源于这个物品或体验本身，也来源于我们对它的期望。

5．**找到适合自己的"池塘"**：我们对社会生活的满意程度，取决于我们渴望成为哪个池塘里的大鱼。如果只有一个池塘,每个人都把自己的地位跟"大鱼"进行比较,那么绝大多数人都是失败者。让自己快乐、在社会角逐中胜出的方法,就是找到一个适合自己的池塘。

6. 为心理适应做好准备:无论是高档音响设备,还是昂贵珠宝、豪华汽车,都不会像我们最初拥有时那样,源源不断地给我们带来欢乐。学会在愉悦感减弱后,依然感到满足,当心理适应发生时,才不会感到很失望。

面对当今泛滥的选择,选择最大化者会深陷三重困境:无止境的焦虑、后悔和怀疑。选择成为一种负担,而不是恩惠,这不是一种简单的现象,而是各种心理过程复杂交互的结果。

最大化者和满足者的分界,也不是泾渭分明的。通过练习明确自己的需求,减少选择范围,放弃对"最好"的强求,保持知足常乐的心态,让最大化倾向逐渐减少,满足者的部分越来越多。选择将不再是一种负担,而是一种幸运。

参考文献

[1] 巴里·施瓦茨. 选择的悖论:用心理学解读人的经济行为. 梁嘉歆,黄子威,彭珊怡,译. 杭州:浙江人民出版社,2013.

第七章

丧失与抚慰

抚慰亲人离去之痛的四个锦囊

钱 英　北京大学第六医院

生离死别是每个人不得不思考和面对的话题。但有位知名学者曾说，中国人的死亡教育只有小学水平。为什么这么说？

古往今来的历史故事告诉我们，之所以中国人对死亡讳莫如深，是因为丧亲太痛苦了。回想新冠疫情暴发初期，疫情下的丧亲更是剧痛，因为亲人去得太快，去得太密集；因为无法见最后一面，无法及时哀悼；因为悲伤的同时还需要担心自身的安危……

痛定思痛，是否有办法让这种痛苦变得可以承受？如何不被痛苦击垮，而是从痛苦中获得升华和觉醒？其实可以从哀伤心理学中找到答案。

作为一名专业人员，笔者期待以下结合实例的专业分享能帮到大家。

 遭遇亲人死亡，正常心理反应过程是什么？

麻木震惊期

这个阶段通常在亲人离世一周内发生，有些人茫然无措，完全乱了分寸。有些人除了按部就班地处理丧事，没有任何情感反应，日常生活继续，仿佛什么事情都没有发生。

否认追寻期

这个阶段通常持续数月至数年不等。亲人离世既成事实，但处在这个阶段的人们常常无法接受。**有的想方设法追寻逝者**，一位妻子罹患新冠去世的中年男性哽咽道："她走后，我每天拨很多次她的电话，我总觉得她有一天会接听……我每天都给她整理衣柜，给她准备碗筷，我总觉得她会回来……"**有的抱怨他人：**"就是因为当时医生不给安排住院，耽误了最佳治疗时机……"**有的埋怨逝者，**一位丈夫自杀去世的女士："你怎么这么狠心，抛下我们母女就走了……"**还有的人试图跟佛祖讨价还价，**一位白发人送黑发人的妈妈到庙堂许愿："佛祖在上，孩子那么年轻，她不能走，请您准我折寿20年给她续命……"

混乱沮丧期

进入这个阶段，人们开始逐渐接受和面对亲人永久离去的事实。此时，**一方面需要适应亲人离去后，生活改变带来的暂时混乱；另一方面还需要处理对亲人离世无能为力的沮丧感。**一位平时有父母帮助照看两个孩子的职场妈妈倾诉道："父亲在世时不仅帮我接送老二，还辅导老大学习。现在父亲突然心梗去世，两个孩子都不适应保姆，母亲承受不了父亲突然离世，整夜失眠，仿佛天塌下来了……"一位丈夫去世的女性啜泣道："我特别后悔，我那天晚上怎么就关机了，如果开机了，还能送他最后一程……我怎么这么狠心，他走的前几天，我还跟他吵架……"

重组恢复期

到这个阶段，**人们已经接受亲人离世的现实，可以用建设性的方式来追忆逝者，并且开始启动新的生活。**在此阶段，人们开始允许自己过正常化的生活，比如，不再一谈及逝者就情绪失控，不再为穿漂亮衣服感到罪恶，不再通过杜绝与其他人联系来表达对逝者的忠诚……尽管仍旧对逝者无比缅怀，尤其到忌日、清明这样的特殊日子，会特别伤感，但是可以通过实现逝者遗愿、进行文学艺术创作等各种建设性的方式寄托哀思。有的人经历生离死别的痛苦后，甚至发生觉醒体验。心理学家欧文·亚隆的书中提到："他们开始注重生命的意义，开始跟随自己的内心，真实地活在当下……"

出现以上反应，我们可以做什么？

锦囊一：学习哀伤疗愈的三个过程

接受死亡发生的事实

我国传统文化的各种丧葬仪式，包括停灵、下葬、守七等，有助于增加亲人亡故的现实感，帮助我们接受死亡的发生。需注意因地制宜，取其精华，去除迷信糟粕。既可以使用传统仪式完成对逝者的告别，也可以灵活使用线上公墓等**在线方式**，对逝者进行**道歉、道谢、道爱、道别**。

接纳自己的哀伤反应

任何的哀伤反应都是可以理解的，需要被接纳，尤其需要被当事人自己接纳。因为只有接纳了这些反应，才有机会面对与这些反应相关的悲伤和痛苦，才能最终从悲伤中获取力量，继续未来的生活。有一个例外是：如果继发伤害自己或他人的行为时（比如悲伤过度，准备自杀追随逝者，或者愤怒过度，不经调查就报复所谓的"凶手"），需要及时制止。

常见问题1：当出现麻木或仿佛什么事情都没发生的反应时，常常被解读为被吓傻了，是个冷血无情的人。

自我调适：这是哀伤初期的正常反应，是人们隔离自己强烈悲痛情感的自我保护方式，并非吓傻了，更不能单凭表面现象就解读为对逝者冷血无情。相反，与逝者感情越深厚，出现麻木震惊反应的概率越高，持续时间越长。通常经过一段时间的自动情感隔离后，多数人大脑就能恢复自我调节，进行思考和行动。

常见问题2：始终认为亲人去世跟自己有关，过度背负沉重的思想包袱。

自我调适：亲人去世，自己怎么做都会有不到位的地方，不能过度强求；如果我们尽力了，相信逝者能感受到；如果我们没有尽力，可以在忌日与逝者表达道歉，并帮助逝者完成他们生前未了的心愿……

以新形式与逝者联结，重构未来生活的意义

1997年，86岁高龄的杨绛先生的独生女患癌症去世，1年余后，丈夫钱钟书也离世了。杨绛先生虽然经历晚年丧女和丧偶的双重痛苦，但她并未放弃对生活意义的追求，一直淡泊宁静地活到了105岁；2004年，杨绛先生还撰写了《我们仨》，这本书不仅以追忆的形式与丈夫和爱女再次联结，而且帮到100余万名读者。如何在未来生活以新的形式与逝者联结，如何活出未来生活的意义，杨绛先生给我们做了很好的榜样。

锦囊二：学习区分正常和异常心理反应，必要时及时求助专业人员

尽管绝大多数哀伤反应都是正常的，需要被接纳，但如果哀伤反应持续时间、痛苦程度、对生活的影响超出一定范围，就需要求助专业人士。有时，丧亲常常是家庭聚集性、突发性的，对丧亲者的冲击性更大，是导致病理性哀伤的危险因素，丧亲者有必要不定期自我评估并及时求助专业人士。

> **正常和异常哀伤反应的具体区分点包括：**
>
> **持续时间。** 多数哀伤反应在半年内自行消失。如果哀伤反应持续1年以上，需要找专业人士协助评估。注意，持续1年以上指的是哀伤反应在1年后还持续频繁地出现。如果1年后哀伤反应明显缓解，只是到清明、忌日这样的特殊时间，初期的哀伤反应出现反弹，属于正常现象。

对生活的影响程度。 比如丧亲1年以后，仍旧封闭社交，无法娱乐，一旦娱乐就有强烈负罪感等，就需要寻求专业评估。

痛苦程度。 比如悲伤过于强烈和持久，远远超出自己承受和调节能力等。

特殊症状。 比如愤怒情绪过于强烈，甚至攻击他人；比如自责现象过于持久和严重，甚至出现自伤、自杀观念和行为；出现显著的紊乱言行，比如语无伦次、持续性凭空听到声音或感觉不安全等，都是提示需要及时寻求专业评估或干预的信号。

锦囊三：支持家中未成年人

不同年龄段，支持的侧重点不同

> 5岁及以下的儿童，尚没有死亡概念。5～9岁的儿童，对生命和死亡有模糊的理解。9岁以上的儿童及青少年，具有与成年人类似的认知。

针对9岁以下儿童，需要先用儿童"语言"诠释生命和死亡的现象及意义，然后再进行哀伤相关的支持和辅导，比如通过绘本《一片叶子落下来》来引导孩子。

成年人"向死而生"修通自己，然后支持和引导孩子

比如通过阅读《直视骄阳》，学习如何处理死亡焦虑；通过学习哀伤辅导，处理自己的哀伤反应。

使用儿童特色的"语音"工具来沟通交流，比如游戏、绘本、故事等

需要提醒的是，**如果家长自己还没有做好充分的死亡教育准备，或者没有把握，可以先请教专业人士。**

锦囊四：激活周围的支持系统

生离死别对任何人都是非常艰难的事情，我们的各种脆弱和无力在此刻都可能会出现。如果周围能有家人、朋友、同事等来陪伴、倾听、支持我们，我们的哀伤情绪可能能获得充分的宣泄，我们的哀伤过程也会变得容易。

在这个时候，我们不要羞愧自己的各种反应，更不必担心自己会给其他人添麻烦而不告诉他们。

一位失去父亲的朋友曾经分享："当时我谁也没说，担心给大家添麻烦。结果事后不少好朋友埋怨我没有拿他们当朋友，并告诉我，下次一定要找他们。虽然事情过去了一段时间，但是跟朋友倾诉，我发现自己还有那么多情绪。很感谢这些朋友，愿意倾听我，他们的埋怨让我感受到了他们的关爱。"

 丧亲令人痛苦，但痛苦可以帮我们获得觉醒；丧亲使人悲伤，但悲伤能够帮我们寻找力量。

童永胜　邱宇甲　　北京回龙观医院　北京大学第六医院

寄思清明，怀旧亦安心
——如何应对亲人离世

"清明时节雨纷纷，路上行人欲断魂"，说的是适逢清明，阴雨蒙蒙，又祭奠故人，人的悲伤惆怅之情应景而生。每到此时，杜牧妇孺皆知的诗句提醒着人们这个时节背后的情绪和气氛。在清明节前后一段时间里，会有一些朋友可能沉浸在思念故人的伤感中，如果亲人离世不久，则这种情绪更加浓烈。

这些情绪被特殊的节日、人物、场景所唤醒，人之皆有，实乃常情。但是如果这种状态持续下去，甚至加重，就会危害到人的心理健康，严重者可能达到持续哀伤反应和（或）抑郁、焦虑等疾病状态。在此让我们逐一去了解，如何在经历斯人已逝的痛楚后还能拥抱新生活。

如何面对"死亡禁忌"

在我们的文化背景下，死亡是"忌讳"，是不敢提、不敢想的事情。小朋友童言无忌做游戏的时候说"我死掉啦"，长辈听了会赶紧制止，捂上孩子的嘴，自己再冲地上"呸呸呸"来唾去"晦气"。

但是，死亡不可避免，是生命的自然规律。我们需要在生的时候认识死亡，从而启发我们如何赋予自己生命不一样的意义，让生命更有价值，在临近生命终点的那一天，也可以告诉自己，"一辈子很值"。

而有时天灾、疾病、意外……让命运变得不可捉摸。有的人说："反正最后会死，活着有什么意义呢？"每个人都在跟时间赛跑，在有限的时间里只能尽可能多地增加生命的厚度，美好不会不请自来，需要付出努力去寻找。这个过程如果被我们体验到了，那就是我们每个人生命的意义。世上本无意义，去行动、去感受、去经历，便成了各自的意义。死亡让生命变得分外珍贵且有意义。

如何面对"悲伤重现"

接纳情绪

伤感、怀念、消沉、内疚、愤怒、不相信或不接受死亡的真相、希望和逝者在一起……在一定程度上，这是我们经历丧亲之后正常的情绪反应，又叫哀伤反应，多数不需要专业人员的治疗。随着正常生活的恢复，丧亲者逐渐接受了丧失的现实，放下了心中的羁绊，内在"生的力量"转移到了现实中,这其实仍然是与逝者另一种方式的联结。换个视角,哀伤代表了一种很强烈的正性情感——对另一个人的爱,有人把哀伤说成是心有所爱的代价。

在亲人离世后的最初几年,这种情绪和身体反应会有一些起起伏伏,但总的趋势是越来越淡化。通常人们需要几周的时间来慢慢接受现实,改变生活或调整计划,甚至是重塑了对生命和生活的态度。了解了这些,我们还要去觉察和接纳这种自然反应。只要这个反应不是长期持续(比如持续超过12个月以上)或者越来越严重(生活、学习和工作都遭受到了极大的影响),就可以不必过于担心。

陪伴与支持

丧亲后的孤独感在节假日可能更为凸显,比如在阖家团圆的春节、中秋节或在寄托哀思的中元节、清明节等,外界气氛的烘托,会让独处的人更加寂寥。如果近几年有亲人离世,家庭成员间在特定日期如忌日或节日,可以彼此支持,互相取暖,尤其是帮助老人、孩子减轻孤独感,增加心理上的关怀。因为较成年人来说,他们的社会支持基本全部来源于家人,他们对家人的需要更为强烈。

必要的仪式很重要

哀悼或告别仪式不仅仅是一种形式,还是一种心理上的暗示。这种形式让健在的人与逝者做最后的物理意义上的告别,同时也帮助生者重建自己不同于以前的生活。

对于反应强烈、难以接受的家人,其他人可以提前做一些解释和安抚,帮助他们一起"告别"。告别不是忘却,也不是斩断了联结,而是让生者将这种联结转移到新的生活中。

最好的支持是解决问题

在重大自然灾害如地震、海啸之后,哀鸿遍野,幸存者的生活也变得举步维艰。这个时候一瓶干净的水、一个安全的居所,就是最好的支持。

亲人离世,生者可能是嗷嗷待哺的孩子,可能是朝九晚五的中年,可能是行动不便的老人……这个时候，如果能够给予切实的解决困难的帮助，那便是能让逝者安息、生者继续的最好的慰藉。

反应持久强烈，及早求助专业人员

如果哀伤持久，对生活影响严重，甚至出现自杀的想法或行为，需要认真对待，及早到专业医疗机构咨询。第5版《精神障碍诊断与统计手册》（DSM-5）中把持续哀伤反应作为一个独立的疾病来诊断，它的特点概括为：①哀伤症状的时长、强度和（或）症状都显著超过文化常态；②社交、职业和其他领域的功能损害程度具有临床意义。持续哀伤反应与我们已经了解的抑郁障碍、创伤后应激障碍等疾病有重叠的症状，但不完全一样，需要有针对性的专业治疗。

清明时节对故人的思念，也可以转化为生活的动力和能量，让那份感情和联结继续传递下去。史铁生的妻子陈希米在他离去后所著的怀念散文集中写道："把有限当无限活，才能活出'永恒'的可能。要把死送走，要让'死'活下去。"

参考文献

[1] Shear MK, Simon N, Wall M, et al. Complicated grief and related bereavement issues for DSM-5. Depress, Anxiety, 2011, 28(2), 103–117.

周 亮　殷炜珍　北京大学第六医院

如何跟孩子谈及死亡

在我们的传统文化中，"死亡"是一个禁忌，很少在家人、朋友之间开诚布公地谈及。但在孩子的成长过程中，不可避免地会触及这个不敢谈论的禁忌。为了不让他们困惑与迷茫，帮助他们正确认识死亡，更好地理解生命的意义，死亡教育必不可少。

孩子在3岁之前并不能理解死亡，他们觉得自己和父母都是永生不死的。4~5岁时，他们会突然变得对跟死亡有关的事情充满兴趣。但一般来说，孩子要到9岁左右才能真正明白死亡的后果。

下面两种情况是我们对孩子进行死亡教育的良好契机。

死亡敏感期

和身体发育一样，孩子的心理机能发展也不是匀速的，而是有一个个的特殊时期，称为敏感期。死亡敏感期出现在4~5岁，孩子会突然开始经常询问父母跟死亡相关的问题。

"爷爷去哪里了？爷爷是死了吗？"

"妈妈，你也会死吗？你什么时候会死呢？死了以后谁来照顾我？"

"我也会死吗？"

"人为什么会死呢？"

"人死了之后会去哪里呢？"

当我们听到小小的孩子提出这些问题，我们可能会本能地感到不安、担心、害怕、恐慌，或者觉得"晦气"。然而，当孩子提出这些问题的时候，正是我们进行死亡教育的时机。

 我们要怎么回答孩子的提问，怎么面对孩子的恐惧呢？

直接、真诚、简要地回答孩子的问题

面对孩子稚嫩却又认真的提问，我们不要说谎，不要编故事。不要说死亡就是睡着了，这样说会使孩子害怕睡觉。不要说死亡就是爷爷出了远门，因为孩子会经常追问："爷爷什么时候回来？"还会导致以后爸爸妈妈真的出远门时，孩子担心爸爸妈妈回不来。

不要斥责孩子。孩子提出有关死亡的问题，说明他们的认知在健康地发展。询问有关死亡的问题并不会带来厄运。如果家长大惊失色地责

怪孩子，可能会加重孩子的恐惧，不利于树立正确的生命观。既不要淡化死亡，也不要妖魔化死亡。

不要含糊其辞地说："你还小，等你长大了就明白了。"如果不知道孩子问题的答案，那就真诚地说不知道。

💡 **可以用以下方式直接回答孩子的问题：**

"爷爷病得很重，医生也没有办法救回他。"

"爷爷死了，不会再吃饭，不会再说话，不会再动，不会再回来。"

"是的，妈妈也会死，但是那是很久以后的事情了。妈妈会一直照顾宝宝长大，等到宝宝长大了，就不需要妈妈照顾了。相反，那个时候妈妈就老了，是宝宝照顾妈妈呢。有一天，妈妈很老了，也会生病，也会死去。"

"是的，动物会死，人也会死。最终，我们都会死去。"

"大部分人死亡都是因为很老了，生了很严重的病。"

"宝宝也会死，但那是很久很久以后的事情了。我们现在不用担心。"

"这是自然界的规律。可能是要给自己所爱的人腾出地方吧，毕竟地球上空间是有限的呀。"

"老实讲，爸爸也不知道人死了以后去哪里。"

"人死了以后会变成天上的星星，看着亲人。"

"人死了以后会去天堂。"

正确面对孩子的恐惧

孩子会本能地害怕死亡，对死亡感到恐惧，害怕失去重要的人际关系，可能会哭泣。我们要接纳孩子的情绪反应，表现出共情、关心和理解。让孩子说出自己担心的事情，表达与宣泄自己的情绪，对孩子来说是有好处的。宣泄过后，给孩子拥抱、温暖，帮助他们缓解恐惧。

恐惧死亡，很大的一个原因在于担心失去所爱的人。因此，**我们可以这样安慰孩子：**

"妈妈永远都会爱你。"

"爸爸保证会陪你很久。"

"我们一家人都会在一起。"

居丧反应期

面对自己所爱的人离世，很多人会有居丧反应，出现茫然无措、悲伤焦虑、痛苦自责等心理反应。当孩子面临所爱的人、宠物等死亡时，也会产生居丧反应，出现情绪和行为上的改变。这时，我们作为<mark>家长能做些什么呢?</mark>

接受孩子和自己的情绪

如果是家里的亲人去世，我们和孩子一样，都会遭受很大的冲击，可能都有强烈的情绪。接受自己的难过，也接受孩子的悲伤。坦率地和孩子分享自己的感受，讨论他的感受，一起哭泣，都是健康的表达情绪的方式。但也要告诉孩子，我们要一起共渡难关，调整自己，在没有这位亲人的世界上一起生活下去。

允许孩子参与悼念活动

根据孩子年龄的大小，允许孩子参加合适的悼念活动。要提前告诉他在悼念活动中会发生什么事情，让他用自己独特的方式表达对亲人的思念。一首歌、一枝花、一封信，都是好的表达方式。一个恰当的告别仪式，可以帮助孩子消化自己的情绪，给这段关系正式画上一个体面的句号。

提供支持，让孩子用自己的方式度过居丧期

我们每个人度过居丧期的方式是不一样的。要支持孩子用自己的方式应对居丧。有时候孩子需要花比较长的时间才能明白到底发生了什么，要耐心地陪伴他。每个孩子可能有自己的节奏，不要打断这个自然的过程。

除了悲伤以外，有的孩子可能会体验到其他情绪，例如愤怒、埋

怨。要允许他们有这样的情绪。如果居丧反应持续时间过长，或者程度过于严重，要及时寻求专业帮助。

用游戏、艺术、绘本帮助孩子

孩子尤其是低龄的孩子，体验、表达、消化情绪的方式可能和成年人有很大的差别。游戏、艺术、阅读都是特别适合孩子消化情绪的方式。

可以用角色扮演游戏，例如让孩子扮演过世的爷爷；可以用绘画，例如让孩子画全家福或者爷爷的照片。让孩子在游戏和绘画中表达和释放情绪，促进疗愈的过程。

以下是一些适合孩子读的关于死亡的绘本，推荐给大家：《毛弟，再见了》《我永远爱你》《爷爷有没有穿西装》《汤姆的外公去世了》《收藏天空的记忆》《你可以更靠近我》。

与其让孩子对死亡充满恐惧与未知，不如努力以孩子的视角，温情而智慧地告诉他们生命的意义和对死亡的解释。帮助他们理解生命与死亡，树立正确的生命观，接纳对死亡的恐惧，同时"向阳而生"，寻找人生的意义和价值。

                            黄国平　陈胡丹　　四川省精神卫生中心

清明：连接过往，面向未来

清明，细雨绵绵，慎终追远，是缅怀故人和寄托哀思的日子，对有些人也是痛苦提取和不愿意触碰的日子。每当这些特殊的时刻，他们的痛苦记忆更容易被唤起，情绪难以自抑，严重影响生活……

哀伤辅导，就是帮助丧亲者在合理时间内，体验悲伤，走出悲伤，让他们有勇气在没有亲人的日子里继续前行。

> **案例**
>
> 某女士，51岁，她的丈夫确诊为食管癌四期，9个月后去世。
>
> 她的母亲在她20岁时因病去世，那时候，她经常梦见母亲还活着，不相信母亲已经去世，想用自己的生命去换取母亲的康复，时时想起此事就会哭泣。
>
> 在她39岁那年，孩子因为脑炎并发严重的合并症去世。她经常做噩梦，梦见她的孩子，有人拽着头，她拉着孩子的腿，拼命地往后拉，害怕孩子被人抢走……惶恐不安，经常被吓醒，害怕再次睡着。她为自己没有及时送孩子去看医生而自责、后悔，每当看见其他孩子上学的时候，她总是落泪、发呆。
>
> 此后，由于种种原因，她没能再生育。她和丈夫有过26年的婚姻，她没有为突然失去丈夫而做好准备。她的情绪崩溃了，身体上也开始出现各种各样难以名状的不适感受。
>
> 她对丈夫、孩子、母亲有太多的思念，很难恢复日常生活，有一种迷失自己、觉得自己仿佛也死了一样的感觉。

哀伤的身心反应

哀伤反应是哀伤的自然流露，是给予逝去亲人最后爱的表达。有的人反应强烈，有的人轻微一些；有的人外露，有的人内隐。不同哀伤阶段，也可能有不同哀伤反应的形式。

如同案例中的女士，哀伤的身心反应主要包括四个层面：

情绪感受

悲哀、愤怒、愧疚感、焦虑与抑郁、孤独感、失去兴趣、无助感、惊吓、解脱感、麻木……

生理感官知觉

胃部空虚、胸部紧迫、喉咙发紧、对声音敏感、呼吸急促、窒息感、肌肉软弱无力、疲倦、口干……

认知

不相信、失去安全感、觉得世界不公、困惑、不真实、像做梦一样、很无助、感到逝者仍然存在、沉迷于对逝者的苦苦思念、自责、幻觉、注意力难以集中、记忆力下降……

行为

失眠、经常梦到逝者，或相关噩梦、食欲障碍、心不在焉、社会退缩、自我封闭、回避提起逝者、叹气、坐立不安、哭泣、过度珍藏遗物、刻板模仿逝者的行为……

上述哀伤反应如果不严重、不持久，一般3~6个月会渐渐平复，是必要的、正常的、合理的过程。

如果反应持续或加重，就可能由正常的哀伤反应转化为病态的哀伤反应，包括慢性的、夸大的、反复延宕和异化的悲伤反应，严重影响丧亲者的学习、生活、工作、社交等功能，需要及时干预。

这种病理性哀伤被称为"**延长哀伤障碍（prolonged grief disorder，PGD）**"，是一种独立的精神障碍，在丧亲者中发生率约10%，一些特殊人群如老人、参战老兵的患病比例会更高。

为了防止丧亲者发生延长哀伤障碍、创伤后应激障碍（post-traumatic stress disorder，PTSD）、抑郁障碍以及自伤自杀行为等，需要采取积极的预防干预策略——**哀伤辅导**。

哀伤辅导的目标与主要任务

面对现实，体验失落；

面对情绪，体验悲伤；

面对未来，走向新生。

哀伤辅导的基本原则与方法

强化和接受死亡的真实感

丧亲者必须接受逝者"死不复生"的事实，才能面对因死亡而引起的复杂情绪反应。

有时面对亲人的突然离去，内心难以接受，感觉不是真实的，像做梦一样，甚至有的人经常活在"如果""假设"的想象中，这恰恰是痛苦的根源。

> 哀伤辅导的首要任务，是帮助丧亲者接受丧失的事实，理解逝者不会再回来。最有效的方法是帮助丧亲者开口谈论丧失。如：
> 他在哪里去世的？
> 什么时间去世的？
> 如何去世的？
> 你怎么知道的？
> 葬礼是怎样进行的？
> 其他亲人们的反应如何？

葬礼不仅告别过去，更是启动未来。类似的形式和讨论都有助于检视死亡事件的发生，强化死亡的真实感，让生者接受死亡发生的事实，而不是继续活在假设、后悔与懊丧中。

鼓励丧亲者合理表达悲伤

这世界最大的悲痛莫过于亲人的突然离去，要理解这些悲伤反应是正常的、必要的，允许丧亲者悲伤，允许放声大哭，而不是一味忍着、憋着、压抑着，这可能是最有破坏性的，容易导致抑郁，甚至有的人从此性情大变，一生都无法走出伤痛。

从生物进化论角度上讲，所有的情绪反应没有好坏之分，都是有意义的、有功能的,是启动行为反应的动力。

> 学会与丧亲者讨论:
>
> 你现在的情绪有哪些?
>
> 能告诉我情绪反应背后的原因吗?
>
> 情绪对你的行为、日常生活有什么影响和作用?
>
> 如何引导和调节这些情绪?

哀伤辅导很重要的任务是引导这些情绪合理地表达与疏解,同时鼓励挖掘和支持正面的情感反应。

鼓励适应一个逝者不复存在的新环境

理解和陪伴固然重要,而真正的帮助是找到各种契机,帮助丧亲者重新振作起来,在逝者不复存在的情况下有勇气继续生活下去。不是任其长期陷入悲伤无法自拔,任由生命逐渐枯萎。包括运用问题解决方法,了解面临的问题是什么及如何解决。针对重要角色如伴侣的丧失,还需讨论被触摸和被拥抱的需要。

> 不鼓励新近丧亲者做出任何重大改变生活的决定。如:
>
> 变卖财产
>
> 改行或换工作
>
> 领养孩子
>
> 很快进入一段新的亲密关系中

在哀伤未妥善处理期间,丧亲者很难有好的判断力,容易因为不适当的重大决定而掉入新一轮重大打击中。应该从长计议,不要为减轻暂时的痛苦而匆忙决定。

鼓励将情绪的活力投注在其他关系上

投入其他关系，开启不一样的生活，并不意味着抛弃过去，放弃与逝者的联结，而是把过去那些时光、那段记忆珍藏在内心深处，给它安宁和静谧。例如，失去了母亲，仍然是爸爸的女儿、孩子的妈妈、丈夫的妻子；失去了亲密关系，仍然有很多知心朋友。

当然，正如上述，在哀伤未妥善处理之前，并不主张尽快投入新的亲密关系中。随着时间的推移，哀伤逐渐淡去，丧亲者需要注重把握当下，在新的生活中努力扮演新的角色、建立和处理新的关系，不让未来继续留有遗憾。

> 将情绪活力从哀伤中转移，包括：
> 　　关注其他关系，以及建立稳定的新关系
> 　　重新融入社会活动
> 　　对未来的安排和希望

悲伤疗愈是一个长期的过程，对某些人来说，时间也许是化解悲痛的良药，而在某些特殊的日子，情绪容易波动反复，需要持续的情感支持和危机干预。

识别"正常"与"病态"的悲伤行为，适时转介干预

一般而言，"正常"与"病态"悲伤行为的辨别，应以哀伤反应的具体表现、严重程度和持续时间而定。如果丧亲者明显超过了正常的哀伤期（一般6个月以内，最长不超过1年），或在哀伤期表现出明显异常的症状或不良防卫或适应形态，就应及时寻求精神科医生的帮助。

> "病态"的悲伤行为包括：
> 　　长期自我封闭，不愿融入其他生活

> 长期拒绝正视逝者遗像或过度保留与逝者相关物品
>
> 持续性焦虑抑郁或身体不适
>
> 长期沉湎于逝者,感觉自己仿佛死了一般
>
> 过度使用酒精或药物
>
> 自伤自杀行为
>
> ……

哀伤辅导的操作指南

什么情况下需要接受哀伤辅导

理论上,任何遭遇死亡或其他丧失的个体都可能需要接受哀伤辅导。但大多数丧亲者的哀伤反应都是正常的,是自然反应,要尊重他们自我康复的力量。

> 以下对象,可能需要哀伤辅导的及时介入。
>
> - 自觉有需要的个体
> - 可能发生延长哀伤障碍(PGD)或其他精神障碍的高风险人群,需要预防性干预:
>   ①特殊的死亡对象如亲密的伴侣、孩子
>   ②死亡情境极端创痛
>   ③丧亲者缺乏明显的社会支持网络
>   ④过去有过丧失、不良经历或精神障碍治疗史的人
>   ⑤有其他新近的重大生活事件和压力

什么时间开始哀伤辅导

第一天是太快而不适宜的,大多在葬礼后1周开始,即震惊感受缓解后。

什么地点适合做哀伤辅导

可以在正式的工作场所如办公室，也可以在非正式或自由放松的环境如花园，家庭可能是最佳情景场所。若因触景生情，陷入悲痛而无法挣脱，可暂时换一个环境，如去亲戚家暂住，期间可适时介入哀伤辅导。

什么时间结束哀伤辅导

这没有固定的答案。理论上在接受哀伤辅导之后，很少有人在半年内完全解决哀伤问题，1年或2年也不算长。有些人甚至终生与哀伤相伴，或经常反复，需要持续的危机支持。

哀伤是一个长期的过程，最终并不一定能达到哀伤前的状态。如果想到逝者而没有胸口紧缩的感觉，并能够重新将情感投注到新的生活中，哀伤辅导便完成了。

可以通过哪些渠道获得哀伤辅导服务

精神心理专业服务

主要由精神心理专业人士提供。受过训练的精神科医生、护士、心理治疗师、心理咨询师等专业人员，都可以为丧亲者提供帮助，包括个体辅导和团体辅导。

志愿者服务

由一些经过专业机构挑选和培训的志愿者主导，如在殡仪馆引入社工服务制度，通过培训社工和志愿者，为丧亲者提供哀伤辅导。

还可开设"生命热线"，让丧亲者有更多的求助渠道，以帮助他们更好地面对和走出哀伤。

自助团体

主要以自助小组的形式出现。丧亲者们会聚集在一起，互相帮助，助人自助。在这种类型的小组中，也可以有专业人士参与。

在草长莺飞的季节里，古人借清明节来寄托哀思，本身寓意生命蓬勃向上和不断轮回的力量。每年清明节的意义都是让我们与过往连接，在纪念逝者的同时，更要激励生者：在亲人离去的日子里，努力把哀伤转化为面向未来、积极生活的力量。也许每天，逝去的亲人都在云端微笑，注视着我们，为我们祝福，给我们力量！

参考文献

[1] （美）刘新宪. 哀伤疗愈. 北京：中国人民大学出版社，2021.
[2] 黄国平. 彩虹重现—地震之后的生活. 北京：中国工商出版社，2009.

黄悦勤　　北京大学第六医院

"世界预防自杀日"之际谈自杀

国际预防自杀协会（International Association of Suicide Prevention, IASP）由奥地利心理学家瑞琪尔（Ringel）于1960年在维也纳成立，旨在提高公众对自杀问题严重性的认识，增加对预防自杀措施的了解。

IASP聚集各国学者、医务工作者、社会工作者、志愿者等，共同研究自杀问题和预防自杀的有效途径，同时促成各国成立预防自杀机构，培训专业工作人员。

2003年，世界卫生组织与国际预防自杀协会共同设立"世界预防自杀日"——每年的9月10日，以帮助公众了解诱发自杀行为的危险因素，增强人们对不良生活事件的应对能力，预防自杀行为。

我国的自杀率变化概况

从1987年开始，中国卫生部（现称国家卫生健康委员会）向世界卫生组织提交自杀率报告。中国农村的自杀率高于城市的现象十分明显，并且自杀率随年龄增长而增加，男性高于女性。

自2000年起，我国自杀率大幅度下降。1998年至2020年，农村的自杀率从23.31/10万下降到7.47/10万，城市的自杀率从6.83/10万下降至4.58/10万。

> 20多年来，中国采取了各种降低自杀率的措施。包括：
> - 政府重视自杀预防，加大资源投入；
> - 多领域、多学科协作，共同开展自杀预防；
> - 在农村地区加强致死性农药管制；
> - 提高精神卫生服务质量，有效治疗精神障碍；
> - 提供心理咨询服务，提供预防自杀心理热线；
> - 广泛开展大众健康教育。

为什么会发生自杀行为

每年的9月10日，世界范围内都会以各种形式开展预防自杀的宣传活动。作为国际预防自杀协会的会员和中国心理卫生协会危机干预专业委员会主任委员，每到世界预防自杀日，笔者都要严肃而认真地注视着"自杀"这两个字。

人类最基本的需求就是生存，但是为什么会发生自杀行为呢？

一般而言，自杀行为分为冲动性和非冲动性的。

1. **冲动性自杀**者，可能是在遭遇一些负面事件后，出现悲观、压抑、愤怒等负性情绪；失控后无法自制，最后采取极端的自杀行为来发泄和解脱，比如夫妻吵架后吃安眠药、失恋后割脉、炒股失败后跳楼等。

2. **非冲动性自杀**者，可能因为身心原因和社会因素而厌世，经过周密计划后采取自杀行动，不易被人发现。

分析自杀原因，有精神障碍所致的自杀和非精神障碍所致的自杀。

有的精神分裂症患者可能在幻觉和妄想支配下自杀。有的抑郁障碍患者，因为情绪低落、没有兴趣、缺乏快感、精力体力下降、睡眠障碍、周身不明原因的疼痛、自我评价降低，最严重时悲观绝望、自责自罪，感觉生不如死，产生自杀意念，继而导致自杀行为。还有的抑郁障碍患者已经开始服用抗抑郁药，却在用药初期还没有达到临床疗效时，自杀死亡。

自杀者并非都是精神障碍患者，有的可能因为社会文化因素而导致自杀，比如遭受重大创伤事件。

自杀的四个发展阶段

第一阶段：产生自杀意念，即仅限于产生自杀的想法，但未付诸任何实践；

第二阶段：制订自杀计划，对自杀的方式方法有详细计划。但此阶段仅限于计划，没有实际自杀行动；

第三阶段：发生自杀未遂，即采取了自杀的行动，但由于抢救及时、自杀方法和工具选择等因素，未成功自杀；

第四阶段：自杀死亡，也是最严重的后果。

这四个阶段的严重程度依次上升。相比于其他三个阶段，"产生自杀意念"在人群中占有的比例相对最高，"制订自杀计划""发生自杀未遂"和"自杀死亡"在人群中所占比例依次下降。

自杀的前兆与我们能做的努力

自杀行为可能会有前兆，尤其是精神障碍所致的自杀。

对于有自杀意念的人，应首先排除精神障碍。对于确诊患有精神障碍者，应该及时治疗。对于较为严重的、有幻觉妄想支配的或者抑郁障碍有自杀念头且可能实施计划性自杀的患者，一旦发觉苗头，应该实施24小时监护，并尽快送到精神专科医院救治，刻不容缓。

自杀死亡在周五晚上或凌晨时段高发，因为引起周围人关注的机会少。如果有人言语中透露出"活着没有意义，不如死了"并嘱咐和安排后事，要刻不容缓采取措施预防自杀。尤其在自杀死亡的高发时段应引起警惕，多注意这类人的行为。

作为一名普通公众，我们应关注身边亲朋好友的心理健康情况，如果发现其存在消极甚至自杀念头时，及时给予支持、鼓励，陪伴其寻求专业帮助。

我们自己也要做好自我心理保健，如果意识到自我情绪太差到无法排遣，应该及时找精神心理专业人员进行咨询或诊治。

精神卫生专业工作者应义不容辞地参与预防自杀的各项活动，积极开展精神卫生健康促进，推动精神卫生服务的专业扩展。未来，要鼓励和提高自杀预防领域的卫生服务水平，扩大规范服务内容，为社会大众开展健康教育，为有自杀倾向的人士提供专业诊治。

何萤萤　北京大学第六医院

多一人看见，少一人深陷
——你值得好好活下去

从2003年开始，每年的9月10日就不仅仅是教师节了，世界卫生组织和国际预防自杀协会将这一天设立为"世界预防自杀日"，旨在提高公众对自杀的认知，推广和传播能够有效减少全球自杀死亡和自杀未遂发生的行动。

2021—2023年的宣传主题是"通过行动创造希望"，提醒人们自杀是可预防的，而"你"就是预防的关键。每个人的微小行动都能帮助到身边经历自杀危机的人，给他们创造希望。

近年来，媒体做了大量宣传，让公众学会识别身边深陷自杀泥沼的人士，帮助大家避开对自杀的认知误区，既不过度关注、极度恐惧，也不回避、忽视、责备有自杀念头者，学习如何给他人带来一点光亮。

有可能你本人也正处于人生的至暗时刻，正在求生的希冀与求死的桎梏里苦苦挣扎。笔者希望和读者一起探索，通过行动，无论大小，看到不一样的可能，创造出生的希望。

理解自己，不指责、不否定

常感到自己无路可走的人会有类似的表达："我失去了活下去的力量与勇气，我想死的决心越来越强。我很自责、很痛苦，我对不起全世界，没有我，所有人都会更好。""我每天只要睁开眼睛就是各种担心，这样的生活太痛苦了，痛苦到我想结束这一切。"

蝼蚁尚且偷生，**一定有非常强有力的原因让你连死都不怕。**通常，或是受抑郁情绪影响，深感无助、无望、无价值、自责、自罪，觉得自己活着毫无意义，丧失感受快乐与体验成就的能力，死貌似是唯一结局（**认知性自杀**）；或是陷入焦虑情绪中，难以承受紧张、恐惧带来的剧烈痛苦，死貌似是最快、最直接的解脱（**情感性自杀**）。身在此山中的人，一叶障目，暂时找不到其他选择。

指责自己、继续否定自己，对于解决问题毫无帮助；**尝试理解自己的困境、承认在特定情况下自杀念头的合理性。**同时，退一步，接纳自己的现实处境，包容自己的一切情绪，**不执着于对错好坏的评判。**站在上帝视角看看，你在经历着什么，你怎么了，你的痛苦来源于哪里，寻找更健康、光明的路。

既理解自己"怕死""要活得好"的本能，也理解自己"活得没意思""想死"的冲动，知道死亡并非"解脱痛苦"的有效方式，是采取行动的第一步。

诉说你的痛苦，求助一下试试

通过人类社会的不懈努力，自杀这个话题不再成为禁忌，讨论这个话题越来越安全。当你意识到自杀的想法并不可耻，它只是你的一个想法，它的存在只是因为你目前还没探寻到更好的选择。

没有人是一座孤岛。把你的痛苦倾诉出来，告诉你信任的家人、朋友、老师、同事、领导、精神科医生、心理治疗师……不要纠结是否会有用，也许倾诉本身就已经能帮你分担痛苦；多一人知晓，多一份希望。

- 也许，你担心父母听到会非常难过；
- 也许，你担心朋友知道会看不起你；
- 也许，你担心专业人士也帮不到你。

请坚信，你值得活下去，伸出求助的手，给周围人一个机会。

- 也许，你的父母非常难过，但他们在帮助你的过程中，也成为了更好的自己；
- 也许，你的朋友很能共情你的处境，同时给你出出主意；
- 也许，专业人员水平过硬，虽然耗时不短，但真的能够帮你找到出路。

你在求助的过程中，可能还会发现曾经没有注意到的身边**层出不穷的资源**。

- 看起来阳光开朗的他人，原来内心跟你一样煎熬；
- 平时联络很少的朋友，原来对你如此的关心；
- 木讷、不善言辞的同事，原来有这么多奇思妙想。

你眼里的穷途末路，原来可以瞬间重启。

尽管很难，也要努力积累积极体验

积累积极体验，会在波涛汹涌的痛苦无望和你之间，筑起一道安全大坝。这也是通过行动创造希望中最难也是最重要的努力，也许能帮你找到构建值得活的人生的法门。

短期的积累

想想那些能令你愉悦的事情吧，包括：
- 过去你做过，能让你感觉舒适的事情；
- 目前你做了，可能会开心的事情；
- 你没有做过，但愿意尝试的事情。

把这些事情列出来，构成**"个体愉快事件清单"**。可以是听场音乐会、滑雪、去海边或说走就走的旅行这样的大型活动；也可以是喝杯咖啡、撸撸猫、照顾花草这样的日常小事。开开脑洞，把它们列出来，尽量多列，最少保证20项。

再列一张可以和家人一起做的**"家庭愉快事件清单"**，它们是可能产生愉悦幸福感、享受彼此、享受时光的事情，邀请家人一起商量完成吧。例如，跟女友去一趟浪漫的土耳其，跟父母去郊区徒步，跟哥哥一起看个综艺，全家一起吃顿晚餐，等等。它们可以来源于你们过去的经验、现在的期待、未来的心愿，也是最少保证20项。

也许此时此刻，你觉得做什么都没意义，做什么都不开心。但是，**无论现在是否想做，先尝试做了再说。** 每天有意识地从"个体愉快事件清单"中选一件事情来做。每周3次，主动地从"家庭愉快事件清单"中选一件事情来做。

注意，做这些事情的时候，有意识地**觉察产生的积极情绪。**"我本来一点不想跟朋友出去吃饭，但抹不开面子去了之后，发现居然挺开心的，好像找回之前的快乐感觉。"就是这样的觉察。

当然，也有可能你多次尝试，很难觉察到积极情绪。没有关系，请继续专注于清单中的事情，花一点时间，去做就行。

- 不要期待你的努力即刻就能有所回报，通过行动、创造希望，就行了。
- 不要因为担心愉快感结束而暗自神伤，破坏了当下的愉快体验。
- 不要去乱想，你是否值得拥有这样的愉快体验，努力去积累它，它会保护你。
- 生活，就在积极体验的日积月累中，稳稳地幸福了起来。

长期的积累

试想一下，如果一直做这些让我们获得短期愉悦的事情而没有长远目标，情况会怎样？我们能获得幸福吗？我们能压抑最大化的"死本能"，让"生本能"元神归位吗？如果我们一直这样生活下去，不考虑未来，不考虑对自己、家庭、社会的责任，5年后、10年后会变成什么样子呢？

答案是：我们能够活下来，但仍然无法构建值得活的人生。

所以，**除了短期的即刻满足，我们还需要做长期规划。**

做适合自己的长期规划，首先需要辨认自己的价值观。好奇一下，什么是你优先考虑的事情，哪些东西对你是最重要的：亲密关系、家

人、乐趣、知识、责任、群体归属感、被尊重、社会地位、财富、成功……然后，==确保长远目标和价值观一致。==

例如，你最关注的是照顾好家人、多享受生活，那么长远目标就不太适合定为天天加班、事业成就最大化；你最关注的是亲密关系，那么长远目标就需要包括提高爱与被爱的能力、改善与爱人的互动模式。

面对一个长远目标时，你可能会觉得太难达到了，更动不起来了。那么，可以先将目标拆分，写下一个个小的步骤，先迈出第一步。制订目标时确保符合"SMART原则"，即明确性（specific）、可测量性（measurable）、可实现性（attainable）、相关性（relevant）、时限性（time-bound）。

实操而言，先列一个与长远目标不相悖的==待办事项清单。==

想想你有什么==需要完成的小事情。==例如，周四去看门诊、回领导电话、完成一项作业、打扫卧室的地面、给妈妈烧一个菜，或者更小的，打开电脑写稿10分钟……

想想有哪些==有用，但你不太擅长==，有一点点难度，然而做完能让你感到自己有能力，==让你感觉更有自信的事情。==例如，学一次游泳、找陪练学车2小时、做一个十字绣、练习一次乐器、完成一套拼图……

==注意，你是为了成功而做计划。==尽量选择可以完成的又有用的任务。每天在清单里面选一件事情来完成。如果今天的任务失败了，也没有关系，明天让自己完成更轻松的、能成功的任务，就可以了。

==建立掌控感，==这有利于你拥有更多的积极情绪，增加自我效能感，消除自我否定。

当我们深陷前途无望、痛苦无助的沼泽中时，看不到未来。我们误以为所有问题都无解，死亡才是解脱。如果我们活下来了、好起来了，往回看，自杀念头亦或行为只是阻碍岁月长河平缓流淌的一颗巨石，它虽能减缓河水流动的速度，但水流仍会奔涌向前。只要河水继续流动，行动就能创造希望。

参考文献

[1] 中国新闻网. 世界预防自杀日：多了解点真相，或许能救人一命[EB/OL]. (2021-09-10) [2024-3-5]. http://m.chinanews.com/wap/detail/zw/sh/2021/09-10/9562343.shtml

[2] 黄悦勤. 阻断抑郁者的自杀路. 大众健康，2020，09：28-29.

[3] 张婧. 有自杀想法，也可以不做自杀尝试——辩证行为疗法在高中生自杀危机干预中的应用. 中小学心理健康教育，2023，08：48-51.